健康と長寿の秘伝書

なぜ医者の治療を受けると早死にするのか

—健康社会への道—

生一 智之

東京図書出版

はじめに

私たちは、人生という旅において、様々な出来事に遭遇《そうぐう》します。そして、病気という予期せぬ出来事によって、旅先を変更することや旅を終えることがあります。予期せぬ出来事の中で、病気は、不可避の出来事として、私たちの旅に暗い影を投げかけてきました。

例えば、タバコを吸っていても吸わなくても、肺がんになる人はなります。

昔、ある大学の医学部教授は、「がんになるならないは、運次第」と明言していました。

しかし、本当にそうでしょうか。さらにいえば、病気は、予期せぬ出来事、不可避の出来事でしょうか。

私たちは、これまで病気による挫折や人生の終わりを、運命として受け入れざるを得ませんでした。幸せの絶頂にあっても、病気によって本人や家族が陥る悲惨な状況は、昔から繰り返されています。

しかしながら、少しでも医学を理解すれば、このような考え方が間違っていることに気がつきます。また、医学を全く理解していなくとも、現在の医学の矛盾に気がついておられるはずです。つまり、科学技術や医療技術は、昔に比べて格段に進歩しています。新薬も数多く開発されています。

にもかかわらず、病人は減るどころか、増え続けています。そのため、医者も増え続けています。このような（進歩しているのに悪化する）状況の異常さは、誰にでも直感的に理解できるはずです。

要するに、現在の医療は、薬を使うための医療、あるいは患部除去しかできない医療であって、必ずしも患者の健康回復が第一目的になっていません。

もちろん、薬や手術が、患者の方にとって、最良の方法である場合も少なくないでしょう。

しかし、投薬か患部除去以外の選択肢がない以上、西洋医学の考え方は、歪《ゆが》まざるを得ません。現在の西洋医学に、人を健康にする方法論がない以上、病人、医者、医療費が増え続けるのは当然です。

本来、医学の目的は、病気を治し、人々を健康にすることです。もし、病気の原因が分かれば、病気を防ぐことができます。当然、病気による不慮の死も防ぐことができるはずです。しかし、西洋医学にとらわれるかぎり、そのようなことは、夢のまた夢になります。風邪などが流行っても、一部の人がかかるだけです。がんや糖尿病などになるのも一部の人に過ぎません。

問題は、なぜ一部の人が病気になり、それ以外の人はならないのか、そして、私たちは、なぜ突然恐ろしい病に冒されるのかということです。西洋医学は、長年この問題を避けてきました。

しかし、私たちは、突然大病になるわけではありません。そうなるまでに、体内で病気の芽（慢性炎症）が熟成されてきたのです。従って、私たちは、この病気の芽を早めに摘み取れば、病気になることはありません。しかし、もし西洋医学がこの問題を直視すれば、西洋医学はその存在理由を自問することになるはずです。

また、一部の人だけが病気になる理由は簡単です。その人の免疫力が低下しているからです。逆にいえば、免疫力を上げれば病気を防ぐことができます。そして、免疫力を向上させることは、決して難しいことではありません。

日本の伝統的な民間療法の知識と技術を活用すると、体の一部を触るだけで、内臓の病気、さらに、心筋梗塞や脳梗塞、慢性病などを防ぐことができ、また改善できます。それは、免疫力の向上を意味します。

当然、がんになる危険性も大幅に減少します。

幸いにして、私たちの先人は、そのような知識と技術を残してくれています。残された知識と技術の主体は、血液循環をよくすること、従って、慢性炎症を鎮めることにあります。それは、大病になる病気の芽を摘み取り、私たちを恐ろしい病気から解放してくれることを意味します。

筆者もそのような技術を基にして、新たに発見・工夫したことが少なくありません。

本書は、健康維持、健康快復を目的とした、全く新しい健康学の入門書であり、健康維持、病気発見、健康快復などの実践的な方法およびそのメカニズムについて説明しています。

また、本書は、現在の医療システムでは、医者と病人が増え続ける病気社会から抜け出せないこと、逆に、歪んだ西洋医学の呪縛《じゅばく》を解けば、医者や薬がほとんどいらない健康社会が簡単に実現できることを説明しています。

現在の日本社会では、西洋医学以外の医療が切り捨てられたので、役に立つ民間医療の知識や技術の大半は、失われました。しかし、完全になくなったわけではありません。残された技術と知識は、先人が育んだ貴重な遺産であり、私たちが共有し、発展させるべき財産です。

私たちには、先人が残した優れた療法技術を新しい医学として確立して、世界に、そして後世に伝えていく責務があります。私たちがその責務を果たせば、私たちが去った後、次の世代、さらにその次の世代が、その知識と技術が有用である限り、新たな世代に伝え続けてくれるでしょう。

本書をきっかけにして、一人でも多くの人が、この未来への旅に参加されることを心から期待しています。

なぜ医者の治療を受けると早死にするのか ◇ 目次

第三部 理論編 病気のメカニズムと日本医学（場の医学）……229

序論

我が国は、これまで、ひたすら医者を増やし続けてきましたが、病人も増え続けています。そのため、日本は、医者を増やしても病人に対応できない、**病気社会**になっています。日本だけではありませんが、現在の医療体制が、医者を増やせば増やすほど病人が増える負の連鎖を招くのであれば、遠からず、増大する医療費のために国が破綻することは明らかです。医者が増えると病人が減るのであれば、医者を増やすことに意味はあります。

しかし、現実は違います。そうである以上、安易に**医者を増やすことより、病人を減らす方策を真剣に考えるべき**です。

しかしながら、現在の西洋医学に頼る限り、この病気社会が一層深化することは避けられません。

本書は、この病気社会を健康社会に変えるきっかけになることを意図した啓蒙書になります。多くの人が、病気に苦しむことなく、健康な一生を送れる社会を**健康社会**と定義します。つまり、**健康社会とは、医者や薬にほとんど頼ることなく暮らせる社会**です。健康に関する私たちの願いは、死ぬ直前まで病気にならずに生きることではないでしょうか。

ところで、健康に生きることを望まない人はまずいないと思いますが、どのような死に方が望ましいのでしょう。恐らく、元気に生きて、元気な状態で（突然）死ぬことを望む人は、少なくないはずです。

しかし、元気なまま死ぬというのは、突然死（病死）でない限り不自然です。突然死を除外すれば、**理想的な死に方は、死を恐れなくなってから死ぬこと**だろうと思います。

まず健康に生きるということは、毎日充実した生活があり、そのため明日への意欲を持って眠ります。そして人生の終わり頃になると、毎日の生活に疲れや飽きを感じ、そして生きる意欲を感じなくなります。そうすると、夜寝ることが楽しみになります。これが永遠の眠りへの準備となります。このような段階を経て死ぬのが、恐らく多くの人にとって、最も望ましい死に方だろうと思います。

具体的には、元気な高齢者でも、やがてボーッとしている時間が長くなります。そしてボーッとする時間が長くなると、大体、数年以内に亡くなっておられます。従って、死の準備期間は、数年以内と考えてよいでしょう。

しかしながら、現在の西洋医学に頼る限り、私たちは、健康生活に関する人生設計ができません。それどころか、西洋医学は、がんは運次第という考えで、私たちを縛りつけています。

また、病気の原因を様々な要因に求めるために、様々な病気が存在し、病気に対する対応も様々です。これでは、病気を防ぐのは困難であり、私たちは医者頼みにならざるを得ません。

しかし、**私たちは、免疫力を長く低下させることがなければ、病気になることはありません。**

また、病気になっても、免疫力を回復すれば、病気は治ります。末期がんの人でも快復可能です。

問題は、私たちが、患部の免疫力低下に気づかない点にあります。何より、**私たちが病気になったときに、免疫力を回復する方法を知らない**ことが問題です。

本書は、免疫力の下がる理由、逆に免疫力を上げる方法、さらに病気を防ぐ方法、病気から快復する方法などについて説明しています。

免疫力が下がる理由は、冷え、つまり血流の停滞が生じているからです。そして冷えが続くと炎症が発生します。しかし、炎症で冷えが解消されないと、さらに炎症が続きます。

これが病気です。内臓の炎症などは、何十年も続いています。そこからがんなどが多発します。動脈硬化、高血圧、糖尿病など、老化に伴う様々な病気は、長年の炎症の結果です。

要するに、**万病は血液（血流）異常によって生じる**。つまり、**病気は血液の病気**です。

そして、多くの病気は、自分で分かり、また予防できます。さらに、自分で病気を治すことも可能です。

本書の第一部で、病気の原因が単純であり、従って、予防できることを説明しています。

一方、西洋医学は、病気の原因がそれぞれで異なり、予防は困難であるという立場をとっています。

次に、第二部第1章で病気を防ぐ生活習慣など、第二部第2章で簡単にできる病気の見つけ方と治し方について説明しています。要するに、病気を未病で防げること、病気になっても快復できることの説明です。

つまり、本書は、本来**病気は防げるものであり、病気になっても早期に見つけて簡単に健康状態に戻せる**ことを説明しています。従って、私たちは、医者や薬にほとんど頼らずに生活することが可能です。

私たちの社会が病気社会である理由は、突然恐ろしい病気に見舞われるからです。そのため、医者や薬に頼らざるを得ず、所得のかなりの部分をそちらに回す必要が生じています。

しかし、突然大病になることは、絶対にありません。**長い年月をかけて、体内で慢性炎症という芽が育っていたのです。**通常、これが大きくなったときに、その影響を受けた恐ろしい病気が表面化します。

従って、本書は、**慢性炎症を芽の段階で摘み取れば、怖い病気にならない**ことを説明しています。

ところが、私たちは、人間ドックなどで病気の有無や健康診断をしてもらいますが、それでも大病に冒されることが少なくありません。それは、このような**検査には本質的な欠陥がある**からです。

長年、体内でくすぶっている大病の芽である慢性炎症を無視して、大病を探す検査制度では、大病になる前の状態は見過ごされがちです。これが人間ドックなどで調べてもらっても安心できない理由です。

従って、検査後に大病が姿を現しても決して不思議ではありません。**調べる対象が間違っているから**です。

そして、**西洋医学は、この大病と取り組むことで悪戦苦闘しています。**これが病気社会の本質です。つまり、西洋医学は、家が燃え出してから火を消す努力をします。そのため、全焼することもあるわけです。

本来、**治療は、未病か初期の段階で行うべき**です。しかし、現在の西洋医学にはその技術がありません。たとえ技術があっても早期治療には大きな壁があります。重病人がいなくなると、巨費を投じた施設と人材のほとんどが不要になるからです。その代償が、果てしなき病魔との戦いという苦難の道です。

つまり、**現在の医療は、重病人が増え続けないと成り立たないシステム**になっています。

本書の「第一部　基本編」と「第二部　実践編」は、健康に関心のある方を対象にしています。本書は量が多いので、全部読まなくとも、興味を持てそうな部分だけをお読み頂けば結構です。例えば、**「第二部　実践編」**の**「第2章　特定の病を改善する方法」**を読むだけでも、健康社会の到来を実感して頂けると思います。そして、他にも興味がわいてきたときに、他の部分をお読みください。

また、「第三部　理論編」は、健康や病気について深く知りたい方を意識して書いています。

本書は第一部と第二部で、一応完結しています。そして、226ページの**「第一部と第二部のまとめ」**で要点が確認できます。**第三部は重要ですがおまけ**とお考え下さい。

第一部　基本編

なぜ医者の治療を受けると早死にするのか

第1章　西洋医学の長所と短所

西洋医学には輝かしい実績があります。疫病の克服、各種病気の原因解明、病気の早期発見（高度な検査技術）、平均寿命の延びなど、西洋医学は私たちにすばらしい恩恵を与えてくれました。西洋医学によって命を救われた人は少なくないでしょう。そのため、西洋医学は、最新の科学技術、最新の知識に基づく、唯一無二の優れた治療法と考えている人が多いと思います。

しかし、そのような信頼感が、逆に、私たちを医者依存にさせている側面があります。例えば、熱が出た、風邪気味、体がだるい、おなかの調子が悪い、なかなか眠れない、頭痛がするなど、日常的に起こりうる症状で、安易に医者に診てもらう傾向があります。多くの場合、これらの症状は、健康な体が示す防衛反応であって、自然に消失します。

四季があるように、私たちの環境は常に変化しています。仕事などで無理をすることもあります。体は、そのような変化に対応して、常に揺らいでいます。その揺らぎが大きいときに症状がでます。**症状は元に戻そうとする体の反応**ですから、薬で症状を抑えると、体の抵抗力（免疫力）を下げます。同時にそのような行為は、不必要な医者や薬を増やし、医療費を増やす結果になります。

私たちは、健康や薬に関する理解不足が私たちの命を縮め、さらには医療そのものを歪ませていることを理解する必要があります。

1 西洋医学の優れている点

西洋医学のすばらしさの一つは、病気を追い詰める姿勢と手段があることです。つまり、非常に優れた診断技術を持っています。血液検査や細胞診、さらにレントゲン、MRIなどによって、多くの場合、病名を告げられます。告げられた側は、必ずしもそれで安心できるわけではないにせよ、信頼感を持つようになるでしょう。そして、病名が分かれば、後は定式化された作業工程に従って処置され、内科であれば薬が処方されます。要するに、病名の分かる病気に対して、西洋医学はある程度有効である可能性が高くなります。

また、感染症や救急医療のように、病気の原因に直接対処できる場合、西洋医学は非常に効果的です。元々、西洋医学は、戦争（戦場）が発展・普及のきっかけになった側面があるので、救急医療に優れています。

しかし、西洋医学が本当に信頼される存在になるのは、遺伝子治療や再生医療が発達し、臓器などの再生ができるようになったときでしょう。遺伝子異常による難病にも光が見えてくるはずです。特に、人工的なES細胞であるiPS細胞の発見によって、再生医療の可能性が高まっています。これらの治療は、まだ、ほとんど可能性の段階にとどまっていますが、西洋医学の長所は、このような科学技術を基盤とした発展性にあると思います。

2 西洋医学の問題点

一方で、現在の西洋医学は様々な問題を抱えています。その最たるものは対症療法が主であることです。また、個々の臓器や器官の異常に対する対応はある程度可能ですが、心や体全体に関係する病気に対しては、ほとんど無力です。さらに、腰痛、膝痛、脚の痛み、肩こり、筋肉痛などの**機能的障害には全く対応できません**。

その原因の一つは、西洋医学には、体全体（血液循環）を見る発想と方法論がないことにあります。特に**現在の西洋医学は、病気を普遍的に見る視点（科学的思考）が欠けています**。

本来、人体という精妙で精緻を極めたシステムを最もよく理解している分野は西洋医学のはずです。しかし、専門分野に分かれた組織では、体内の器官や腺などの連動はおろか、首、肩、腰、脚などの連動に、注意を払いません。つまり、西洋医学の専門家には、各部が連動するという考え方がありません。従って、連動の歯車が狂ったときの症状（血流停滞による慢性炎症）は治せないのです。

西洋医学の原点は戦場ですが、西洋医学は死体の研究、解剖学から始まっているともいえます。従って、**西洋医学は人間を苦手としており、生きた体を理解する努力が十分ではありません**。

要するに、西洋医学は木を診て、森を診ないのです。森が見えないというべきかもしれません。

また、**病気の本質は慢性炎症**ですが、**西洋医学は慢性炎症に対して無力です**。

西洋医学の致命的な欠点は、自己治癒力を直視しないこと

人間には、生まれつき病気やケガなどから快復する能力（機能）があります。この能力を総称して、**自己治癒力**《じこちゆりょく》といい、この力が、毎日、体の修復、再生などを行っています。

病気やケガは、自己治癒力が治すのであって、薬や手術で治るのではありません。

薬や手術は、自己治癒力が病気を治す手伝いをするだけです（外敵などから身を守る**免疫力《めんえきりょく》は自己治癒力の一部**です）。

例えば、大腸の一部を切り取って縫合《ほうごう》しても、自己治癒力がなければ、縫合された部分は癒着《ゆちゃく》せず、（炎症も起こさないで）腐っていくはずです。自己治癒力のおかげで、組織細胞も血管も自然につながり、はみ出た部分や使われない部分は、（腐らずに）消失します。

もっと分かりやすい例は骨折です。自己治癒力がなければ、折れた骨を接触させても接合せず、折れたままになります。骨折は自分で治るのであって、骨を接触させて包帯を巻いた医者が治しているわけではありません。医者は、骨の接続部分が動かないようにギプスなどの処置をして、自己治癒力が骨折を治す環境を整えているだけです（なお、無理に切断部分を接触させようとしない方が、骨折前より強く接合します）。

抗がん剤でがんを攻撃する場合も同じです。自己治癒力がなければ、抗がん剤で体がすぐに壊れてしまいます。自己治癒力によって抗がん剤の被害から体を守り、辛うじて命を保っていられるのです。また、抗がん剤は、一般的ながんである、固形がんに対して、あまり成果を上げているようには思えません。

要するに、**西洋医学は自己治癒力を低下させる治療が主体です**。特に、現在のがん治療は自己治癒力（免疫力）を著しく低下させる治療法です。確かに、手術によって、多くの人が死の病から救われています。このことは大いに評価すべきであり、私たちは西洋医学に感謝しなければなりません。ただ、がん再発の場合やがんの発見が遅れた場合の対応には、悩ましい事例が少なくありません。少なくとも、手術、抗がん剤、放射線、この3種類のみの治療法には、無理があるように思います。いずれも、血液循環を悪くする、つまり自己治癒力（免疫力）を著しく弱める方法だからです。**自己治癒力を低下させる西洋医学の治療は、患者を早死にさせる傾向があります。**

不幸にして、「自己治癒力は、怪しげな療法や怪しげな健康本が主張する怪しげな概念である」と思い込んでいる人々が、少なくありません。しかし、そのような認識は完全に間違っています。**医者には都合の悪いことかもしれませんが、**自己治癒力は世界一の名医です。より正確にいえば、**自己治癒力は、私たちの病気を治せる唯一の医者**なのです。

医者は病気を治せない、治す手伝いをするだけ

当たり前のことですが、病気を治すのは、本人自身であって、他のいかなる人間も病気を治すことはできません。繰り返しますが、**医者は病気を治すのではなく、治す手助けをするだけ**です。この**自己治癒力に対する認識不足が、医療を間違った方向に向かわせている**ように思います。私たちが健康を保つために必要なことは、医者でも薬でもなく、免疫力を含む自己治癒力を良好に保つことです。抗がん剤などよりも免疫力の方が強力であり、たとえ末期がんであっても、免疫力が十分に働くようになれば、がんは消滅します。これは経験則です。

私たちは、医者より、**唯一の名医である自己治癒力（免疫力）を信頼し、頼るべき**です。

自分自身をもっと信頼して、体の発する警告が分かるように努力すべきですが、残念ながら、医者

に頼りきった人、薬依存の人には、体が発する警告が聞こえません。

私たちは、医者に対する信頼が、**医者に対する過度の依存心を生み、病人を増やし、さらには日本の医療費を増やしている**現実を認識する必要があります。

西洋医学は対症療法が主体

ご存じの人が多いと思いますが、西洋医学の治療は対症療法が主です。この**対症療法は病気を治すのではなく、症状を一時的に抑えるだけ**です。

病気の症状として、発熱、痛み、せきなどがありますが、対症療法は、これらの不快な症状を一時的に和らげている間に、体内の快復力（自己治癒力）によって、病気が治るのを待つ治療法です。

そして、**薬による治療のほとんどは対症療法**になります。痛み、下痢、発熱などは、通常、薬で症状を抑えていれば、自然に自らの力で治ります。しかし、高血圧や糖尿病などの生活習慣病や慢性病は、薬を一生飲み続ける必要があります。つまり、それらの薬は病気を治すことができません。


また、病気の**症状は、体が病気を治そうとする体の反応であり、警告です。**


従って、薬で症状を抑えると、病気の治りが遅くなります。自己治癒力の働きを阻害するからです。

さらに、**薬の本質は毒**であり、薬を使い続ければ、毒としての側面（副作用）が強く出てきます。要するに、**対症療法は、自己治癒力（免疫力）を下げる治療法**です。

例えば、アトピー性皮膚炎で、5歳頃からステロイド剤を使っている人が少なくありません。ステロイドはよく効きますが、それで治るわけではありません。ただ、一時的に症状を抑えるだけです。著者の知る限り、最も長くステロイドを使っておられる方は、共通して、約20年です。約20年というステロイドの最大使用歴は、奇妙なほど共通しています。このような方は、少なくとも肝臓、腎臓、副腎が大変弱っています。心臓の機能も低下しています。

本来、アトピー性皮膚炎の方は、肝臓、腎臓、副腎に問題があります。そして、長くステロイドを使用している人は、これらの臓器の異常が大変ひどいのです。もっと長くステロイドを使っている場合を想像すると、恐ろしくなります。恐らく、そのような人に会うことはないでしょう。

ステロイドの長期使用は内臓を痛めますが、**顕著な副作用は副腎の機能低下**です。

…一般に、薬の長期服用は命を縮めます。

〈よもやま閑話〉　**薬は食品ではない（薬は危険：クスリはリスク）**

薬には生理作用があります。つまり、**薬は本質的にすべて毒**です。ただ、ある範囲内の量であれば、主作用を示しますが、悪い副作用を示す場合もあります。従って、**薬の多用、あるいは多種類の薬の同時服用は危険**であるといわざるを得ません。

食べ物でも、摂取量が増えれば（ある**しきい値**を超えれば）、すべて毒（体に有害）になります。生存に不可欠な**水や酸素ですら、取り込む量が多くなれば、体にとって毒になります。**食品と比べて、薬はしきい値が極端に小さいので、少量でも**量が増えると、薬は必ず毒になり**

ます。

一般に、薬の副作用として、腹痛、下痢、動悸・めまい、発疹、ねむけ、かゆみなどがあります。しかし、副作用として問題になるのは、長期服用、大量服用の場合です。その場合、たいてい内臓などに影響を与えます。

また、一般に**即効性や効果のある薬ほど、強い副作用を示します**。

鎮痛剤は、頭痛、生理痛などのために、女性がよく使う薬ですが、できれば多用を避けるべきです。例えば、**頭痛薬の多用は、胃炎や**（薬剤乱用性）**頭痛を招きます**。一般に、鎮痛剤は体を冷やします。薬の種類が違いますが、米国では、鎮痛剤の常用によって、多数の死者がでています。

薬には、私たちの命を救う効果や症状改善を期待できるものがあります。しかし、**薬によって早死にする**こともあるのです。何事も光と影がありますが、薬には影の面が少なくありません。

薬の種類は多種多様ですが、医学的に有効な薬は極めて限定されます。実際に効果のある薬は、副作用があるにせよ、細菌感染に対する**抗生物質**、ウイルスに対する**ワクチン**、各種**降圧剤**、**胃かいようの薬**、**かいよう性大腸炎の薬**など、筆者の知る範囲では、数えるほどしかありません。

原因療法にも問題がある

病気の本当の原因を取り除くことによって、病気を治す治療法を原因療法といいます。

例えば、胃に痛みがあるときに、その原因が胃かいようや胃がんである場合、生じたかいようやがんを縮小させて治す、あるいは取り除いて、根本から治す根治療法です（対症療法は、薬で胃の痛みを抑えるだけです。その間に、自己治癒力によって体が治るのを待ちます）。

原因療法の典型は、細菌の繁殖を防ぐ抗生物質の投与です。これは、耐性菌が生じる、あるいは腸内菌まで死ぬなどの問題はありますが、原因療法といえるでしょう。しかし、原因療法として使える医薬品はごく一部に過ぎません。抗がん剤療法も原因療法といえるのかもしれませんが、現状では、それによって死期を早める場合が多いように思います。

原因療法のもう一つの典型は、外科手術による患部の除去です。病巣を切除すれば、その病気の原因はなくなるので、原因療法といえる場合があります。例えば、肝臓の一部切除です（再生します）。

しかし、薬に副作用があるように、患部（臓器）の切除にも大きな副作用があります。例えば、胃の切除などは原因療法とはいえません。直腸がんでは、肛門まで切り取り、人工肛門を強いられる場合があります。原状快復できなければ、原因療法とはいえません。

また、免疫に関わる扁桃腺、胸腺、脾《ひ》臓などは、その機能が表面化しないため、簡単に切り取られる傾向があります。一般に、病巣を含む**臓器の摘出は原因療法ではなく、生活の質を低下させます**。

また、手術直後の人は体が大変歪んでいます。本人や家族の方は気がつかないのですが、筆者はその歪みに驚かされます。しかし、数カ月後にはそのような歪みはなくなります。**体の歪みは免疫力の低下を意味します**が、やがて、自己治癒力により回復していきます。

このように、**抗生物質、抗がん剤、手術など、すべて自己治癒力を弱めます**。ただ、西洋医学の治療によって、一時的に、自己治癒力が低下しても、多くの場合、自己治癒力が回復するとともに、体も快復していきます。従って、筆者は西洋医学を否定するわけではありません。しかし、抗がん剤などの場合、自己治癒力で体を守りきれず、死に至る場合があります。また、自己治癒力の低下が感染症を招くこともあり、また合併症を引き起こすこともあります。

いずれにせよ、西洋医学の**治療の真の主役は自己治癒力である**ことをご理解ください。

扁桃腺手術に西洋医学の本質的な問題がある

扁桃腺《へんとうせん》は、体内に入り込む細菌やウイルスから体を守っているリンパ組織です。以前は腺と考えられていましたが、腺ではないので正式には扁桃《へんとう》と呼ばれます。

西洋医学では、扁桃腺は子供では重要ですが、免疫機能が発達した成人では、扁桃腺はなくてもよい存在と見なされる傾向があります。従って、扁桃腺が腫れて高熱が出る場合には、医者から扁桃腺手術を勧められます。子供でも、扁桃腺切除が安易に行われているようです。

しかし、扁桃腺の機能が低下していけば、胸腺のように消失していくはずです。従って、扁桃腺は機能している組織です。ところが、扁桃腺の腫れで悩む人が医者に行くと、手術を勧められます。ほかに治す手段がないからです。しかし、扁桃腺が腫れるということは、扁桃腺が外敵の侵入を防ぐために必死で戦っていることを意味します。特に、高熱を出す場合はそうです。

また、**扁桃腺の腫れは、体の免疫力が落ちているという警告**でもあります。免疫力が落ちている原因は体が冷えているからです。後に説明しますが、特に、足の冷えが免疫力を低下させます。足の冷えをとる簡単な方法はありますが、足を冷やさないようにするだけでも、扁桃腺の腫れは治まります。以後、高熱が出るということもありません。

実際、扁桃腺が腫れている人は、日常的に素足の生活が多い人ばかりです。従って、これまでの例では、扁桃腺を腫らした人は、靴下をはくだけで例外なく腫れが治まります。腫れる理由がなくなるからです。

一方、医者は、扁桃腺が腫れる理由や高熱が出る理由を考えません。患者から、不快な症状を何とかしてくれという要望があれば、その原因である（無駄な？）扁桃腺を取り除きます。しかし、それは**生きるために必要な機能を体から永遠に奪いとる行為**でもあるのです。

要するに、扁桃腺は、足の冷えで生じた病原体の感染と拡大を扁桃腺の腫れで防ぎ、防ぎきれない場合は発熱で防ぎます。その**扁桃腺の働きを理解しようとしないで、**（また簡単に快復する症状を）**扁桃腺の切除で解決しようとする西洋医学の安易な姿勢が病気社会を招いています。**

3 その他

医者に対する依存心が病人を増やし、命を縮めている

繰り返しますが、私たちの多くは、医者に対して強い信頼感を持っています。このこと自体は決して悪いことではありません。医者に診てもらう安心感は、病気快復に大きな力を発揮するからです。

ただ、そのような**信頼感は、医者に対する依存心を強め、自分で治そうとする気持ちを失わせる**傾向

があります。いわんや、病気になった理由を考えることなど、論外といってよいでしょう。**慢性病や生活習慣病は、基本的に、医者への依存心、つまり自立心の欠如が生み出す病です。**

また、繰り返しになりますが、自然に治る症状に対して、医者に頼りすぎる傾向があります。そのため、医者は、本当に診るべき患者に時間が割けず、時間を浪費しています。これが、医者と薬と国全体の医療費を増やし続ける要因の一つです。

西洋医学で治せる病気はあまりないように思われますが、世間の西洋医学に対する信頼は厚く、その信頼は信仰に近いといってよいでしょう。しかし、その多くは薬に対する信仰です。

また、高学歴者ほど西洋医学に対する信仰が強い傾向がありますが、その理由の一つに西洋医学が分析的であることが考えられます。しかし、分析的ではあっても、西洋医学は科学ではありません。特に、現実の医療はビジネスなので、科学とかけ離れた論理で動く世界になります。ここに大きな誤解があります。

予防医学があまりにも貧弱過ぎる

医療の本質は病気を防ぐことにあるはずですが、一般に、西洋医学は病気の防ぎ方を知りません。いい換えますと、西洋医学には、健康を保つための方法論がありません。その理由は、**西洋医学が自己治癒力を高める治療法ではない**からです。病気を予防し、健康を保つには、自己治癒力（免疫力）を低下させないことが必要です。

しかし、**西洋医学は**（自己治癒力で成り立つ治療法ですが）**自己治癒力を冷遇しています**。このような西洋医学の考え方では、実効ある予防医学が成り立つはずがありません。進化医学という新しい医学分野もありますが、治療を目的とせず、実用性にはほど遠い状態です。

人の生存期間で、日常的に介護を必要とせず、自立した生活ができる年数を**健康寿命**といいます。日本は、平均寿命と健康寿命の差が大きく、介護という個人的、社会的負担が大きくなっています。ちなみに、平成25年度の平均寿命と健康寿命の差は、男性で約9年、女性で約12年です。この寿命の差は、本人の生活だけでなく、介護や医療費増大などの問題を生み出しています。自己治癒力を顧《かえり》みない現在の西洋医学に、このような問題の解決は期待できません。

現実的な問題として、病気治療はビジネスです。しかし、予防医学は新たなビジネスを生み出しますが、現在の医療ビジネスには不利益を与えることになります。

従って、現在の西洋医学に病気予防を期待することは、残念ながらお門違いです。

西洋医学が発展するほど、人々は不健康になっていく

きわめて主観的、扇情的な書き方で申しわけありません。しかし、このような印象を持つ人は、筆者だけではないだろうと思います。それほどひどくなっている印象があります。

70年代以降、日本人の平均体温は下がり続け、前世紀の終わり頃から、心の病を患《わずら》う人やアレルギー症状の人が急激に増えました。また、（高血圧の基準変更で）**高血圧の人は約３０００万人**になります。ただ、**これ程多くの人が本当に高血圧症という病気なのか**、それともこのような基準を押しつける人たちが病気なのか、その点に**疑問の余地はあります**。さらに、糖尿病や腎臓病の人が増え続けています。

私たちが不健康になる原因のすべてを西洋医学に押しつけるつもりはありませんが、その一因が西

洋医学にあり、また西洋医学が不健康を解消する答えを持っていないことも事実です。少なくとも、現在の医療体制が、私たちの直面している問題に適切に対応できるとはとても思えません。

不健康とは、自己治癒力が低下した状態のことです。

私たちがすべきことは、本来の自己治癒力を回復することです。逆に、医者に頼る生き方は早死にする生き方になります。ただし、本当に必要な場合は医者に頼るべきです。このやむを得ない場合を知るには、やはり適切な知識が必要になります。

本章のはじめに書きましたように、**治癒《ちゆ》の主体は自己治癒力**です。にもかかわらず、**西洋医学は、この自己治癒力を削《そ》ぐ治療が主**になっています。従って、西洋医学が、様々な弊害をもち、多くの問題や矛盾をもつことは、避けられません。

高価な検査機器は病気を発見する能力が乏しい

科学技術の進歩は各種の医療検査機器を生みだし、またその性能を大幅に向上させました。その顕著な効果は、検査の自動化と小さながんなどの異常を見いだす能力の向上です。

代表的な装置として、MRI装置、CTスキャン装置、PET装置などがあります。これらは大変高価な装置であり、定価が数億円以上するものもあります。ただ最近は、実売価格として数千万円程度で購入できるものもあります。このような検査機器の発達と医療現場への導入は、病気診断に効果を発揮しています。特に、がんの早期発見が可能になってきました。

しかし、このような装置は、深刻な病の発見には有効かもしれませんが、その段階に至る前の病気の発見には役立っているようには思えません。第二部で説明しますが、そのような機械を使わなくとも**内臓などの異常は誰でも簡単に分かります**。

そして、40歳代以上の人の多くは、胃や肝臓に問題があります。しかし、当人には、たいてい自覚症状がありません。病院へ行ってもまず異常なしと診断されます。通常、自覚症状を感じると病院に行きますが、その時は深刻な事態になっていることもあります。

病院などでは、高価な検査機器で調べられることが少なくありません。導入費と維持費が高いので、稼働率を高める必要性があるからです。外国では、ＣＴやＭＲＩなどの装置を設置している病院は大変少なく、異常なほど日本に集中しています。従って、日本にある**高価な検査機器は、病院の、病院による、病院のための検査機器**になっています。

また、ＭＲＩは磁気を使いますが、ＣＴは主にＸ線を使います。また、ＰＥＴは陽電子です。放射能について、日本人は異常なほど敏感になりましたが、ＣＴやＰＥＴの検査を受けることは、メディアなどで問題になった放射能に比べて、桁違いの放射能を浴びることになります。免疫力が十分であれば、そのような放射能を浴びても問題はないでしょう。しかし、検査を受ける人たちは、免疫力が低下している可能性の強い人たちです。そのため、**検査機器の放射能によって発がんする場合がある**ことを認識する必要があります。実際問題として、そのような高価な検査機器を使わなくとも、定価数百万円程度の超音波診断装置で腫瘍や脂肪肝、臓器に付いた水疱などの異常は、簡単に見つけられるはずです。しかし、音波診断装置は、検査費も安く、あまり使われていないようです。

日本の医療機関の検査システムは、恐らく世界でも飛び抜けた水準にあるはずです。しかし、その実効性、特に費用と効果の関係を考えると、多くの疑問があります。

健康社会の実現は可能

西洋医学の問題点は血液循環（免疫力）をよくする方法がないことです。逆に、**西洋医学の治療法は血液循環（免疫力）を悪くします**。高血圧に対する降圧剤がよい例です。血流低下は、免疫力を低下させ、慢性炎症などを発症、もしくは悪化させます。要するに、**西洋医学の有効性は、**主に**肉を切らせて骨を断つ手法にあります**。従って、**医者の治療を受けると、早死にする傾向があるわけです**。

筆者は、免疫力を重視しない西洋医学に矛盾を感じ、免疫力を回復する方法、免疫力を重視した治療法を模索し始めました。90年代前半のことです。最初は趣味程度の試みでしたが、やがて、真剣に**健康社会を実現する方法を追求**し始めました。そのため、本格的に代替医療の世界に足を踏み入れて、研究と実践を積み重ねてきました。その最大の動機は、なぜ私たちは深刻な病になるまで気づかないのか、なぜ西洋医学は病気を早期に見つけて治療できないのかという疑問でした。**家が燃え出す前に気がつけば、私たちでも消火できます**。ところが、今の医療は、たいてい家が燃え出してから消火にかかります。だから、被害が大きくなるのです。従って、この**手遅れ医療である西洋医学**に頼るより、自己治癒力を高めることによって、深刻な病から快復する方法があるはずであり、そして万病を予防できる方法があるはずだと考えたわけです。

そして、たどり着いた答えが第三部の日本医学（場の医学）であり、その先に健康社会があります。健康社会はおとぎ話のように思われるでしょうが、実現可能です。そのことを第二部で示します。

第2章　西洋医学から見た病気の原因

西洋医学の神髄《しんずい》は、病気の（原因）追求にあります。

従って、（原因の分からない病気も少なくありませんが）病気のメカニズムを解明し、その病気に対して効果のある薬の開発などが行われています。私たちの西洋医学に対する信頼は、この点に集約されるといってもよいでしょう。しかしながら、医者は、病気の原因を適切に把握していません。

1 検査機器の発達は、医者の能力を低下させる

生活水準の向上によって、様々な病気が増えています。このことは西洋医学に疑問を抱かせます。西洋医学では、分子や細胞レベルでの知見は増えましたが、医者が体を診る能力はどうでしょう。むしろ、パソコンや検査機器に頼りすぎて、体を診る能力は低下しているように思います。検査結果を見てパソコンの指示を仰ぐだけであれば、素人でもできます。プロ、つまり本物の医者であれば、体を診て判断できる能力を持つべきです。3分治療で、医者は多くのことに気づく機会と余裕を失い、能力向上があまり期待できなくなっています。顔や姿勢を見るだけでも多くのことが分かりますが、検査技術の発達した今の医学では、そのような知識は活用されません。しかし、検査機器だけでは、分からないことが多いことも事実です。何より、医者がそのことを分かっていない、つまり体を触るだけで有益な情報が得られることを知りません。

②　風邪の原因および胃かいようや胃がんの原因

医者が病気の原因を適切に把握していない例として、まず風邪《かぜ》を考えます。風邪の原因は**ウイルスや細菌など**です。しかし、西洋医学的な風邪の原因が分かっていても、西洋医学で風邪を治すことはできません。

また、誰でも風邪ウイルスなどに感染しているはずですが、全員が風邪をひくわけではありません。一部の人が風邪をひくだけですから、その人々の体に風邪の原因を求めるべきです。

西洋医学は、葉（ウイルスなど）を見て、木と森（体）を見ていません。

インフルエンザが流行《はや》ると、日本ではマスクをする人が多くなります。欧米ではそのような光景は見られません。この点、欧米の医学の方が多少まともな気がします。

同じように、**ピロリ菌**が胃かいようや胃がんの原因としてあげられます。風邪ウイルスほど明確ではないにせよ、ピロリ菌がそれらの原因となる可能性はあるでしょう。感染は炎症につながるからです。しかし、熟年者であれば、たいてい、ピロリ菌に感染しています。従って、特定の人だけが胃かいようやがんになる理由こそ、考えるべき問題のはずです。

同じことは肺炎や他の感染症でもいえます。

感染者の一部の人だけが発症するのであれば、発症する人の体に問題があります。

③花粉症などのアレルギー症を原因物質のせいにすべきではない

花粉症（などのアレルギー症）も、原因を花粉に求めることに問題があります。春になるとすぎ花粉が話題になりますが、昔は、問題にならなかったはずです。アレルギー症では、様々な原因物質（アレルゲン）が指摘されています。

アトピー性皮膚炎の場合、主なアレルゲンとしてダニやほこりなどがあります。従って、この症状を防ぐには「部屋をきれいに保つことが重要である」という、まことしやかな説まであります。しかし、70年代に比べてアトピー性皮膚炎の人は激増していますが、70年代の部屋に比べて、今の部屋は不潔になったのでしょうか。ダニが急激に増えたとは思えません。戦前はどうでしょう。アトピー性皮膚炎がダニやほこりによって発症するのであれば、発展途上国ではアトピー性皮膚炎の人が多いはずです。しかし、アトピー性皮膚炎は先進国で多く発生しています。

アレルギー症は豊かな社会で発生しやすい文明症です。つまり、清潔な環境で発症しやすくなっています。しかも、同じ環境にあっても一部の人しか発症しません。

アレルギー症に限りませんが、現在の西洋医学は方向性を間違えているように思います。

④がんの原因はがん細胞の発生？

念のためにがんの原因も考えておきます。がん細胞は遺伝子に傷がつくことによって発生します。*

そうして発生したがん細胞が増殖して、臨床的な（０・５㎝以上の大きさの）がんになります。

がん細胞の発生要因として、活性酸素、紫外線、化学物質、ウイルスなどがあります。

一方、統計的ながんの発生要因として、喫煙、飲酒、野菜・果物の不足、過剰な塩、肉類の過食、運動不足などが指摘されています。その詳細には触れませんが、喫煙を例にとりますと、日本では喫煙者の肺がん率は、非喫煙者の3倍から5倍です。それでも、喫煙者の一部に過ぎません。一方、非喫煙者も肺がんになります。

90年代初めのことですが、たまたまテレビを見ていたときに、慶應大学医学部の教授が、「がんになるならないは、運です」と話していました。最近でも、がんになる原因の大半は不運であるという研究結果が、海外で発表されています。

しかし、**がんになる人には共通点があります。足の冷えです。**そして、体温が低くなっています。また、強い精神的ストレスのある人も少なくありません。

つまり、**がんは**決して**不運でなるのではありません。「がんは、なるべくしてなる！」**のです。その理由を説明しましょう。私たちの体には、**毎日、数千個以上のがん細胞が発生**しています。従って、私たちはすぐにがんだらけになるはずですが、実際には、発生したがん細胞は免疫細胞によって抹殺《まっさつ》されます。従って、がん細胞が増殖して（臨床的な）**がんになるのは、免疫力の弱い場所でがん細胞が発生した場合に限定されます**。

つまり、**がん細胞の発生原因と臨床的ながんとは関係がありません**。これが誤解の元です。免疫力の弱い場所として慢性炎症の部位があります。そして、がんが大きくなるにつれて免疫力がさらに低下します。

結局、がんになるかならないかは、環境よりその人の体（免疫力）に大きく依存するはずです。一般に、**がんになる人は長期的に免疫力が低下している人です**。このことは後に説明します。

実際、**がんは、慢性炎症を起こしているところでたくさん発生しています。**

＊がん細胞は遺伝子の変異によって生じます。遺伝子には、遺伝子が傷ついたときに、修復してくれる修復遺伝子、細胞分裂を促進させる遺伝子、細胞分裂を抑制する遺伝子などがあります。がん細胞の発生には、まず修復遺伝子がオフになり、遺伝子に傷がついても修復されない状態になることが必要です。この状態で、細胞分裂を促進させる遺伝子がオンになり、細胞分裂を抑制させる遺伝子がオフになる異常が発生するとがんの条件が整います。最低、この三つの遺伝子異常が生じたときにがん細胞が誕生します。

5 病気の原因は自己治癒力（免疫力）の低下にある

西洋医学では、治療を患者の自己治癒力に頼っているにもかかわらず、それを考慮しません。従って、医者は、**万病が自己治癒力の低下によって起こる**とは考えずに、細菌やウイルスに感染したため、あるいはＤＮＡの障害でがん細胞が発生してがんになったなどと考えます。その考えは間違いではないにせよ、現実的、あるいは実用的な考え方ではありません。**同じ環境にある（感染している）大多数の人々が、発症しない理由を説明できない**からです。私たちも、この西洋医学の悪しき？考えに汚染されています。

例えば、足が水虫になると、私たちは水虫をうつされたと考えます。しかし、考え違いです。私たちは誰でも水虫菌の保菌者です。それでも、大多数の人は水虫にはなりません。水虫菌の繁殖を抑える力（免疫力）があるからです。

結局、**問題は免疫力が低下する理由**です。それは**西洋医学が直視してこなかった問題**です。それが分かれば予防医学につながりますが、それは次章で説明します。要するに、病気は免疫力の低下によって起こり、**病気には自然に治る病気と治らない病気があります。**

自然に治らない病気は、基本的に、西洋医学では治せません。ただ、患部の除去などによって一部の病気は治せますが、臓器の機能低下や免疫力低下を招きます。そして、自然に治らない病気のほとんどは、慢性炎症やそれによって生じる病気です。

6 西洋医学は、雨漏りでカビが発生したとき、雨が原因と考える

西洋医学で考える病気の原因が如何に非常識かを、雨漏《も》りの例で説明します。雨漏りを放置すると、その家は湿気が多くなり、室内にはカビなどが繁殖します。

ここで、**家を体、雨漏りとカビの繁殖を症状**とすると、**西洋医学では、病気の原因は雨**であると考えます。

確かに、**雨漏りの原因が雨であることは間違いありません。**雨が降らなければ、雨漏りはなく、乾燥してカビも繁殖しません。しかし、雨が降るのを止めることはできず、雨は必要でもあります。従って、対症療法的に防カビ剤でカビを除きます。再び雨が降れば雨漏りするので、再びカビなどが繁殖します。

結局、西洋医学は防カビ剤を使い続ける必要があります。ただ、防カビ剤を使い続けると、副作用で家は元の家ではなくなってきます。家の寿命が縮みます。要するに、早死にします。

しかし、雨は多くの家に降りますが、雨漏りする家はわずかです。従って、**屋根に問題があると考えるべき**です。雨漏り（症状）は、屋根（免疫力）が防いでいます。**病（雨漏り）は免疫力の低下**

（屋根の劣化）で生じます。しかし、西洋医学は家（体）を見ないので、本質的な原因を考えません。逆に、屋根（免疫力）に問題があると考えて対処する方法が、第三部で説明する日本医学になります。

このように、現在の西洋医学的な見方は根本的に間違っている場合が少なくありません。病気の原因を外部に求めるからです。

自己治癒力は人間や動物などが本能的に感知している能力です。昔から、私たちは、生命力や自然良能のような概念で、自己治癒力を認識してきました。

しかし、（獲得）免疫は西洋医学が発見した重要な概念です。にもかかわらず、西洋医学は、免疫力を（一時的に）下げる治療法を一途に追求してきました。

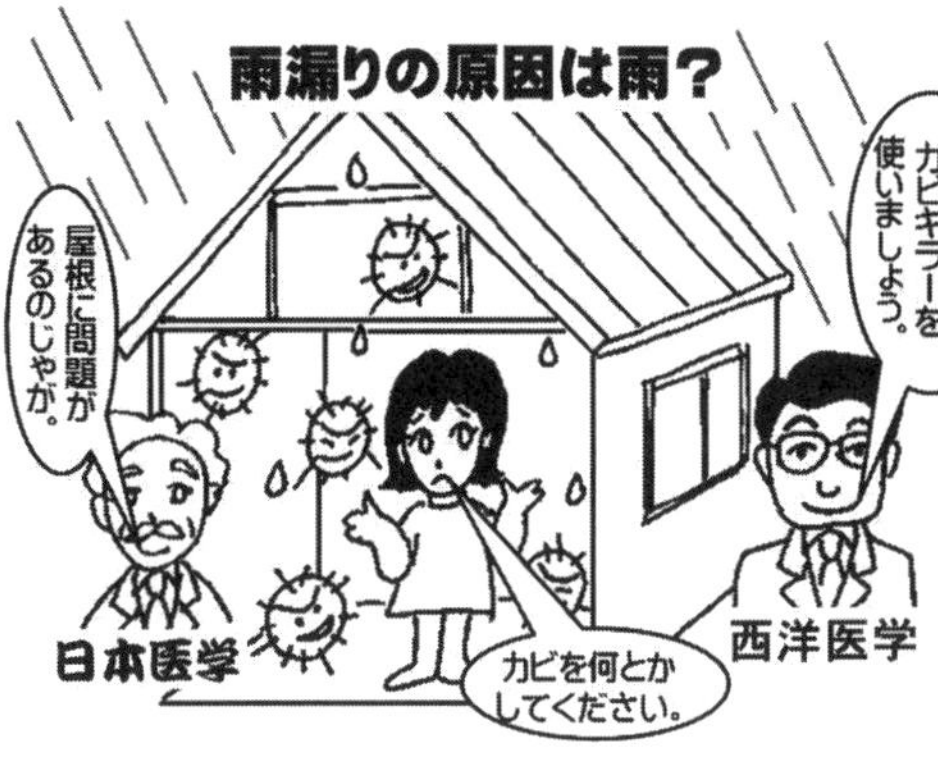
雨漏りの原因は雨？
雨が原因です。カビキラーを使いましょう。
西洋医学
カビを何とかしてください。
屋根に問題があるのじゃが。
日本医学

医業がビジネスである以上、医者は、顧客の要望に応え、顧客を満足させる努力が必要です。しかし、顧客に選択の自由が事実上ない場合、理想と現実との乖離《かいり》が生じやすくなります。いわゆる3時間待ちの3分治療という医療現場の実態は、医者が薬のセールスや宣伝を生業《なりわい》としている印象を与えてしまいます。しかも、薬に関していえば、多くの場合、押し売りになっています。従って、**現在の医療システムを費用対効果で考えれば、極端なほど期待外れ**という他ありません。

時代を反映して、世の中には様々な健康本があふれています。しかし、西洋医学の専門家が健康本を書くのは、大変不自然な感じがします。理由は、例えば現役のサッカー選手が「野球の上達法」や「ラグビーを人気スポーツにする方法」などの本を書くのと同じような違和感を覚えるからです。

第3章

日本医学（場の医学）と病気のメカニズムの概要

第三部で詳しく説明しますが、話の都合上、本章で原理的な話を簡単にまとめておきます。

1 生命活動は、体内を流れる流体が支えている

人体はおよそ60兆個の細胞でできています。これらの細胞は酸素と栄養素がないと生きていけません。また、生命活動の結果として、二酸化炭素や老廃物ができます。人体では、各細胞に酸素と栄養素を運び、二酸化炭素や老廃物を持ち去る役割を果たしているのが、血液やリンパなどです。従って、**血液（リンパ）の異常は細胞の生死に直結します**。

つまり、細胞の機能低下は血液（リンパ）異常の結果です。

異常細胞の拡がった状態が病気ですから、**病気は血液（血流）異常の結果**です。

逆に、**細胞組織に異常があれば、その部位で血液に異常がある**ことを意味します。血液の異常は、通常、血流異常、つまり血流停滞（血流不足）を意味します。* 血液の異常として、希に、血液成分（血球）の異常があります。

そこで、血液と病気の関係をもう少し詳しく説明します。

＊本書で血液循環や血流という場合、それらの言葉には、リンパなどの流れも含まれています。

２ 病気は血液異常の結果

健康な体は血液（体液）循環が良好であり、血液循環に乱れがあれば、体に変調をきたします。要するに、すべての**病気は、血液の異常、つまり、免疫力の低下によって生じます**。従って、胃かいよう、胃炎、腎不全、肝硬変、心臓発作や脳卒中などの病気は、臓器の病ではなく、臓器で血液異常（免疫力低下）が続いた結果、生じる病です。糖尿病や高血圧症、アレルギー症、心の病など、すべて血液異常（免疫力低下）の結果です。

がんも同じです。臓器の病ではなく血液の病です。

病気は、すべて血液の病です（免疫力低下の結果です）。

また、免疫力と心（感情）は直結しており、体の病は心の乱れから生じ、心の病は体の乱れ（血液の乱れ）から生じます。要するに、**心の病も体の病も、すべて血液の病**です。そして、**その背後にあるのが自律神経と感情**になります。これが日本医学の考え方です。

西洋医学は、腫瘍の発生や臓器の異常など、病気を局所的にとらえます。

しかし、**病気を血液の異常と考えれば、すべての病気は体全体の病気になります。**

3 病気のメカニズム

自己治癒力と免疫力は、血液とリンパが担っている

自己治癒力《じこちゆりょく》は、ケガなどで組織細胞が障害を受けたときに、その障害を快復する力のことです。自然治癒力ともいいます。また、**免疫力**は狭義の自己治癒力のことで、（病原体などから）体を守る能力のことを意味します。

一般に、体には、体温、血圧、pHなど、体の状態を一定に保つ働きがあります。本書では、**体の状態に乱れが生じたとき、それを元に戻す作用を自己治癒力**と定義しています。

免疫力の担い手は、主に血液、リンパになります。つまり、血液、リンパ中の免疫細胞（白血球）が主役です。しかし、もっと広く、自己治癒力の担い手も血液（リンパ）になります。病気の原因が血液（血流）異常ですから、当然のことです。ただ、後に説明しますが、細胞内の小器官である**ミトコンドリアが免疫力の担い手である**と考えることもできます。

腸内菌も免疫力の一翼を担っています。これらの常在菌は凶悪な細菌の繁殖を抑えているからです。

健康とは

西洋医学では、病気の種類、病気の原因が多すぎるために、健康について明確な定義ができません。

しかし、病気を血流異常の結果と考えれば、話は簡単です。

健康とは、血流が（体の各部で）正常な状態のことです。

血流が正常であるためには、体だけでなく、心にも滞《とどこお》りがないことが必要です。もし心に滞りがあると、やがて体の一部に滞りを生み、血流異常を生じます。このことは、後に自律神経との関係で説明します。

また、健康は自己治癒力と強い関係があります。

私たちは、季節、人間関係など、常に変化する世界に住んでいます。従って、私たちの体はその外界の変化に対応して常に変化しています。いい換えますと、**体は、外界の揺らぎに対応して、揺らいでいます**。すでに説明しましたが、この揺らぎに対する復元力が自己治癒力になります。

結局、**健康とは、体の揺らぎが自己治癒力で簡単に元に戻せる状態にあること**です。

逆に、病気は、体の揺らぎが自己治癒力で治せる範囲を超えた場合、あるいは、自己治癒力が低下して、体の揺らぎを元に戻しにくい状態です。

健康をこのように定義すると、熱を出しても健康、下痢をしても健康ということになります。自然に快復できる状態であれば、どのような状態にあっても健康なのです。

私たちの周りは、時々刻々変化しています。従って、体も常に変化していますが、体が対応するのに少し時間がかかる場合があります。風邪も、季節の変化に対する体の対応が遅れているときにひきます。風邪をひくことで、季節に対応した体に変化しているのです。風邪は体が復元力を回復する反応であって、それを短絡的に病気と考えるべきではありません。

血流の異常は炎症を伴う

血流の異常は細胞に必要な酸素と栄養素の供給に不具合を生じます。そのため、その部位で細胞の障害や病原体などの繁殖が起こります。従って、このような異常を修復するために、炎症が発生します。

炎症は免疫細胞（白血球）が体内に現れた異物を排除する免疫（防衛）反応です。炎症は体の防衛反応（急性炎症）ですが、**多くの病気は炎症の慢性化です。**血液循環の異常が改善されなければ、炎症はいつまでも続き、組織細胞の障害が拡がります。その結果、内臓病などに移行します。さらに長引くと、がんなどになる可能性が高まります。

また、体内に侵入した異物に過剰反応して起こす炎症が**アレルギー症**であり、体の組織を異物と間違えて起こす炎症が**こうげん病**です。従って、**血流の異常は炎症を起こし、（それが長引くと）各種の病を招きます。**

結局、**病気の原因は血液の異常（免疫力の異常）です。**つまり、**病気は炎症から生じます。**

逆に言えば、**炎症を防げば病気にならない**ことになります。

このことは、現在の西洋医学に深刻な疑問を投げかけることになります。

血液循環と自律神経

血液の通路が血管ですが、血管には動脈と静脈があります。肺循環を除くと、**心臓から各器官に送り出される血液の通路が動脈で、心臓に戻る血液の通路が静脈**です。そして、この血液の流れを支配しているのが自律神経になります。自律神経は、臓器、腺、血管などの働きを調節して、体内環境を一定に保ち、生命を保つ働きをします。つまり、**自律神経**は、血液循環、呼吸、消化、血圧、体温(発汗)、代謝、内分泌などを調節しています。

▽自律神経には、交感神経系と副交感神経系がある

内臓の働きを調整し、体の状態を一定に保つ自律神経は、交感神経に属する神経と副交感神経に属する神経で構成されます。**交感神経**は、昼間、活動時に優位になる神経で、**意識活動と直結した**神経です。また、**副交感神経**は、精神活動が低下した、夜間や安静時に優位になる神経です。要するに、**交感神経は脳や骨格筋の活動を活発にさせ、副交感神経はそれらを休息させる自律神経**です。

多くの臓器は、交感神経と副交感神経の両方に支配**（二重支配）**されています。例えば、**交感神経優位のとき**、心臓、気管支・胸郭、大脳、副腎（髄質）、肝臓の脂肪分解などの働きが活発になりますが、**胃、小腸・大腸**、すい臓、胆のう、**腎臓、肝臓の脂肪合成などの働きは抑制**されます。

一方、**副交感神経優位のとき**、消化器系、泌尿器系、胆のう、肝臓の**脂肪合成**などの働きが活発になりますが、**心臓、気管支・**胸郭、**大脳、副腎、肝臓の脂肪分解などの働きは抑制**されます。そして、**臓器の働きが抑制され続けると、臓器に異常（炎症）が生じます**。

従って、交感神経や副交感神経で活性化される臓器より、抑制される臓器の方が病気に関して重要

です。

臓器の異常は、基本的に、**活動しなければならない臓器の働きが抑制され続けた結果です**。つまり、**交感神経過緊張が続くと、主に消化器系や泌尿器系での血流低下で炎症が発生します**。また、**副交感神経過緊張が続くと、主に循環器系や呼吸器系での血流低下で炎症が発生します**。ただ、交感神経が主な血液配分を決めるので、**事実上、交感神経の異常によって病気が発生します**。

また、ストレスなどによる自律神経の異常は交感神経の異常です。従って、自律神経には交感神経と副交感神経がありますが、**決定的に重要なのは交感神経**です。交感神経が過緊張か不活性の状態が続くと炎症が発生して病気を招きます。一方、交感神経が活性化されていれば、必要に応じて副交感神経優位になります。従って、副交感神経重視の説に高齢者が従うと、別世界への旅立ちを早める危険性があります。

ストレスは冷え（炎症）を生む

ストレスは、心身が受けた刺激によって生じる、体の変化（歪み）のことです。

体は刺激を受けると、体に変化を起こして適応しようとします。この適応反応がストレス反応です。

ストレス反応は、刺激によって生じた心身の乱れを快復する時に生じる反応です。

ストレス反応が長く続くと、体の適応能力に限界が来て、体の恒常性を維持できなくなります。これが病気です。なお、**心身が受ける刺激をストレッサー**といいます。強い外部刺激（ストレッサー）が続くと、血圧や体温の減少、心拍数の減少が続きます。これは血流の減少を意味するので、冷えを生じ炎症を招きます。

体の左半分は動脈系、体の右半分は静脈系

体は、左側を大動脈、右側を大静脈が走っています（左図参照：実線は動脈、二重線は静脈を表します）。その結果、**体の左半分には動脈の影響**が、**右半分には静脈の影響が反映**されやすくなります。

従って、**体は左右非対称**です。

逆に、**体の左側の異常は動脈に、右側の異常は静脈に影響を与えます**。

例えば、首の左側の筋肉の緊張が続くと、（主に）動脈の流れが悪くなります。首の動脈は心臓から脳への血液通路ですから、脳へ行く血流が減り、同時に、心臓が脳へ送り出すときの血圧が高くなります（心臓の負担が大きくなります）。つまり、**首の左側が硬くなると、物覚えが悪くなり、やがて心臓の病を招く危険性が増えます**。

一方、首の右側の筋肉の緊張が続くと、（主に）静脈の流れが悪くなります。首の静脈は脳から心臓へ戻る血液の通路なので、脳から出る血流が阻害されて脳内血圧が高くなります。つまり、**首の右側が硬くなると物忘れがひどくなり、やがて脳卒中になる危険性が増えます**。

（図から分かるように、脳―心臓間の動脈は左の方が流れやすく、静脈は右の方が流れやすくなっています。）

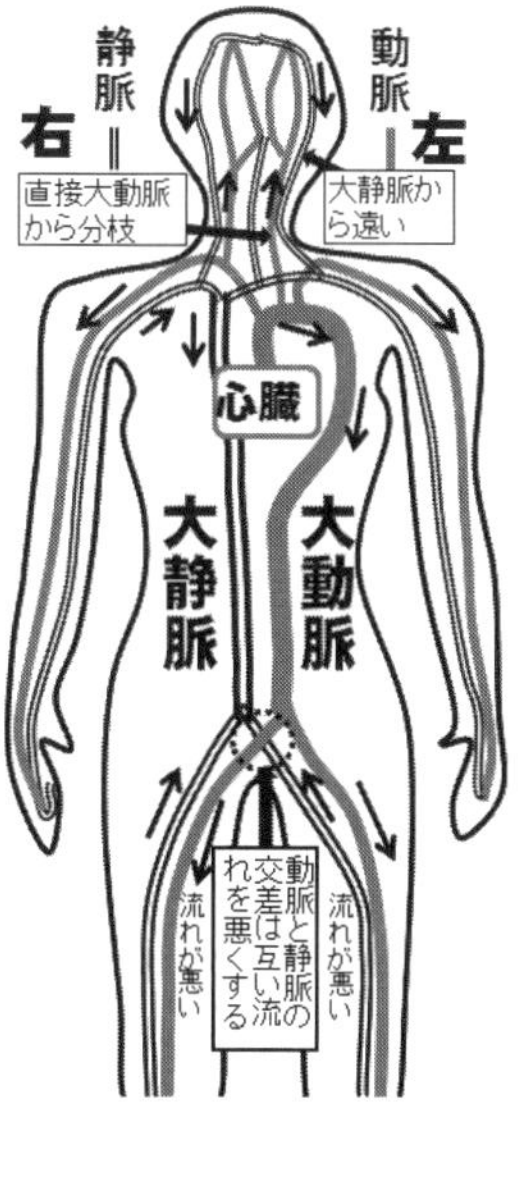

従って、**首が前に突き出た姿勢の人は、心臓か脳の病で倒れる危険性が高くなります**。

少なくとも、80歳代後半以降の人で、首の突き出た人は非常に少ないはずです。

左が動脈系で、右が静脈系であることは、臨床結果からもいえます。**がん細胞が脳に転移する場合、多くは脳の左側に転移**します。脳にはリンパ管がないため、脳へ行くがん細胞は動脈を経由します。首の両側を動脈が走っているので、本来、脳に生じる転移がんは、左右とも同じ割合になるはずです。しかし、転移がんは、左の方がかなり多くなります。

逆に、右側が静脈系であることを示す例をあげておきます。従って、**動脈は左側が主**になります。血のかたまりである**血栓**は静脈にできますが、血栓ができやすい例として、手術直後があります。手術直後は脚を動かさないので、静脈の流れが悪くなり、血栓ができやすい状態になっています。また、静脈は、右側が主であれば、左側の静脈は右より流れが悪いはずです。実際、手術直後にできる血栓は、流れの悪い左脚が多くなります。左脚の根元のところで動脈と静脈が交差しているために流れが悪くなります（前ページ図参照）。従って、**静脈は右側が主**になります。また、静脈は筋肉の動きと連動しています。従って、**右静脈が主であれば、**（右筋肉の動きがよい、つまり）**人間は右利きが多く**（主に）**なります。**

基本的に、**体の左側にある臓器の異常は左側に、右側にある臓器の異常は右側に反映されます。**

4 日本医学（場の医学）について

日本医学（場の医学）の特徴は、現在の西洋医学より適用範囲が広く、何より副作用がないことです。具体的には、炎症を鎮め、血流異常を解消することによって、健康を快復します。ただ、日本医学の目的は、**心身を整え、病気にならない体を保つこと（血液循環をよくすること）**にあります。

一般に、**西洋医学は体の異常を自己以外に求めます**。例えば、病気の原因として、細菌やウイルスなどの無数の病原体、内的および外的環境から生じる各種ストレス、免疫細胞の異常、がん細胞、抗原物質、薬物、紫外線、X線、放射線など、数えきれません。そのため、**西洋医学では、病気になるならないは運次第**という考えにとらわれる傾向があります。

しかし、日本医学は、西洋医学をよりどころにしていますが、体の異常を内に求めます。つまり、**日本医学では、病気の原因は、血液循環の異常、つまり免疫力の低下と考えます**。従って、**「病気は治すものではなく、治るもの」**という考え方が日本医学の立場です。もともと、「(医者が) 病気を治す」という不遜な考え方には、矛盾があります。西洋医学においても、病気を治すのは、本人自身であって、医者ではないからです。

ところで、血流の停滞や血流不足などが起こると、病原体の繁殖や組織細胞の死などを招きます。このときに起こる現象が炎症です。つまり、(急性) **炎症は免疫力の主体**になります。

通常、体は炎症で快復しますが、体に有害な状況が続くと炎症も続きます。これが**慢性炎症**です。**この慢性炎症の状態が** (臓器などの) **病気です**。また、慢性炎症はがんなどの生活習慣病を誘発して老化を早めます。うつ病などの心の病も、脳の慢性炎症が原因と考えられています。従って、**すべての病気は、血液異常 (免疫力の低下)、つまり (慢性) 炎症から生じます**。

しかし、西洋医学には慢性炎症を治す手段がないため、西洋医学は多くの病気に対して無力です。なぜなら、**炎症の原因は免疫力の低下ですが、西洋医学の手法は、主に免疫力を下げるから**です。

一方、**日本医学は慢性炎症を鎮める療法**なので、日本医学はほとんどの病気に対して有効です。重要なことは、**日本医学は早期治療が主ですが、西洋医学は手遅れ治療が主になる**ことです。

一般に、臓器の病の場合、患部に手を近づけるとひんやりとした冷たさを感じます。従って、日本医学では、慢性炎症を**冷たい炎症**ともいいます（急性炎症は熱い炎症です）。

また、西洋医学は、臓器や腺など、病巣部に着目します。要するに、**西洋医学は点の医学**です。西洋医学には、臓器間の痛みの連痛という概念はありますが、臓器間の連動の概念はないようです。

一方、日本医学は、血液の正常な流れ（場）が乱れたときに、そこに場の乱れが生じたと考えます。そして、時間とともに、場の乱れが拡がっていき、病になります。

また、場の乱れと乱れの原因とは、一般に、場所が異なります。このような考えから、日本医学を**場の医学**ともいいます。なお、日本医学は場の医学の一分野になります。日本医学および場の医学の定義と詳しい説明は、第三部でいたします。

第4章 日本医学（場の医学）から見た病気の原因

1 序　論

日本医学では、病気はすべて血液の病気（免疫力の低下）であると考えますが、ここでは具体的な例で説明します。繰り返しますが、血流が低下すれば、その部位で細胞の機能低下、病原体の繁殖などが起こります。体はそこで炎症を起こし、異物を排除します。

しかし、**血流の減少（冷え）が続くと炎症が治まらず、炎症が長期化（慢性炎症）**します。これが病気であり、新たな病気を招く原因です。従って、**病気の原因は炎症**になります。そして血流不足（冷え）を招く要因の主なものとして、体の冷え、使い過ぎ（疲労）、ストレス、食べ過ぎなどがあります。継続的にこのような状態が続くと、慢性炎症を発生させて病気を招きます。

いい換えると、**慢性炎症を防げば病気になりません。**

この考えが現在の西洋医学には欠けています。

日本医学は慢性炎症を見つけて、慢性炎症を鎮められます。しかし、私たちは体内で慢性炎症が生じているのを知らないで過ごしてきました。少なくとも、20歳代から胃や肝臓に異常がある、つまり慢性炎症を起こしている人が少なくありません。実際には、10歳代から慢性炎症を起こしているはずです。腎臓や副腎に異常のある人もいます。このような人の多くは、40歳代、50歳代になってから臓器の異常に気づきます。その間に、数十年の時間差があります。それでも慢性炎症の段階で止まっていれば、快復は難しいことではありません。日本医学で快復可能です。

しかし、これだけの年月が経過すると、がん、糖尿病、動脈硬化など、様々な病気を招いていることが多々あります。さらに、脳卒中や心臓マヒなどに襲われることがあります。従って、病気は大変恐ろしいのです。

しかし、**病気が恐ろしいのは、西洋医学が慢性炎症を早期に発見できず、また治せないからです。**

そもそも、**病気を早期に、あるいは病気以前の状態で見つけ、治すこと**ができれば、私たちは病気で苦しむことがありません。私たちは安定した健康生活を送れるのです。これが**医学の王道**であり、医学のあるべき姿のはずです。

しかるに、西洋医学にはこの王道がありません。病気が深刻な状態になってから治療対象になり、しかも悲惨な結果で終わることが少なくありません。**これが**（手遅れ医療である）**西洋医学の真の姿です**。そのため、病気が私たちの人生に暗い影を投げかけているわけです。しかも、保険として多くのお金を支払い、病気になればまたお金が必要になります。それでも、満足な結果が得られると西洋医学に感謝できますが、そうでない場合は悲惨です。

私たちには、金を湯水のように使う薬や慢性炎症を見つけられない最新の検査機器は不要です。私たちに**本当に必要なものは、体にある異常が簡単に分かり、その異常を簡単に治せる技術です。**

2 病気は体の防衛反応

基本的に病気の原因は炎症ですが、炎症は体の防衛反応です。つまり血流に異常があると炎症が生じ、体の異常を解消しようとします。従って、**体の異常は（急性）炎症で完治しなければなりません。**そうすれば血流不良が解消され、病気になる前より免疫力が向上した状態になっています。

しかし、実際には病気の原因である体の冷え、ストレス、疲労、食べ過ぎなどを継続させることが少なくありません。要するに、**多くの人の生活習慣は変わらないことが多いのです。**そうすると、炎症は完全には治まらず、慢性炎症化することになります。この状態が臓器で表面化すると、肺炎、胃炎、肝炎、腎炎などと診断されます。私たちは、症状が顕著になってから、慢性炎症になっていることに気づきます。しかし、**体は、**早期に危険性を察知して、**軽い病気（急性炎症）を起こして改善しようとします。**

残念ながら、**西洋医学は初期の症状**（体が治そうと戦っている状態）**を薬で無理矢理抑えます。**また、私たちは、慢性炎症の長期化によって体に異変が生じたとき、初めて病気に気づきます。しかし、現在の西洋医学は一般に慢性炎症に対して無力です。免疫力を下げる治療が主だからです。

慢性炎症の延長上に、がん、高血圧症や糖尿病などがあると考えてよいでしょう。**肝硬変は肝臓の細胞が炎症で燃え尽きかけた状態**であり、その先に肝臓がんがあります。

従って、私たちは、病気の本質を理解して、慢性炎症を防ぐ必要があります。

③ 風邪やインフルエンザにかかる理由

第3章で説明したように、副交感神経優位になると呼吸器系の働きが抑制されます。つまり、**副交感神経優位が続くと、呼吸器系である気管支、肺、胸郭に流れる血流が低下して働きが抑制される**ために、**胸部で**（血流が悪くなり）**炎症を起こしやすくなります**。この状態で体が冷えると、炎症が発生します。要するに、風邪《かぜ》になります。

また、副交感神経優位のときは気管支が狭まっているので、咳《せき》をしやすい状態になっています。従って、炎症を起こすと、咳《せ》き込むことになります。もっとも、**咳はウイルスなどの病原体を体外に排出しようとする体の防衛反応**であり、交感神経を活性化して**呼吸器系の血液循環をよくしようとする動き**でもあります。

一般に、**ウイルスによる風邪は**、下痢を伴いやすい**夏風邪**、咳や鼻水を伴う**冬風邪**などがありますが、**自然に治ります**。一方、**細菌による風邪は**、**こじらせると**、肺炎や全身性の病気の原因になるなど、**悪性化します**。

風邪やインフルエンザにかかるのは、副交感神経優位の状態で、体を冷やしたときです。

要するに、気管支などの**血流の悪化（免疫力の低下）が風邪やインフルエンザの原因**です。また、風邪やインフルエンザは炎症ですから、病気の原因が炎症であることはいうまでもありません。

風邪をひきやすいのは、まず**風呂上がり**です。風呂から上がった直後は、交感神経優位の状態になっています。しかし、すぐに副交感神経優位になって、呼吸器系の血流が低下します。そして、体が温まっている感覚があるので、体を冷やしがちです。そのため、風邪をひきやすくなります。

次に、**うたた寝や体の一部を布団から出して寝ているときも風邪をひく原因**になります。寝ているときは体温が下がり、呼吸器系の血流は低下しています。この低体温状態で体を冷やせば、当然風邪をひきやすくなります。

昔から、「風邪をひくのは、気が緩んでいるから」といわれますが、その通りです。**緊張していれば風邪をひきません。**寒いところでブルブル震えていても（交感神経緊張状態）、風邪をひくわけではありません。体が冷えた状態で暖かいところに戻り、ほっと一息ついて休んでいるときに（副交感神経優位状態）風邪をひきます。体が冷えていることに加えて、気管支などの血流を低下させるからです。緊張しているときは交感神経が緊張状態になっているので、呼吸器系の血流は良好で病原体が繁殖しにくい状態になります。従って、（風邪の症状である）炎症が起こりにくくなります。

結局、**風邪は免疫力の低下によって発症し、風邪が完治すれば、逆に免疫力が上がります。**

4 がんになる理由

がん細胞の発生は遺伝子異常の結果ですが、私たちの体はがん細胞を三つの段階で防いでいます。

第一段階（DNAレベル）：DNAの異常をがん化する前に修復する
第二段階（細胞レベル）：細胞レベルで細胞の異常を排除する
第三段階（免疫レベル）：がん細胞を免疫細胞が排除する

ここで、第一段階と第二段階は、がん細胞そのものの発生を防ぎます。一方、第三段階は、発生したがん細胞およびその増殖を阻止します。

従って、実際上、がんを抑制する機構は大きく分けて二つになります。

1　細胞レベルでのがん化の抑制（第一段階と第二段階）

2　免疫細胞によるがん細胞の排除（第三段階）

体の組織細胞は10億個集まると1gくらいの重さになりますから、体重60kgの人では、およそ60兆個の細胞があります*。これだけたくさんの細胞がある以上、細胞レベルの抑制を逃れてがん細胞が生まれるのは、やむを得ません。実際、**私たちの体には、毎日、数千個以上（多いと1万個ほど）のがん細胞が発生**しています。そして、発生したがん細胞を免疫細胞がせっせと除去しています。これが、体の恒常性を維持するために、日々繰り返されている体内の営みです。

従って、がんは発生したがん細胞が排除されずに増殖した結果です。つまり、（臨床的な）**がんは、がん細胞の増殖を防げない免疫力に問題がある部位で生じます**。従って、**がん細胞の発生（細胞レベル）とがんの増殖（免疫レベル）は、本来異なる現象です**。

いい換えると、**がん細胞の発生は不可抗力**ですが、（臨床的な）**がんになるのは不摂生《ふせっせい》です。**

がんの発生要因より、免疫力を低下させる冷えを防ぐことが、がん防止には有効です。

がん細胞の発生要因として、ＤＮＡの複写エラー、発がん物質、紫外線、Ｘ線、放射線などがあります。これらの要因があっても、基本的に、**細胞レベルでがんの発生は抑制**されます。そして、たとえ**がん細胞が発生しても、免疫レベルで排除される**はずですから、免疫力が十分であれば、そのがん細胞ががんになるまで増殖することはありません。

一方、タバコや強いストレスなどががんの要因としてあげられていますが、タバコは呼吸器などの免疫力を下げ、強いストレスは内臓などの免疫力を下げます。従って、免疫力の低下が続けば、生き残ったがん細胞が増殖して、がんになる可能性が高まります。

つまるところ、**がんは血液（免疫力）の病気です。**

なお、慢性炎症があると、がんを誘発する可能性が高まります。これは、臨床的にもよく知られた経験則です。

慢性炎症があるとその部位の血流が悪くなっていて、そこでは免疫力が低下しているはずです。免疫力低下の状態が長期間続いているわけですから、そこで発生したがん細胞は消滅されることなく、年月を経てがんに成長する可能性が高くなります。従って、慢性病からがんに移行することは、決して不思議ではありません。

また、血流の悪化はその領域にある組織細胞の酸素不足を招きますが、**酸素不足の細胞はがん化しやすい**ことが分かっています（酸素不足の細胞はミトコンドリアが衰えていて、がん化する細胞の死を誘導できません）。

炎症は、その領域で血流の停滞（免疫力低下）があり、酸素不足で死んだ細胞や繁殖した病原体を排除するために起きる体の反応です。

一方、酸素不足の細胞は死なずにがん細胞になる場合があります。炎症によって（酸素不足によって）、誘発されたがん細胞は、炎症が長く続けば、（免疫力が低下したままなので）排除されることなく増殖します。

従って、慢性炎症が10年、20年と続くと、その間に、がんに成長する可能性が高くなります。

多くのがんは（慢性）炎症の部位で発生している。

これはよく知られた事実ですが、慢性炎症を起こしている部位では、酸素不足でミトコンドリアに異常のある細胞が出てきます。そして、ミトコンドリアＤＮＡに異常のある細胞の周辺でがん細胞が発生しやすくなることが知られています。従って、**炎症部位**での**がん細胞の発生と増殖は、同じ原因（血流不足）で生じる可能性**があります。

しかし、がんが血流不足（免疫力の低下）によって生じることに変わりはありません。従って、この場合でも、**がんは血液（免疫力）の病気です**。

＊太って体重が１００kgになっても、細胞数が１００兆個になるわけではありません。太るだけであれば、脂肪細胞が脂肪を吸収して重くなるだけですから、細胞は増えません。

がんになりやすい性格

免疫力の低下している部位でがんが多発することはご理解頂けたと思いますが、免疫力を下げる主な要因に精神状態があります。つまり、過剰な精神的ストレスの持続ががんの大きな要因と考えられます。従って、**免疫力を下げやすい性格**、言い換えると**がんになりやすい性格があります。**

例えば、**頑張り性、根を詰める、我慢強い、気配り性、神経質、心配性**などの性格です。

性格は遺伝する可能性があるので、両親ががんであれば、子供もがんになりやすい傾向があります。少なくとも、ストレスをため込まない性格、例えば、根っからの楽天家やチャランポランな性格の人はがんになりにくいはずです。なお、免疫力と感情の関係は第三部で詳しく説明します。

ミトコンドリアは細胞内のエネルギー工場

がんはミトコンドリアと密接な関係があるので、ミトコンドリアの説明を挿入させていただきます。

ミトコンドリアは、多くの人にとってなじみのない細胞小器官です。しかし、**ミトコンドリアは、私たちの健康や寿命を左右する、大変大きな存在です。**ミトコンドリアは栄養素と酸素から、エネルギー燃料**ＡＴＰ**（アデノシン三リン酸）をつくります。他でもエネルギーはつくられますが、非常に効率のよい（他の18倍の）エネルギー産生方式になります（ＡＴＰは細胞を動かす燃料です）。

従って、**細胞の活性度はミトコンドリアの活性度に依存しています。**細胞内には、多数のミトコンドリアが存在しますが、衰えた細胞ではその数が少なくなります。

新陳代謝が活発であることは、細胞やタンパク質の再生・修復がよく行われていることを意味します。新陳代謝が活発であるためには、それに必要なエネルギーが十分産生されなければなりません。

つまり、**元気な細胞では、細胞内に多数のミトコンドリアが存在します。**

病気や老化は、基本的に組織細胞の機能が低下することですが、それはエネルギー産生が低下していることを意味します。

つまり、**老化はミトコンドリアの機能低下を意味します。**

要するに、細胞の働きを支えているのはミトコンドリアになります。

ミトコンドリアの機能低下が、がんを招く

先に説明しましたが、がんは、本来、細胞レベルおよび免疫レベルで排除されるはずです。しかし、細胞レベルでがんが抑制できないのは、ミトコンドリアの機能が低下して、異常細胞を自滅（アポトーシス）に導けないからです。

がん細胞は、ミトコンドリアが少なく、酸素を必要としない**解糖系**（1個のブドウ糖分子から2個のATPを産生）というシステムに大きく依存したエネルギー産生を行います。解糖系では、副産物として乳酸がつくられますが、乳酸はミトコンドリアで燃料として使われます。従って、ミトコンドリアが少ないと乳酸の消費が少なくなります。そのため、ミトコンドリアが衰えて解糖系でのエネルギー産生が増えると、乳酸が増えます。

つまり、がん細胞は乳酸の多い細胞です。しかし、乳酸は酸（酸性）です。従って、乳酸の多いがん細胞は、pH（水素イオン濃度）が正常細胞より低くなって（酸性化して）います。

そして、がん細胞が増えると、その周辺の組織液や血液のpHが下がります。

細胞や血液のｐＨ（ペーハー）は、７・４から７・３５くらいが標準ですが、ｐＨが**７・２**（過度の**酸性体質**）もしくはそれ以下になると、免疫力が大幅に低下します。従って、**がんの増殖が進むほど、がん細胞を攻撃する免疫細胞の能力（数）が低下します**。

そもそも、元気ながん細胞には多くの乳酸があり、ｐＨが大変下がっているはずです。そのため、そのようながん細胞に近づく免疫細胞は少なくなります。従って、がん細胞はますます増殖し、ｐＨの低い領域が拡がります。やがて、ｐＨの低い（免疫力の下がった）リンパや血液を通じて他の臓器に転移して増殖します。

逆に、**体温を上げて血流をよくすれば、ミトコンドリアが増えてがんは縮小します。**

結局、**ミトコンドリアは免疫力の隠れた担い手としての役割を果たしています。**

がんは、飢《う》えに直面した細胞の反乱である

がん細胞が発生する要因は様々ですが、がんの増殖はミトコンドリアの機能が衰えるからです。ミトコンドリアが元気であれば、アポトーシス（細胞死）などの形でがん細胞の発生を防ぎます。ミトコンドリアが不活性になる理由は、基本的に酸素の供給が不十分、つまり血流が悪くなるからです。また、血流が悪いと、発生したがん細胞を殺すことが難しくなり、がん細胞の増殖が続きます。そもそも、血流が悪ければ酸素も栄養素も不足しますから、細胞は死滅します。

従って、**がん細胞は、餓《が》死《し》寸前の細胞が生き残り戦術を身につけた反乱細胞です。**

西洋医学は簡単に組織（細胞）を切除しますが、本来、**細胞は独立した生命体**です。

つまり組織細胞は、仕事をする代わりに、報酬として食料やエネルギーをもらって生きています。例えば、細胞はサイトカインというタンパク質を通じて（会話をして）連携しています。ときには、ホルモンという指令物質が来て、その命令に従うことがあります。その見返りが、組織液を通じて運び込まれる酸素や栄養素（ブドウ糖やアミノ酸など）です。

要するに、各細胞は、主に脳からの指示で、共同作業をすることによって生計を立てています。ところが、細胞の労働報酬である酸素や栄養素の供給が滞ると、細胞は弱ります。そしてほとんどの細胞は死滅していきますが、中には死ぬことを潔《いさぎよ》しとせずに、生き残りを模索する細胞が出てきます。その**生き残り手段を獲得した細胞ががん細胞です**。

がん細胞は、もはや与えられた労働などには目もくれず（そもそも労働する余力がありません）、正常細胞よりはるかに多くのブドウ糖を取り込んで（効率の悪い）エネルギーをつくります。遺伝子の役割はタンパク質をつくることですが、これが異常になると正常タンパク質がつくれません。

従って、がん細胞は、正常細胞と（タンパク質による）会話ができないことが予想され、独自行動をするようになります（がん細胞は、自立性があり、孤独と放浪を好み、形も互いに異なる一匹狼的な細胞です）。

ミトコンドリアは細胞の管理者のような存在ですが、酸素の供給不足によってミトコンドリアの影響力（個数）が低下したために、がん細胞として反乱を起こすことができるわけです。

また、ミトコンドリアに頼らず、別のエネルギー方式（解糖系）に依存しています。

がん細胞は、勢力を増やすにつれて、栄養素を取り込む血管をつくる能力を備え、やがて転移能力を備えて反乱拠点を増やし（転移がん）、最終的に体を死に追い込みます。もっとも、それは、最終的にがん細胞自身の死を意味します。その意味では、がん細胞は餓死寸前に追い込んだ体に復讐をしていると考えることができます。

このように考えると、私たちをがんにする元凶は、がん細胞ではなく、がん細胞として反乱せざるを得ない状況に追い込む不健康な体（生活習慣）、つまり、不摂生であるといいたくなります。

5 病気の四大原因は、冷え、食べ過ぎ、ストレス、疲労

これまで説明してきましたように、万病は血液の異常によって起こります。**血液の異常の多くは血流およびｐＨの低下です。**そのため、免疫力が下がり炎症が起こります。炎症によって血流が改善できないと、炎症が続きます。これが病気であり、より重い病気を招きます。炎症が続く理由は血流が改善されないからですが、そのような状態は、筋肉の収縮、もしくは弛緩が継続的に続いている場合です。病原体の繁殖で炎症が続く場合も、炎症によって血流が改善されないからです。このように、炎症の長期化（慢性炎症）を招く要因が病気の原因になります。

半世紀以上前に、野口晴哉《はるちか》氏は、**ほとんどの病気は、冷え、食べ過ぎ、ストレス、疲労によって起きる**と喝破《かっぱ》しています。見事な慧眼《けいがん》です。これらは慢性炎症の主な原因になります。

冷え

この冷えは体の冷えの意味ですが、体が冷えることは血流（一般的な血行）が悪いことを意味します。冷えによる血流低下は、主に外的理由による血流低下ですので、炎症によって改善されません。従って、冷えが長期間続くと、冷えが特に反映される部位で慢性炎症を起こし病気になります。

食べ過ぎ

食べ過ぎが病気を招く主な要因として、五つ考えられます。

一、**食べ過ぎは、主に胃と肝臓、さらに腎臓の疲労を招き、**これらの臓器で炎症を発生させます。なお、**臓器抑制による血流低下が炎症の主体であり、食べ過ぎはその影響を受けやすい**と考えています。そして、食べ過ぎが続くと慢性炎症化して、これら臓器の病気になります。

二、**食べ過ぎは、**体内脂肪を増やし、**内臓脂肪を増やします。**従って、食べ過ぎによって高血圧、高血糖、高脂血症、さらには動脈硬化、脳卒中、心臓病などを招きやすくなります。

三、**食べ過ぎは、血液中の栄養素の量を増やします。**そのため、免疫細胞が血液中の過剰な栄養素の処理に動員されるので、本来の免疫力が低下します。その結果、食べ過ぎは炎症やがんなどを誘発しやすくなります。

四、**食べ過ぎは、**消化器系を刺激してその血流を継続的に増やすので、**他の臓器の血流低下を招きます。**従って、食べ過ぎが続くと、血流の低下した部位で炎症が発生しやすくなり、病気につながります。

五、**食べ過ぎは交感神経を不活性にする**ため、**満腹中枢がマヒ**して食べ過ぎが止まらなくなります。そのため、肥満になり様々な病気を招きやすくなります。さらに、交感神経の不活性は、脳、心臓や呼吸器などの血流低下を招き、これらの器官の異常が生じやすくなります。また、肝臓のグリコーゲンや脂肪などの分解能力を低下させ、**肝機能の低下を招きます。**

ストレス

怒り、憎しみ、恐れ、根の詰めすぎ、不安、心配、放心などの精神状態が続くと、臓器に異常が生じます。理由は、心の緊張や弛緩《しかん》が自律神経に影響を与えるからです。

怒り、憎しみ、恐れ、根の詰めすぎなどは交感神経過緊張を招き、消化器系、泌尿器系、肝臓などの血流が低下します。従って、このようなストレスが持続すると、これらの臓器で炎症が発生します。

また、**不安、心配、放心・虚脱などは、交感神経を不活性にするため、脳、心臓、呼吸器などの血流低下を招きます**。このようなストレスが持続すると、これらの臓器・器官で炎症が発生します。

一般に**精神的ストレスは、自律神経を狂わせ、血圧、体温、ｐＨなどの変動を招きます**。特に、体液の標準ｐＨは、７・４付近ですが、７・２近くまで下がると免疫細胞の機能（数）が低下します。

従って、強い精神的ストレスは、がんなど様々な病気を招き、老化を速める要因になります。

疲労

疲労は体の一部を使いすぎた結果です。疲労部分では、筋肉が硬くなり血流が低下しています。（筋肉を硬くする）乳酸が増えて、その部分の細胞や血液のｐＨが低下（免疫力が低下）しています。

そのため、**疲労が続くと、炎症、しこり、痛みへと発展します**。要するに、慢性炎症になります。

6 症状は、体の防衛反応であり、体の浄化作用

体の揺らぎに対する復元力（免疫力）が弱まると、病原体の繁殖など、様々な異常が体に生じます。そこで、体は弾力のある体を快復しようとします。その**快復過程が症状**になります。

発熱

発熱は主に体の殺菌作用です。従って、必ずしも悪いことではありません。発熱、つまり体温上昇によって**免疫細胞は働きが活発（血管外に出る免疫細胞の増加）**になります。

そしてもう一つ重要なことですが、体温が上がると筋肉が緩みます。その結果、血流の悪化で炎症を起こしていた部位の血流が増加します。これらの効果によって、免疫力が上がります。

結局、発熱が免疫作用に及ぼす効果として、

1　血球、とくに免疫細胞の働きが活発になる（さらに、発汗によって毒が体外排泄される）
2　ウイルスなどの繁殖能力が下がる（一般に、ウイルスは低体温を好む）
3　ミトコンドリアが元気になる（ミトコンドリアは低体温では元気がなくなる）
4　筋弛緩《きんしかん》により、血流がよくなる

の4点が重要です。また、4の**発熱によって血流の悪いところが解消される効果は大変重要**です。

例えば、地震などの災害による土砂崩れで山間部（細胞組織）が孤立（血流低下）したとき、政府

や自治体（体）は、食料（栄養素）、燃料（酸素）、救援隊（免疫細胞）などを送ろうとするはずです。しかし、道路などが遮断《しゃだん》されていれば救援物資を届けることができず、孤立した地域は、飢《う》えや疫病などで苦しむことになります。従って、早急に道路などの復旧工事をする必要があります。体は、発熱することによって、救援物資および救援隊を送るだけでなく、それらの通路である血管の拡張（道路などの復旧作業）を効率よく行っています。体温が上がると、毛細血管の穴が大きくなり数も増えるので、組織液に行く免疫細胞が増えるわけです。

　ところで、子供は新陳代謝が活発なので、簡単に40度以上の熱が出ます。驚く必要はありません。ただ、41度を超えると、危険ですので、薬で熱を下げることをお勧めします。

　しかし、年をとると40度の熱を出すのは、至難の業になります。もし**40度近い熱が出ればがんが消失する**可能性があるので、むしろ喜ぶべきです。

　従って、風邪をひきにくい人が風邪をひいて熱を出すことは、必ずしも悪いことではありません。高熱はがんの予防になり、体を整えてくれます。また、**発汗によって毒素を排出**します。薬で無理矢理熱を下げても、炎症が長引くだけで体によい効果をもたらしません。一般に、**熱を薬で下げることは、非常に愚かな行為**であることを自覚してください。熱の下げ方は第二部で説明しています。熱を下げるのではなく、熱を出し切るのです。そうすれば、熱は自然に下がります。

　熱があるとき、余力があれば**動き回っていても差し支えありません**。動き回ることは発熱に協力することですから、悪いことではありません。もっとも、高熱になると体力のすべてを発熱に使い、また、頭ももうろうとするので（脳の理想的な温度は37・5度）、動く体力も気力もなくなります。しかし、注意すべきことは、熱が下がったときです。このときは、発熱に体力を使いきっていますから、余力はありません。体温も平熱より下がります。

従って、熱が下がったときは、平熱に戻るまで静かに（数時間）寝ている必要があります。

各種の炎症

炎症は発熱と一体になっていますが、炎症は、不要物を除去して、組織を修復します。従って、炎症は、血液の汚れを浄化して、血液の不純物を排除します。

炎症には、異物、細菌・ウイルスなどの外的なものと、細胞の破壊・損傷による内的なものがあります。炎症は冷えによる血流低下（免疫力低下）を回復するための防衛反応ですが、体の弾力が低下すると体が歪み、生じた冷えを解消することが難しくなってきます。

そして、冷える（血流が悪くなる）と、老廃物などの毒素が体内にたまります。この場合、体は、細菌やウイルスを繁殖させることによって炎症を起こし、老廃物を燃焼させて、血流を改善します。

敏感な体は風邪などをひいて大病を防ぎますが、鈍感な体はそのような反応をしないので、内向していた体の異常が、突然、大病として姿を現すことがあります。がんはその典型です。

炎症は、組織に害を与えるものを（短期間に）排除して修復する体の防衛反応ですが、何らかの理由で冷え（血流の低下）が続くと、炎症は治まらず慢性化します。

自然に治癒しない病気は慢性炎症（冷たい炎症）によって生じます。

下痢と嘔吐

下痢《げり》や嘔吐《おうと》は、有害物を体内に取り込まないように排泄する体の重要な防衛機能です。従って、**下痢と嘔吐は、**場合によって、**生死を分ける体の防衛反応**になります。

毒物を口から入れたとき、嘔吐することが重要です。そうすると、体内吸収はまずありません。次いで下痢です。腸を通過しますが、一気に排泄するのでほとんど問題はありません。

しかし、胃腸の丈夫な人や鈍い人は、有害物を体内に吸収させてしまいます。そのため、食中毒などで入院する羽目になり、死ぬこともあります。毒物が致死量に達すると、死に直面します。

従って、下痢や嘔吐は、体の恒常性を保つ防衛反応であり、病気ではありません。通常、**下痢は体の浄化作用であり**、逆に下痢をすれば胃腸が丈夫になります。間違っても、胃薬などを飲まないでください。ただし、体の調整が必要な下痢もあります。

その他

血液中に不要物が増えると、体は血液を浄化しようとします。**にきび、吹き出物、たん、膿《うみ》**などは、体が血液を浄化して集めたゴミになります。出血もそうです。不要物を体外に排出する体の働きです。

また、血液をきれいにするために、不要物を血液内で固めたものが**血栓《けっせん》**、血管外で固めたものが**胆石**や**結石**になります。同様に、不要物の血管への付着は、血液浄化ではあっても、血管内部を狭め、**動脈硬化**を招きます。低体温もしくは冷えがある場合も、不要物の溶解度が下がるので血液から不要物が析出します。

このように血液をきれいにすることで、結果として重病を招くことがあります。しかし、血液が汚れていると、体の全細胞が深刻な影響を受けることになります。

従って、体は、可能な選択肢の中で、より危険性の少ない状態を選択しています。

健康の基本は食べることではなく排泄すること

食糧不足の時代には、食べることは生死に関わる重要なことでした。しかし、食べ物に困らない現代では、偏った食事をしない限り、栄養不足になる心配はありません。

それより、食べ過ぎを心配すべきです。我々は排泄《はいせつ》できるから食べられます。大腸などのぜん動運動が弱れば、食道のぜん動運動も弱まり、食物がのどを通らなくなります。つまり、排泄する力が弱まれば、食べられなくなります。末期がんの方がそうです。実際、がんがひどくなると、痩《や》せ衰えてきます。がん細胞が大きくなると栄養を横取りしますが、基本的に食べられないから痩せます。

本質的に、排泄することは食べることより重要なのです。

食べることはエネルギーをつくることですが、排泄はエネルギーを使うことだからです。食べて排泄するサイクルが生命活動の基本ですが、排泄できないと、このサイクルが狂います。もし体内吸収が必要量より多いと、余分な栄養は脂肪として体内に蓄えられる傾向があります。蓄えられる脂肪には内臓脂肪と皮下脂肪がありますが、内臓脂肪が問題です。

基本的に、**病気の原因は、精神的エネルギーおよび物質的エネルギーの過剰です。**なお、精神的エネルギーとは怒りや心配などのストレスです。従って、その過剰は病気の原因です。

内臓脂肪の増加は、高血圧、動脈硬化、糖尿病など、生活習慣病の原因になります。

男性は30歳代から、女性は閉経後から内臓脂肪が増えます。

妊娠可能な女性は内臓脂肪が付きにくいのですが、その理由は、内臓脂肪が増えると胎児の育つ空間が狭くなるからです。その代わり、妊娠可能な女性は、皮下脂肪が増えます。

ただ、内臓脂肪が付きやすくなる年齢の男女差は、平均寿命の男女差に大きな影響を与えている可能性があります。

つまり、**食べ過ぎは内臓脂肪を増やし、生活習慣病を招いて寿命を縮めます**。従って、30歳代以降の男性および閉経後の女性は、内臓脂肪を増やさないように食べ過ぎに注意する必要があります。

私たちは、**内臓脂肪を過剰に蓄積すると、様々な病を招きます**。

また、ものをため込む臓器もため込まないことが重要です。**胃**は食べ物、**大腸**は大便、**肝臓**は栄養素の容器です。さらに、**肺**は空気をため込みます。これらの臓器にはものが入ってきますが、速やかに出ていきます。出ることが大事なのです。小川の流れが悪くなると、どぶのように汚くなりますが、臓器も同じです。ためる臓器は血流低下で働きが悪くなると、内容物の流れが悪くなり澱《よど》んできます。

その澱んだ汚泥物と常時接触しているのは、臓器内部の表面を形成している**上皮細胞**です。従って、上皮細胞で炎症が発生しやすく、また、がんの発生が予想されます。実際、熟年者では、**臓器がんの大部分は上皮細胞で発生**します。ちなみに、上皮細胞がんを癌といい、非上皮組織から発生するがんを肉腫といいます。通常、固形がんである癌と肉腫を総称して平仮名の「がん」を使います。このように、**ためる臓器である胃、大腸、肝臓、肺は、がんになりやすい**臓器です。

呼吸も同じです。吸うことより吐くことの方が重要です。吐くから吸えるのです。

赤ちゃんが胎内から出たとき**最初にすることは、**「オギャー」と泣いて**息を**思いっきり**吐くこと**です。赤ちゃんは、これに大きなエネルギーを使います。生まれた赤ちゃんが失神していれば、叩いて泣かせます。泣くこと（声を出すこと）は、息を吐くことです。息を吸うときに声は出ません。

そして、**死ぬときは息を吸って死にます。**息を吐く力があれば息を吸えるので、死ぬことは息を吐く力がなくなったことを意味します。ですから、「死ぬこと」を「息をひきとる」というのです。

毎日余分に2ℓ以上の水を飲むことは大病の元

▽たくさんの水を飲んでも血液はサラサラにならない

「水をたくさん飲むと血液がサラサラになる」という言葉には、説得力があるように見えます。そして、「水は毎日2ℓ以上余分に飲む必要がある」という医者の言葉に従って、それを実行している人たちが少なくありません（昔、米国などでそのような指針があったように記憶しています）。医者から、血のかたまりである血栓を防止するのに有効であると説明されるそうです。

しかしながら、このような説を真に受けて、余分に水を飲むのは問題です。逆に命を縮めます。

体には恒常性維持機能があるので、通常、**余分な水は排出されます。**しかし、水を排出する腎臓には、単位時間に処理する能力に限界があるので、排出限界を超える過剰な水は細胞内にしみ込みます。過剰な水分摂取が一時的であれば、膨潤《ぼうじゅん》した細胞の余分な水はすぐに排泄されるはずです。

ところが、**過剰な水を飲み続けると、水が体内にたまります。**いわゆる水ぶくれです。この余分な水は体内を環流しない**汚水**になります。臓器に付着する水疱も余分な汚水です。このような汚水は**冷えの原因**になり、**各種臓器の病を招き、慢性病の原因**にもなります。

また、体内に過剰な水分があると、相対的にナトリウムイオンの濃度が下がります。そのため、頭痛、めまいなどの症状を生じることがあり、また腎臓が悪くなる場合もあります。高齢者の場合、**一時的に意識を失うことがあります**。意識を失って倒れるときに、頭を打つと危険です。その結果、病院などで軽い脳梗塞などの診断をされて、一時的に入院する羽目になります。一時的に意識を失う人に多いのは、医者に勧められて毎日2ℓ以上の水を余分に飲んでいることです。一方、体を調べても脳梗塞を起こすような兆候はほとんどありません。このような人は無理に水を飲むのをやめて、利尿作用のあるキュウリなどを食べて水分を排出することをお勧めします。そうすれば、意識を失う危険性はなくなります。

なお、横になって**お腹を揺らしたとき、お腹がチャップン、チャップンすれば水の摂り過ぎ**です。逆に、水分の不足を心配する人がいますが、心配無用です。**体が水分を欲していればのどが渇きます**。そのときに飲めばよいのです。医者より、自分の体を信じることをお勧めします。

夏の脱水症も同じです。夏は汗がでるので脱水症気味になります。従って、病院などで水をたくさん飲むように指導されますが、これは逆効果です。脱水症になる理由は、汗と共に塩分が排泄されて塩分不足になるからです。つまり、体内のNa^{+}濃度が下がるのでNa^{+}濃度を一定に保つために水分が排泄されて脱水症になります。従って、すべきことは塩分（Na^{+}、K^{+}）の補給です。そうすれば、体内の塩分濃度が高くなるので、水分を増やす必要性が生じてのどが渇きます。そのときに水を飲めばよいのです。

∇水の摂り過ぎ（低ナトリウムイオン濃度）によって起こる症状

ちなみに、水の摂り過ぎによって起きる症状として、次のようなものがあります。

鼻炎、冷え性、疲労感、頭痛、嘔吐《おうと》、めまい、昏睡《こんすい》、精神の不安定、注意散漫、アトピー性皮膚炎、ぜんそくなど

私たちの社会が病気社会である理由

薬や医者が増えても病人が減らない（むしろ増える）社会が病気社会ですが、なぜこのような摩訶不思議なことが起きるのでしょうか。その理由を説明します。

基本的に、現在の西洋医学には病気を防ぐ方法論がないので、病人を減らすことができません。**発病は、**まず、食べ過ぎ、過労、ストレス、冷えなどによる血流低下（免疫力低下）で、**炎症が発生することから始まります**。そして、血流低下を招く要因が消えない限り、炎症が続くので病気になります。しかし、ほとんどの人は自分が病気（慢性炎症）になっていることを知りません。これが問題なのです。

多くの人は、少なくとも**20歳代で（胃や肝臓などの）慢性炎症を起こしています**。ただ、顕著な症状としては現れません。実際には、たまにお腹がチクチク痛むことがあるはずですが、その程度のことは誰も気にしないでしょうし、病院で検査をしても異常なしといわれるはずです。従って、若いときから内臓の病気になっていても、内臓の病気に気づくのはたいてい数十年後です。

致命的な病気になってから気づくことも少なくありません。そのため、病気は不慮の出来事と考えられています。しかし、病気は、決して偶然になるわけではなく、また早期に気づけば簡単に治る性質のものです。

さらに、**急速に増えた病気**として、**アレルギー症、心の病、自律神経失調症**などがあります。これらの病気の急増を西洋医学と結びつけるつもりはありませんが、現在の西洋医学がこれらの病に無力であることは確かです。そもそも、自律神経失調症は、病気の原因も改善方法も分からない各種の症状に対してつけられた（仮の）病名です。医者がさじを投げた病気ですから、当然、西洋医学では治せません。

筆者は、**これらの病気の原因が副腎の機能低下にある**と考えています。副腎（髄質）は交感神経に支配されていますが、副腎は交感神経が異常になるのを抑える働きをしています。従って、副腎の働きが低下していると、自律神経の異常を生じやすくなります。

アレルギー症は血液、リンパに異物が多数含まれるときに生じる症状ですが、これは、栄養素などを分解する肝臓の機能が低下していることを意味します。また、静脈とリンパの流れが悪いからです。肝臓や静脈、リンパがこのような状態になるのは、交感神経の働きが長期的に低下した結果です。**心の病や自律神経失調症**も自律神経の異常です。いい換えますと、副腎の機能低下によって、交感神経が過緊張、もしくは不活性になるのを抑制できないからです。

現在の私たちは、寒い冬、暑い夏、過酷な労働環境や家庭環境にさらされることが少なくなりました。従って、心身が外界の過酷な環境に耐えられるようにする、副腎の役割が小さくなっています。特に、赤ちゃんの頃から快適な環境で育った人は、副腎そのものがあまり発達していないはずです。

従って、そのような人は、些細な刺激に対して強いストレス反応を示して、自律神経の異常を招きます。また、そのような状態が続くと、容易に副腎自体の異常をきたします。

このように、現代人は、アレルギー症、心の病、自律神経失調症などになりやすくなっていますが、これらの病は**すべて慢性炎症**です。

さらに、（杖がないと）歩けない、立てないなどの**機能的障害も、骨格筋などの慢性炎症**です。

つまり、**万病は炎症が原因**であり、**早い段階で炎症を治せば病気は防げます**。

ところが、現在の西洋医学には、早期に炎症を発見することができず慢性炎症の適切な治療法もありません。そうである以上、西洋医学に頼る限り、病気を防ぐことも減らすこともできません。要するに、**西洋医学**は、家の中にある火種を無視して、家に火がついてから消火活動をする**手遅れ療法を得意としています**。従って、**病気社会をつくりだしているのは西洋医学**そのものになります。

そもそも、医者には病人を減らすという発想自体がないと考えるべきでしょう。

例えば、**高血圧の厳しい新基準は患者を大幅に増やすための変更**と勘ぐられても仕方がありません。理由は、生活水準の向上によって生活にゆとりができたからです。そのため、昔に比べて交感神経過緊張の人が少なくなり、その結果、昔の基準による高血圧の患者は少なくなったことが予想されます。

一方で、**腎臓病の基準は非常に甘くなっています**。腎臓は、肝臓と異なり、大変もろい臓器です。そのため、予備の腎臓を含めて二つあります。つまり、左の腎臓一つだけでも十分なのです。

従って、検査で腎臓の異常が判明した時点で、大幅な機能低下になっています。そして医者は腎臓の機能が低下する適切な理由を知らないので、腎臓の機能低下が続き、最終的に透析に至る人が少なくありません。しかし、**透析を続けると腎臓自体が消失**（脂肪に変化）**するので、腎臓の快復は不可能**になります。

ちなみに、高血圧の医療費は年間**1・8兆円強**であり、透析に対する公費負担は**1・5兆円**を超えています。

この50年間で日本の総人口はほとんど変わりませんが、この間に**医者は3倍近くに増えました**。従って、病人を大幅に増やす必要があるのです。そうしないと現在の医療システムを維持できなくなります。

健康社会とは

炎症を防ぐ、あるいは**炎症を早期に発見して鎮めれば、基本的に病気にはなりません。**また、たとえ慢性炎症（病気）が長期化していても、それを鎮めることができれば快復するわけです。

このような医学があれば、よほどのことがない限り西洋医学のお世話になる必要がなくなります。これが**健康社会**です。つまり、**死ぬまで**薬や医者にほとんど頼ることなく**健康に暮らせる社会**です。

私たちは法治国家に住んでいます。そして、体を国にたとえれば、体も法治国家なのです。

体は、およそ60兆個の細胞からなっていますが、各細胞は、元は一つの細胞から分裂し、分化してできました。つまり、すべての細胞は兄弟であり、一卵性双生児です。ただ、目覚めた能力（遺伝子）が違うだけです。

法治国家である体は、各細胞に仕事と食料などを与えて、細胞が餓死しないように統治しています。しかし、体は、障害・疾病（大規模な災害）や感染症（ゲリラ攻撃）などに遭《あ》うことがあります。そのため、特定の部位（地域）でたくさんの細胞（人）の死や障害が発生することになります。

その場合、警察や消防、病院などに相当する自己治癒力（免疫力）が救援復旧活動を行います。しかし、災害が短期で終わらずに続くと、救援復旧活動は**はかどらず**、逆に被害が拡がります。これが病気です。さらに、疫病などが発生して被害が拡大（細菌などの繁殖）していくこともあります。

救援復旧活動がはかどらない理由は、救援隊や救援物資を運ぶ通路（血管）が渋滞しているからです。もし、通路（毛細血管）で渋滞がなければ必要な人員と物資が運び込めるので、一気に復旧（急性炎症）し、被害が拡大（慢性炎症化）することはありません。

しかし、**西洋医学は、患部（災害地域）の血管（道路）を拡げて、渋滞を解消することができません**。そのため、西洋医学は、災害地に関する情報を遮断《しゃだん》して、社会不安が拡がるのを抑えて社会（体）を鎮静させます。そして、体が災害地域（患部）を復旧させるのを待ちます。これが対症療法です。もう一つのやり方は、手術などで患部（災害地）を除去（抹殺）することです。

このように、西洋医学は、体の復旧活動に直接協力することがあまりありません。また、乱暴に復旧活動の対象そのものを破壊することがあります。要するに、**西洋医学は、体の主権（都合）を無視**しがちです。

しかし、少なくとも、災害の発生を予測して、災害を起こらないようにするか、あるいは災害があっても、救援隊（免疫力）の増強ができるように道路（毛細血管）を拡げることができれば、移動が速やかにできるようになる（血流がよくなる）ので災害地域（患部）の復旧が可能になります。これが日本医学（場の医学）であり、体の主権を尊重する医学です。要するに、**病気を防ぐには慢性炎症を防げばよく、**慢性炎症を起こしても長期的な慢性炎症になる前に気がつけば、簡単に炎症を治せます。従って、軽い病気を経過するだけで快復します。

実際、**臓器の異常は誰にでも簡単に分かります**。また、異常が早期の場合には簡単に快復します。そして、長期の慢性炎症であっても、時間はかかりますが快復可能です。

つまり、健康社会に必要なことは誰にでも簡単にできます。その方法は第二部で説明します。

第5章 老化の主犯、酸化と糖化反応

私たちは外から酸素と栄養素を吸収して、生命活動を維持しています。しかし、それによって**様々な障害を蓄積**していきます。その双璧が酸化と糖化反応です。

なお、酸化と糖化反応については、第三部で詳しく説明します。


酸化と糖化反応は、老化の主因であり、がんや糖尿病などの生活習慣病を誘発します。

1 酸化は、身体をサビさせ老化を招く

酸化は細胞の老化

酸素と結合して酸化物になる反応（や水素を失う反応など）**を酸化と**いいます。*

燃焼は、私たちにとって一番なじみのある化学反応ですが、**燃焼は酸化**（酸素との反応）です。

従って、（マグネシウムなどを除き）物質は、酸素がないと燃えません。酸化（サビ）は、通常ゆっくり進行しますが、**燃焼は急速に起こる酸化**です。

炎症は有害物を除去するための燃焼ですが、その主役は免疫細胞で、主に活性酸素で敵を殺します。従って、炎症は酸化（燃焼）の側面があります。なお、一瞬で起きる酸化があります。**爆発**です。

光沢のある様々な金属は、やがてサビてきますが、これは金属が酸化されたからです。**鉄**も最初は表面が酸化されるだけですが、月日が経つと、内部まで**酸化されてボロボロになります。ゴム**も時間が経つと、**弾力がなくなり、もろくなります。**これはゴムが酸化した結果です。切ったリンゴや絞りたての野菜ジュースを放置すると、酸化されて黒くなってきます。

このような**酸化反応は体内でも起こっています。**タンパク質や脂質などが酸化されていきます。**肌の老化・シミ、動脈硬化、白内障などは、**（主に）**酸化**による組織の機能低下の結果です。また、免疫細胞なども酸化によって機能低下するので、**がんや慢性病など**になりやすくなります。酸化はサビることですから、サビる現象が体内で発生して、最終的に体がボロボロになるわけです。

酸化とはサビることであり、**細胞をボロボロにすること**です。

酸化は、組織（細胞）を老化させ、体を老化させます。つまり、**老化は体が酸化していくこと**であり、**酸化はほとんどの病気の主犯**でもあります。なぜなら、酸化は組織の機能を低下させますが、病気は組織の機能低下によって起こるからです。

＊分子などが酸素と結合すると酸素に電子を奪われ、また水素を失うとその水素に付いていた電子を失います。従って、酸素と結合しても水素を失っても、電子を失う反応になります。そのため、酸素の有無と関係なく、**電子を失う化学反応を酸化**といいます。

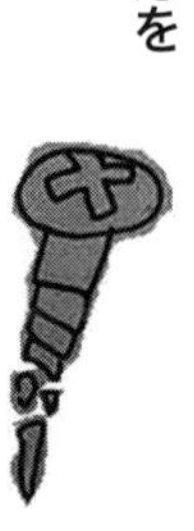

酸化に対する体内の防御網

このように酸化は、大気中の酸素濃度の高まりとともに、生命体が戦い続けた深刻な障害でした。そのため、生物の進化は、酸化を防ぐための進化という側面もあったわけです。従って、私たちの体は、酸化に対する様々な防衛力（**抗酸化力**）を持っています。

体内には、酸化を防ぐ物質として、ビタミンC、ビタミンE、ビタミンAなどのビタミン類、セレンや亜鉛などのミネラル類、尿酸、カタラーゼ、SODなどがあります。これらの抗酸化物質は、細胞の内外、つまり自分の居場所で特定の酸化物質を無力化します。

このように、体内では障害を引き起こす酸化反応と、それを防ぎ、修復する抗酸化反応が同時に行われていて、通常、釣り合っています。

しかし、釣り合いが崩れると、酸化によって、細胞内の種々の器官が損傷を受けることになります。なお、体内の酸化による損傷力と抗酸化力との均衡が破れた状態を**酸化ストレス**といいます。要するに、**酸化ストレスとは、酸化によって生じる体に有害な反応のこと**です。精神的ストレスも、体に有害な場合は、酸化ストレスになります。

過剰なストレスとは酸化ストレスのこと

ストレスは体の適応反応ですから、必ずしも**ストレスが有害というわけではありません**。しかし、ストレスが過剰になると、体に負担がかかり過ぎて、体に害を与えます。この場合、体内では、多くの活性酸素が発生します。従って、過剰なストレスは酸化ストレスになります。

体内の堅固《けんご》な防御網によって、多くの酸化は防げますが、防ぎきれない場合があります。

▽活性酸素がたくさん発生する例

⑴　強いストレス
⑵　喫煙と過度の飲酒
⑶　排ガス、排煙など
⑷　激しいスポーツやトレーニング、あるいは激しい肉体労働
⑸　食品添加物や薬物の服用
⑹　（慢性）炎症
⑺　老化およびミトコンドリアの機能低下

右記の状態にあると、問題の部位で酸化が進みます。

特に、**熟年者の筋トレやジョギングは、健康を損なう行為**であることをご理解ください。若い間は、激しい運動をしても抗酸化力が向上して、活性酸素の害をある程度守ってくれます。しかし、年をとるとそのような防御能力は低下するので、酸化の害にさらされやすくなります。

また、酸素を大量に消費する動きは、（活性酸素を発生して）酸化を促進するので、体に有害です。

熟年者の場合、運動だけでなく、体に不必要な筋肉をつけることも体に有害です。不必要な筋肉は硬くなって血液の流れを悪くするので、（ミトコンドリアの劣化で）活性酸素を増やすからです。健康目的でトレーニングするのであれば、体内の余分な脂肪を減らすことを目的にしてください。高齢者が不必要な筋肉をつけるトレーニングをすれば、死を早めます。

要するに、運動は代謝を高めるために行うべきで、酸化を増やす運動は控えるべきです。歩く、運ぶ、しゃがむなどの**日常的な動作が必要な筋肉を維持し、代謝を高めます**。運動やスポーツは、日常使わない、特定の筋肉を使います。従って、活性酸素を増やすのです。

一般に、**長くスポーツをしている人は、そうでない人に比べて短命**です（**スポーツは健康の敵**）。

▽老化は、酸化を加速させる（老化は、酸化ストレスを増やす）

老化は酸化などの結果ですが、酸化は抗酸化酵素などの能力を低下させます。

また、老化は、ミトコンドリアの機能低下を招き、活性酸素の発生を増やします。つまり、年をとると抗酸化能力が下がり、逆に活性酸素の発生が増えます。従って、一般に**年をとると酸化が増えるので、老化が加速されます**。

２　糖化反応はタンパク質をコゲさせ体を老化させる

糖化反応はタンパク質の老化

燃焼やサビは、私たちに大変なじみのある化学反応ですが、これらは酸化（反応）です。同様に、私たちになじみのある化学反応として、おこげ（ができる反応）があります。**おこげは、食べ物を熱するとできますが、これはタンパク質や脂質が糖と熱によって反応したもの**です。このタンパク質（および脂質）が褐色に変性したおこげになる反応を、メイラード反応といいます。なお、糖が熱せられると茶色のカラメルになりますが、これはメイラード反応ではありません。

このおこげのできる反応は体内でも起きています。1969年（論文発表年）に分かりました。ヘモグロビンは赤血球にある酸素を運ぶタンパク質ですが、これが糖と結合すると、主にヘモグロビンA1cという糖化物（アマドリ化合物）になります。

糖尿病の人は（血糖値が高いので）**このA1cの割合が多くなっています。**

その後、体内の各種タンパク質にもこの反応が生じていることが分かりました。今世紀に入るまでは、**老化の主犯は酸化である**という認識が主流でした。その認識に変わりはありませんが、糖化反応も老化や老化に伴う病気と深い関わりのあることが分かってきました。

▽糖化反応

タンパク質や脂質がブドウ糖や果糖と結合する反応を糖化反応（メイラード反応）といいます。生体内で起こる糖化反応を略して糖化と呼ぶ傾向がありますが、本書では糖化反応で通します。[*1]

要するに、私たちの**体内でおこげが生じているわけ**です。熱を加えなくとも、時間をかけておこげがつくられていき、最終的に元に戻らないおこげになります。おこげというと違和感を持つ方がおられるかもしれませんが、正真正銘のおこげです。ただ、少しこげる程度で炭化するほどのおこげになることはありません。

体内の化学反応は酵素の働きで行われますが、糖化反応は酵素の助けを借りずに進行します。従って、糖化反応は、体の調整機構とは無関係に進行する有害な化学反応になります。

糖化反応は血糖値が上がると進行しますが、**初期の場合、血糖値が下がれば元のタンパク質に戻ります。**しかし、血糖値の高い状態が続くと、糖化物は元に戻れない**最終糖化物AGEs**になります。[*2]

この**AGEsは老化物質**と呼ぶべきもので、**時間とともに体内に蓄積**されていきます。

水分を除くと、体の大部分はタンパク質（と脂肪）でできています。従って、糖化による異常タンパク質の影響は無視できません。

また、ＡＧＥｓは体内に蓄積されていきますが、これが体内で様々な障害を起こします。まず、ＡＧＥｓはおこげですから肌がくすみ、しわやたるみが出てきます。さらに、ＡＧＥｓが増えると、動脈硬化、骨の病気（骨粗しょう症、慢性関節リウマチなど）、アルツハイマー病、糖尿病の各種合併症などの発症が増えます。

要するに、**糖化反応は、老化を促進し、老化に伴う病気を発症させます。**

結局、**外見が老けて見える人は実際に（体内が）老けています。**

ほとんどのタンパク質は寿命が短いので、ＡＧＥｓになるタンパク質は限定されますが、すでに１００以上のＡＧＥｓが特定されています。

＊１　糖化とは、本来、デンプンやセルロースなどの多糖類がブドウ糖や果糖などに分解される反応のことです。従って、**メイラード反応（糖化反応）を糖化と呼ぶのは不適切**ですが、残念ながら、糖化反応という意味での糖化という言葉が一人歩きしています。

＊２　ＡＧＥｓは「終末糖化産物」と訳されることが多いようですが、この言葉には専門家の訳とは思えない稚拙さを感じますので、本書では、ＡＧＥｓを「**最終糖化物**」と訳しています。ちなみに、ＡＧ

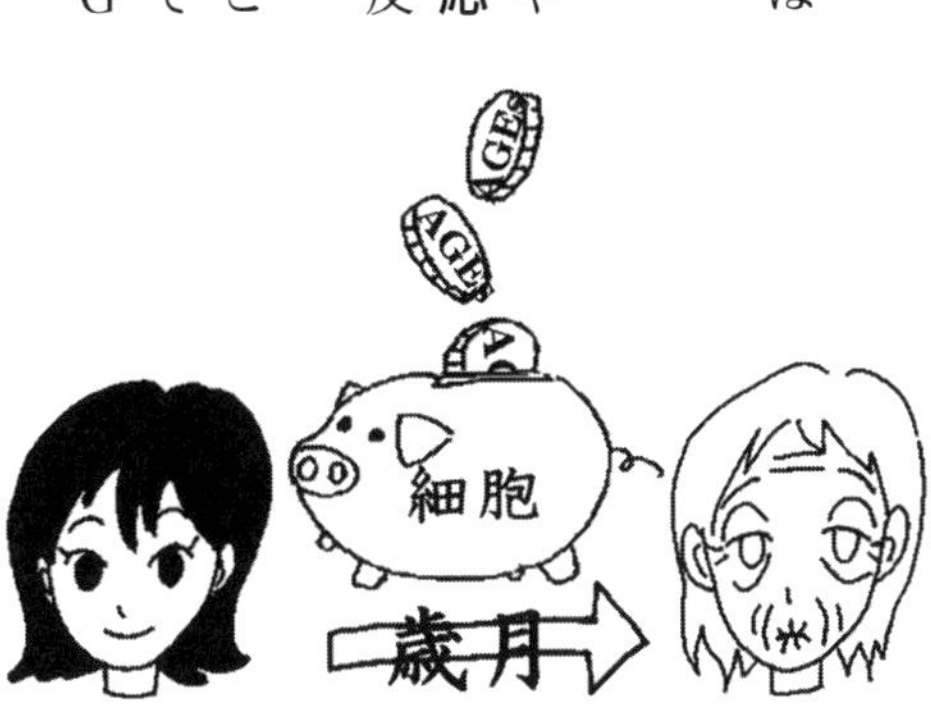

Ｅｓは Advanced Glycation End-Products の略ですから、直訳すれば、後期糖化最終生成物（産物）のような意味になります。

老化物質ＡＧＥｓと病気

糖化反応による影響は２通りあります。

一、ＡＧＥｓ化によるタンパク質の機能不全
二、最終糖化物質ＡＧＥｓの蓄積

一般に、**寿命の長いタンパク質ほど、ＡＧＥｓになりやすい**と考えられます。ある程度寿命の長いコラーゲンは、肌、血管、骨などにたくさん存在し、それらの弾力を担っています。従って、**コラーゲンが糖化反応をすれば、肌、血管、骨などの弾力が失われていきます**。

また、**酵素は**体内の化学反応を促進する重要な**タンパク質ですが**、糖化反応によってその機能が低下します。その結果、例えば、酸化防止を担っているＳＯＤ酵素などの機能が低下して、酸化ストレスが増えます。糖化反応が生じても、寿命の短いタンパク質は、すぐに新たなタンパク質がつくられて、糖化タンパク質は分解消失します。しかし、ＡＧＥｓとして体内に蓄積するものもあります。

ＡＧＥｓの体内での蓄積は、体内で生じるＡＧＥｓより、食事で摂られるＡＧＥｓの方が多いことが米国で報告されています。しかし、食事で摂られるＡＧＥｓの害についてはよく分かりません。

肌……皮膚の弾力が失われ、シワ、たるみ、肌のくすみが増える

肌の弾力や張りは網目構造のコラーゲンのおかげです。このコラーゲンに糖がくっつくと、コラーゲンが変形するだけでなく、網目構造の隙間部分が固定されて硬くなります。そのため、肌の弾力がなくなり、しわやたるみが出てきます。

また、ＡＧＥｓはおこげ（黄褐色）なので、ＡＧＥｓが増えると肌の色がくすみ、黒くなってきます。

血管……動脈硬化、高血圧などの危険性が増す

コラーゲンは血管にも多数存在し、血管の弾力を保っています。このコラーゲンが糖化反応をすると、血管は弾力をなくし、血管内壁に付着物がつきやすくなります。また、血管がもろくなっているため、傷が付きやすくなります。そのため、傷口にコレステロールが付着して、血管内壁が狭くなります。

さらに炎症によって、動脈硬化や高血圧の危険性が増し、血栓ができやすくなります。

骨……骨がもろくなり、骨粗しょう症、動脈硬化の危険性が増す

骨の約半分はコラーゲンです。コラーゲンの糖化反応によって骨がもろくなり、カルシウムが溶け出します。

その結果、骨粗しょう症になりやすくなりますが、骨から溶け出たカルシウムは、血管に付着して動脈硬化の原因になります。

脳……アルツハイマーなどの危険性が増す

脳内のタンパク質の糖化反応が進むと、神経細胞を劣化させるＡＧＥｓが増えます。その結果、アルツハイマー型認知症になると考えられていますが、まだ確定されたわけではありません。

眼……老眼、白内障などの危険性が増す

眼の水晶体はタンパク質（３種類のクリスタリン）です。このタンパク質の糖化反応が進むと、水晶体の弾力が低下して老眼になります。

さらに糖化反応（ＡＧＥｓ）が増えると、透明度が失われ、水晶体が濁《にご》って白内障になります。なお**白内障は**紫外線による**酸化の影響もあります**。

水晶体のタンパク質は入れ替わることがないので、ＡＧＥｓ蓄積の影響を大きく受けます。

慢性病……糖尿病、高血圧、肝硬変、がんなどの危険性が増す

糖尿病は、血糖値だけでなく、ＡＧＥｓの蓄積が関係している可能性があります。糖尿病の人は、血糖値が高いために、健康な人より多くのＡＧＥｓが蓄積しています。そのため、老化が速く進み、合併症を引き起こします。

糖化反応は血管をもろくしますが、毛細血管ではその影響が顕著です。従って、腎臓はろ過膜の毛細血管がだめになり、最終的に腎不全になります。さらに、目は、網膜の後ろにある毛細血管がもろくなり、出血によって失明にいたる場合があります。

また、糖化反応は動脈硬化を招き、血栓を生じやすくします。そして血栓は、**脳梗塞**や**脳出血**、あるいは**心筋梗塞**や**狭心症**などを引き起こします。

▽糖化反応は万病の原因

結局、糖化反応は、眼、脳神経、血管、血液、骨などに障害を与え、細胞を衰えさせます。細胞が役に立たなくなると、そこで**炎症が起こります**。また、抗酸化を担う酵素（タンパク質）が、糖化によってその機能を果たせなくなると、酸化が増えます。

結局、**糖化反応によって免疫力が低下**して、様々な病気を発病しやすくなります。糖尿病までいかなくとも、その途中の状態になっている人が少なくありません。

さらに、糖化反応によって、腎炎など、内臓の病気が起こります。そのため、**糖尿病や腎臓病の軽い症状が現れる**ことになります。

例えば、

体がむくむ、夜中に何度もトイレに行く、立ちくらみ、だるい、疲れやすい、足がつる、手足のしびれや痛み、化膿しやすい、傷が治りにくい、目がかすむ、食欲が強い

などです。

また、ＡＧＥｓは内臓脂肪を悪性化して、血糖値を上げます。そうすると、さらにＡＧＥｓが増えます。そのため、内臓型脂肪肥満、高血糖、高血圧、高脂血などになりやすくなります。

老化物質ＡＧＥｓの蓄積を抑制する食べ物

残念ながら、ＡＧＥｓの蓄積を効果的に抑制し、かつ毒性のない薬剤は未だ開発されていません。

一方、天然には、ＡＧＥｓ抑制効果のある食品が多数確認されています。

AGEsを抑制する食品

AGEsの発生を抑制する食品として、

ショウガ、緑茶、ドクダミ茶、黒ごま、ヤマブドウ

などが報告されています。特に、ショウガ、緑茶、ドクダミは、AGEs抑制に効果があります。

また、リンゴやミカンなどの果物にも、AGEsの発生を、ある程度、抑制する効果が確認されています。

AGEsを排出・分解する食品

体内に蓄積されたAGEsを減少させる食品として、

ショウガ、ドクダミ茶、ヨモギ、マンゴスチン（皮）、（緑茶）

などがあります。例えば、ドクダミはAGEsを体外に排出し、ヨモギはAGEsを分解します。**ショウガやドクダミは、AGEsだけでなく、酸化や炎症などを抑える優れた効果があり、**老化の抑制、病気予防と改善、そして美容に有効な食品**（食薬）**です。さらに、**納豆、昆布、きのこ類などには、AGEsを吸着して排出する効果があるようです。**

現在の科学的知見では、**私たちの老化を止めることは不可能です。**しかし、蓄積されたAGEsを減少させることによって、私たちはある程度の若返りが期待できます。また、**老化を遅らせることが可能になります。**もちろん、**酸化を抑えることが大前提**です。

そして、その主役として期待されているのが、植物に含まれる人体に有益な成分（植物栄養素）です。現在、様々な植物栄養素が多数発見されていますが、その数は加速度的に増えています。

その結果、**（健康維持の主役として期待される）植物栄養素の時代が目の前に来ています。**

逆に、栄養学は前世紀の遺物です。飽食の時代の栄養学は、肥満と食べ過ぎのバイブルになっています。

浦島太郎は、玉手箱を開けておじいさんになりました。

現代の私たちは、**体内のＡＧＥｓ量を減らし、酸化、炎症を抑えることで、老化の進行を遅くすることが、可能になりつつあります。**ただ、残念ながら現在の科学では、老化の歩み自体は止められません。

３ 老化は病気の症状である

老化は、加齢と共に、筋力や免疫力などの**生体機能と形態が衰退すること**です。そして老化には、健康な状態で生体機能が衰える**生理的老化**と病気に伴う**病的老化**があります。

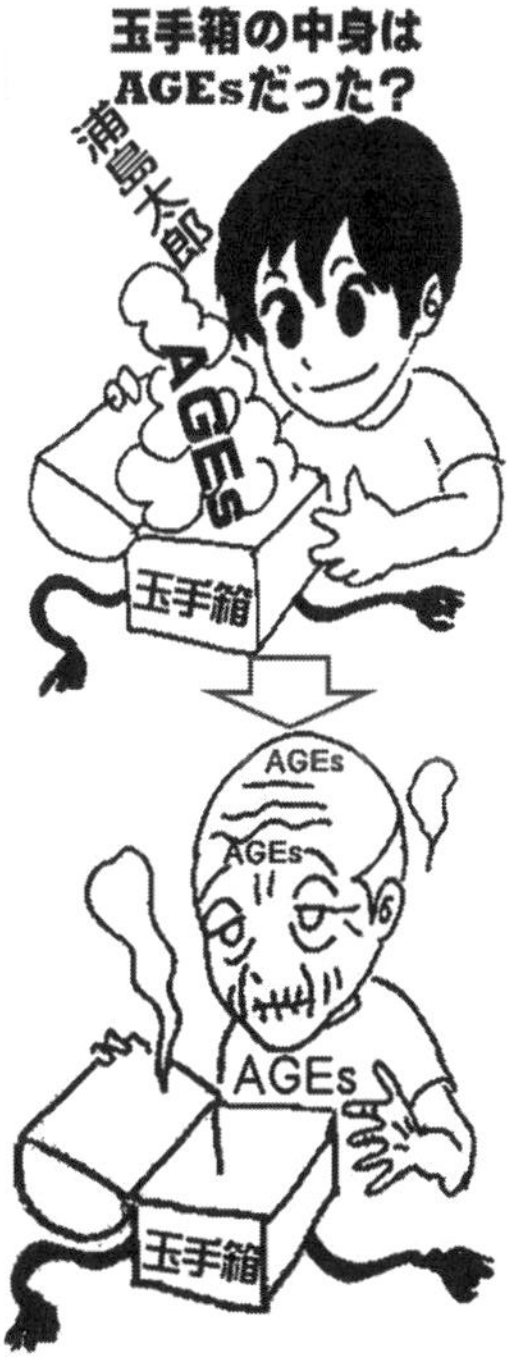

1500年後に分かった玉手箱の秘密？

しかし、症状に気づかない場合には、生理的老化と病的老化の区別は困難です。症状がなくとも、死期の近い人は何らかの病気を患《わずら》っているはずです。

私たちは加齢と共に臓器が老化しますが、**加齢によって大きく機能低下する臓器は腎臓**です。70歳を過ぎると、腎臓の働きは若い頃の約半分になり、多くの人は腎臓病になっています。

また、老齢になると大きく萎縮する臓器は、脾臓《ひぞう》などの免疫系、ついで肝臓です。各臓器の老化は、一般に臓器細胞の老化や細胞死の結果と考えられます。

そして臓器などの老化と関係するものに、慢性炎症があります。

体の**老化と直結するのは、腎臓の衰え**ですが、さらに、**潜在的な糖尿病の兆候**も老化を促進します。細胞が糖を取り込む能力の低下は血糖値を上げますが、同時に細胞の機能低下を招きます。

腎機能の低下による症状として、

目の周りのクマ、物忘れや集中力の低下、薄毛、性欲減退、めまい、のぼせ、のどの渇き、顔や手足のむくみ、体のだるさ、骨がもろくなる、足腰の冷えや足の熱

などがあります。これらの症状は、生体機能と形態が衰えた結果です。そして、その背後に慢性炎症があります。

このように、私たちが経験する**老化は**、生理的老化ではなく、主に**病気による症状**と考えられます。

4 老化・病気砦の三悪人——酸化、糖化反応、そして慢性炎症

老化の原因には諸説ありますが、その紹介をすることは本書の役割ではありません。ただ、生理的老化に大きな影響を与える因子として、酸化と糖化反応があります。加齢に伴う酸化障害と糖化反応による障害の蓄積が、老化に大きな影響をおよぼします。

具体的には、タンパク質などの生体分子の障害、核ＤＮＡやミトコンドリアＤＮＡの障害の蓄積など、様々な形で細胞を傷つけ、細胞を老化させます。なお、**酸化の影響を一番受けるのはミトコンドリア**です。

さらに、酸化や糖化反応などによって細胞の衰えや機能停止があると、炎症が発生します。**酸化と糖化反応は、老化の主因**ですが、**慢性炎症は、老化を促進するもう一つの主役**です。

体細胞の分裂回数には（ヘイフリックの）限界がありますが、これは老化とあまり関係がないようです。しかし、炎症によって、突然、細胞がヘイフリックの限界になって、分裂できなくなることがあります。また、炎症が、老化を促進するタンパク質の産生を増やすことがあります。

慢性炎症は、臓器の働きを低下させ、動脈硬化などを招き、生体機能の衰退を促進します。人によって酸化と糖化反応の程度が違い、老化の進み具合は、人によって大きく異なります。老化の要因は様々ですが、**酸化、糖化反応、慢性炎症が老化の主因**であることは否めません。私たちが年をとると、慢性炎症の発生を防ぎにくくなります。これが臓器と体の老化を速めます。

結局、**私たちは必ず病気で亡くなる**のです。現状では、天寿を全うするのは夢物語になります。

5 健康のカギはミトコンドリアにある

ミトコンドリアは活性酸素の発生源

体内に取り込まれた酸素はミトコンドリアで消費されますが、その一部は活性酸素になります。つまり、酸化の元になる活性酸素を発生させる大元は、ミトコンドリアです。

活性酸素は、ミトコンドリア自身に障害を与えることがあります。そして、**障害のあるミトコンドリアは、活性酸素の発生を増やします。**

また、組織細胞が多くのATPを必要とする場合、ミトコンドリアで処理する酸素量が増えます。このとき、（移動する電子が増えて）ミトコンドリアが傷つき、活性酸素の発生が増えます。

つまり、**ミトコンドリアが能力以上の酸素を処理する場合も、活性酸素の発生が増えます。**細胞が必要とするエネルギー量に応じてミトコンドリア数は変動しますが、急なエネルギー増加では対応できません。従って、個々のミトコンドリアの負担が大きくなり、ミトコンドリアが傷つくわけです。

なお、傷ついたミトコンドリアは、他のミトコンドリアとくっついたときに傷が修復されるようです。

ミトコンドリアは独自のDNAを持っていますが、このミトコンドリアDNAは傷つきやすい特徴があります。核DNAのように、十分な修復機能を持っていないからです。

ミトコンドリアDNAの活性酸素による障害の蓄積が、病気や老化に影響を与えます。

ミトコンドリアは、健康維持や老化抑制に死活的な役割を果たしている

▽血流を良好に保つことは、ミトコンドリアを元気にすること

血液の役割の一つは、酸素と栄養素を細胞に運ぶことですが、それらを一番必要としているのがミトコンドリアです。逆にいえば、血流の悪化で一番打撃を受けるのがミトコンドリアになります。ミトコンドリアが弱れば、細胞内にばらまくＡＴＰ燃料が減少するので細胞が弱ります。つまり細胞の元気さは、主にミトコンドリアの元気さ（ミトコンドリアの数）に依存しています。

従って、**血流をよくすることは、ミトコンドリアを元気にする（増やす）こと**です。

▽元気な細胞にはミトコンドリアが多数存在する

ミトコンドリアは納豆のような形をしていますが、細胞内で増えたり減ったりしています。若い細胞や活発な細胞は、新陳代謝が激しいのでエネルギー消費が多くなります。従って、活動量の多い細胞には、基本的に多数のミトコンドリアが存在することになります。

ミトコンドリアが元気という意味は、多数のミトコンドリアが細胞内にあるという意味です。逆に、年をとると新陳代謝が遅くなり、組織の再生速度も遅くなります。従って、エネルギー消費量も減り、必要なミトコンドリアも少なくなります。

つまり、**若さや健康はミトコンドリアの元気さに依存しています**。

▽ミトコンドリアは病気と老化の防波堤

細胞は障害を受けても修復されますが、修復不可能なほど細胞が劣化することがあります。そのよ

うな**細胞は、自ら死滅するように誘導されます。この細胞死をアポトーシスといいます。**

例えば、ウイルスに感染した細胞は、細胞内でウイルスが急激に増殖します。そのため、ウイルスに感染した細胞は、他の細胞にウイルスが拡がらないようにウイルスもろとも自爆します。もしアポトーシスがうまく作動しなければ、ウイルスが増殖して炎症が拡がることになります。

がんも同じです。アポトーシスが発動できれば、がん細胞は発生せず、増殖することはありません。

そして、**ミトコンドリアはアポトーシス（細胞死）の誘導に不可欠な存在です。**逆にいえば、ミトコンドリアに元気がないと、必要なときにアポトーシスが起こりません。

実際、がん細胞にはミトコンドリアがあまり存在しません。**がん細胞は酸素を必要としない**のです。

▽ミトコンドリアＤＮＡの障害が蓄積すると様々な病気になる
ミトコンドリアＤＮＡに異常があると、アポトーシスが起こりにくくなり、左記の事態を招きます。

1　がんになりやすい（がん転移もミトコンドリアの機能低下が関係している可能性がある）。
2　糖尿病、脳梗塞、心筋梗塞、アルツハイマー型認知症などを発症しやすくなる可能性がある。
3　細胞の老化を招く。さらに、慢性炎症を起こしやすくなる。

結局、ミトコンドリアは、病気や老化を防ぐ最強の砦であり、免疫力の（隠れた）担い手です。

ミトコンドリアが衰えると免疫力が下がる

細胞には二種類のエネルギー産生方式があります。ミトコンドリア系と解糖系です。**ミトコンドリア系は、ブドウ糖と脂肪酸などを原料**として、酸素を消費してエネルギー源ATPをつくります。1分子のブドウ糖から36個のATPをつくる、非常にエネルギー効率の高い産生方式です（自動車がガソリンで動くように、細胞はATPを燃料にして動いています）。

一方、**解糖系は、ブドウ糖を原料**として、2個のATPや乳酸などをつくります。**酸素は不要**です。多くの細胞では、エネルギーの多くをミトコンドリアに頼っていますが、速筋（白筋）では、解糖系の割合が大きく、また、赤血球や神経細胞では、解糖系のみになります。

なお、脳細胞は、エネルギー源として、脂肪酸よりブドウ糖を主に使います。従って、**脳は砂糖が好き**なのです（脳は、エネルギー源として、炭水化物を必要としています）。

なお、解糖系で生成された**乳酸は、ミトコンドリアで原料として消費されます**。ところが、ミトコンドリアの数が減少すると、乳酸の消費が減り、細胞内で乳酸が増えてきます。乳酸は酸性なので、**乳酸の増加は、細胞のｐＨ（水素イオン濃度）が下がることを意味**します。そして、組織液のｐＨも下がります。しかし、多くの**免疫細胞は、低いｐＨ、つまり酸性に弱く、機能（数）が低下します**。そのため、ミトコンドリアが衰えた（数が減少した）細胞周辺では、免疫力が下がります。

ｐＨの下がった状態は、がん細胞にとって大変好ましい環境になります。がん細胞は、ミトコンドリア系に頼らず、解糖系主体のエネルギー産生を行っています。従って、結果として、がん増殖に好ましい環境を作り出しています。

一、がん細胞はブドウ糖を非常に欲しがる。

がん細胞のエネルギー源はブドウ糖なので、多量のブドウ糖を与えれば、がん細胞は勢いよく増殖を行います。

二、がん細胞は低体温である。

ミトコンドリア系は低体温で元気をなくしますが、解糖系は低体温でも平気です。通常、産生されたエネルギーの大部分は体温維持に使われますが、解糖系に頼るがん細胞にその余力はありません。従って、低体温のがん細胞では、ミトコンドリアは、さらに元気をなくします。

三、がん細胞は酸性化しているため、がん細胞を攻撃する免疫力が弱まる。

ミトコンドリア系が弱く、解糖系が強いということは、乳酸が増えることを意味します。従って、がん細胞およびその周辺のｐＨは、７・４よりかなり低くなっています。そのため、がん細胞を攻撃する免疫細胞の攻撃力が低下します。

がんが大きくなるにつれて、がん組織のｐＨはさらに下がり、周辺の組織液のｐＨも下がります。やがて、体全体（体液）のｐＨが下がり、がん細胞が、がん組織から離れても生き延びる可能性が出てきます。つまり、がん転移の可能性が出てきます。がん転移の機構は未だ解明されていませんが、ｐＨの低下がその要因の一つではないかと考えています。

なお、冷えなどによる**血流不足は**、ミトコンドリアの機能低下、つまり、**酸性体質を招きます**。

第二部　実践編

病気快復法と健康を保つ方法

——若さと健康を保つ秘訣

第1章

病気を防ぐ方法

病気を防ぐ基本は、血流異常（免疫力の低下）を生じさせないことです。たとえ血流異常を生じたとしても、短期間で終わる炎症（急性炎症）で快復すれば問題ありません。従って、病気を防ぐには、いち早く体の異常に気づき、体の防衛反応によって異常を解消することです。これが健康な体です。

しかし、体の異常が外的要因で生じる場合、（異常要因がなくならない限り）炎症で異常を解消することができません。従って、病気になります。

体に**異常を生じさせる典型的な要因は、体の冷え、酸化ストレス、食べ過ぎ、疲労です**。これらの要因は、その程度によって、体内異常の進行する速さが異なります。また、複合要因、例えば、体の冷えと酸化ストレスが継続すると、深刻な病を招く可能性が高くなります。その典型ががんです。**がんは、体（足）に冷えがあり、そこに酸化ストレスや食べ過ぎが加わるとできます。**がんになる理由は、がん細胞の増殖を抑える免疫力が弱いからです。

▽病気を防ぐ方法

一、**慢性炎症**を防ぐか**慢性炎症を早期発見**できれば、簡単に健康を快復できる。

二、**長期の慢性炎症があっても、それに気づけば健康を快復できる。**

この二つを行えば健康生活が送れますが、**西洋医学では無理です**。だから**怖い病気になるのです。**

結局、次に説明する免疫力を維持する方法を実践することが、健康を守る秘訣《ひけつ》になります。

1 病気を防ぐ簡単な習慣

胸式呼吸を腹式呼吸に変える

腹式呼吸の長所と仕方は第三部第6章で説明しますが、ここでは、健康に関する利点を説明します。

腹式呼吸は、横隔膜を下げて肺をふくらませる呼吸なので、肺全体の利用効率が高くなります。1分間の呼吸回数は、男性が13～15回、女性が16～18回くらいですが、これが8回以下に減ります。

横隔膜を上下させるので、内臓の運動になります**（内臓を活性化して内臓脂肪を減少**させます）。内臓を活性化することは、交感神経を沈静化することを意味します。

従って、**腹式呼吸は、心を落ち着かせ、集中力や実行力を向上**させます。つまり、ストレスに強くなり、血液循環がよくなります。

結果として、**内臓の病、心の病、心臓の病、脳卒中、がんなどになるのを防ぐ**効果があります。

また、年をとるとお腹の脂肪が増え、ウエストが大きくなります。しかし、お腹が出る理由は、脂肪だけではありません。内臓（主に腸）が下がってくるからです。内臓が下がると、お互いが圧迫し合うので内臓の働きが低下します。内臓の活性化には、内臓の下がりによる働きの低下を防ぎ、改善するという効果も含まれています。

要するに、**腹式呼吸には、内臓の老化と低下を抑え、代謝の低下を遅らせる効果があります。**

瞑想する習慣をつける

瞑想は、心のトレーニングですが、同時に体を健康に（血流を改善）します。
1日5分から30分ほど、行うことをお勧めします。

瞑想の主な効果

- 精神的ストレスに強くなる（ストレスの軽減）
- 若さの維持（若返る）、疲労回復
- 創造力・直感力・集中力・実行力の向上
- 巡り合わせ（運）がよくなる
- 人間関係の改善（調和の心が生じる）
- 血流がよくなる（体調がよくなり、熟睡できるようになる）

初歩的な瞑想法

朝目覚めたときに目を閉じて、数字を1から順番に数えて下さい。意識を数字に集中させます。毎日、5分から10分で結構です。深い意識に入れるようになれば、時間を延ばしてください。そのまま寝てしまう危険性があるので、目覚ましを15分後に設定しておくと安心です。

足と肩周辺の冷えを防ぐことは、万病の予防法

冷えは免疫力を下げます。この意味を少し説明します。**冷えは**毛細血管を狭め、**毛細血管の穴を縮小させる**ので、免疫細胞が血管から出にくくなります。また、**ミトコンドリアは、37度以下になると機能低下**します。免疫力低下では、この2点が重要です。冷えとして、お腹の冷えはよく注意されますが、お腹は冷やしてもすぐに回復します。しかし、体には決して冷やしてはいけない箇所が2カ所あります。足と肩周辺です。肩周辺は露出によって冷えやすく、足は末端部なので血流の悪化で冷えやすいところです。

そして、**足と肩周辺の冷えは、臓器の冷えを招きます**。

▽足の冷え

足を冷やすと内臓が冷え、内臓の血流が悪くなります。従って、**足の冷えが続くと、内臓で炎症が生じ、やがて慢性炎症化します**。つまり、内臓病の多くは、足の冷えが原因です。特に、冷えの影響を強く受ける臓器は腎臓です。**腎臓病は、基本的に足の冷えが原因**であることを肝に銘じてください。

がんも足の冷えが大きな原因です。いい換えますと、**足の冷えががんを招きます**。

▽足の冷え解消法

足を冷やさない簡単な方法は、常に（厚めの）靴下をはいていることです。重ね履きをお勧めします。**（気づかずに）足を冷やしやすいのは、寝ているときです。**寝るときにも、靴下の重ね履きをす

ることが肝要です。何枚もの重ね履きで寝てください。

冷えの急所

足が冷えていること、つまり内臓が冷えていることが分かる場所があります。足の3、4指間の溝がなくなったところです。ここが冷えの急所になります。

足（内臓）が冷えていると、冷えの急所が指側に近くなります。従って、冷えの急所の位置を調べれば、（内臓の）冷えの有無が分かります。冷えの急所の位置が指の根元と足首の前側の間の真ん中より足首側にあれば、冷えはありません。しかし、急所の位置が指の根元から3分の1くらいにあれば、強い冷えがあります。

また、冷えの急所を押して**痛みがあれば、強い冷えがあります。**

冷えを解消するには、冷えの急所に手の親指を5分くらい当ててください。正式には、親指で冷えの急所を（溝を無理矢理開かせる感じで）押さえ込みます。しかし、そのようにすると、普通の人は指に力が入ります。指に力が入ることは絶対に避けるべきなので、軽く親指を当てるだけにしてください。

▽肩周辺の冷え

また、肩周辺を冷やすと、胸腺、心臓および心臓と脳の間の血流が悪

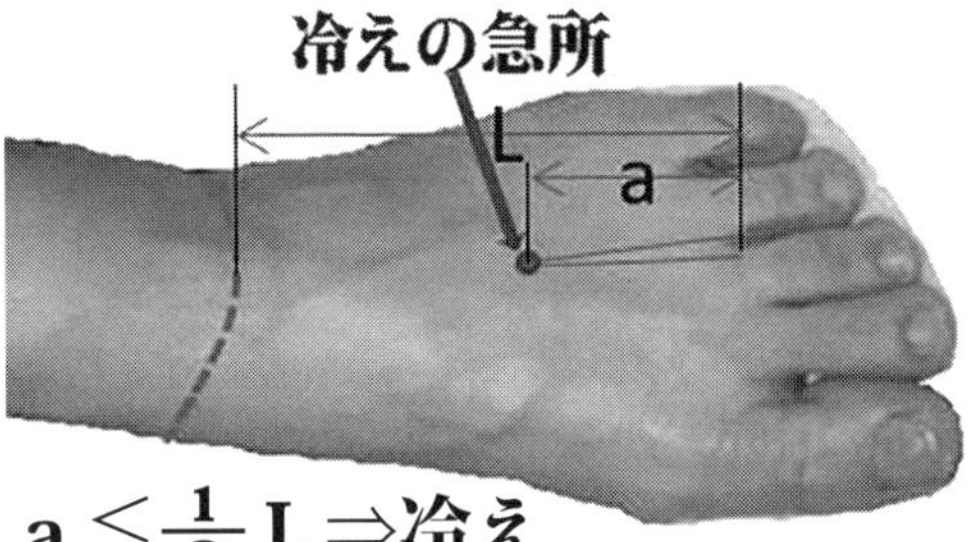

図1

くなります。

肩周辺を冷やしやすい人は女性です。首や肩を露出している人が多いからです。多くの人には実感がわかないと思いますが、原因不明の頭痛などの苦痛に苦しむことになります。

多いのは夏場です。一日中、（クーラーによる）冷たい風を背中に受けている人は危険です。極端な状況ではなくとも、継続的に肩周辺を冷やしていると、徐々に心臓などに来ます。

また、冷やすと、出た汗や出かかった汗を体内に戻しますが、**この汗の内向は動脈を硬くします**。従って、出た汗を拭かず、クーラーなどで冷やせば、汗が内向し、動脈硬化になりやすくなります。

ちなみに、冬は胸に風を当てないようにしてください。心臓を直撃します（心臓周りの筋肉を硬くします）。従って、寒い時期のオートバイや自転車は危険です。胸を冷やして心臓に負荷をかけるからです。自転車などに乗らざるを得ない人は、厚紙や段ボール紙を服の内側に入れて、胸を覆ってください。そうすれば、冷風が胸に当たるのを防ぐことができます。

〈よもやま閑話〉**幼稚園での素足教育は間違っている（危険！）**

不幸にして、**現代の日本人は、足の冷えが招く深刻さを理解しなくなりました**（足の冷えに対する無知は、伝統的な健康知識を非科学的として排斥してきた西洋医学の愚かしい成果の一つです）。そのため、幼稚園などで素足にさせることが奨励されています。寒さに強い体にすること、あるいは忍耐力をつけることが目的なのかもしれません。しかし、目的がなんであれ、**素足にすることは、根本的に間違っています**。このような間違いは西洋医学信仰の結果です。

足を冷やすと副腎の発育不良を招き、結果として、忍耐力のない虚弱児を生む可能性があります。足の冷えは副腎と腎臓に特に重大な影響を与えますが、一般に内臓に悪影響を及ぼします。従って、**素足の生活は、扁桃腺炎、ぜんそく、アトピー性皮膚炎、内臓疾患などの温床**になります。

話が変わりますが、幼稚園や保育所には、非常に騒がしいところがあります。子供たちを自由にさせることと騒ぐことは、全く違います。両者は似て非なるものです。

私たちの子供の頃は、近所の5、6歳以上から小学生の子供たちが集まって、日が暮れるまで広場や路地で遊んでいました。小さな子供は、そこで遊びを覚え、年上の子供について行こうと必死でした。笑い声や叫び声があっても秩序がありました。数グループが同じ広場で遊んでいても同じです。

遊びには規則と秩序が不可欠です。だからこそ、各自が（遊びに）集中できたのです。従って、遊びの場は、子供たちの学習能力と集中力を発揮できる教育の場であり、社会への入り口でもありました。この過程で、子供たちは、心身を鍛え、学校で学べない様々なことを学び、成長したわけです。

しかし、秩序のない、騒がしい幼稚園や保育所では、子供の興味をかき立てられず、子供の優れた能力である学習能力と集中力を活かすことができません。私たちの時代に比べて、落ち着きのない小学生、根気や集中力に欠ける小学生が多い理由は、家庭に問題があるからかもしれませんが、小学校以前の教育の仕方にも原因があるように思います。

猫背は万病の元

二足歩行をする人間にとって、**猫背は非常に釣り合いの悪い姿勢であり、万病の元**になります。釣り合いが悪いということは、体の一部に不必要な緊張を生み、血流を阻害します。

また、熟年以降、椎間板が薄くなるので、猫背は腰痛を生じやすく、また下半身に負担をかけます。**猫背が招く一般的症状**として、40歳代以降に顕著な、**物覚えの悪さと物忘れ**があります。そして、**高齢になると、脳卒中や心臓病の危険性**が非常に高くなります。従って、ひどい猫背の人は、長生きできない傾向があります。

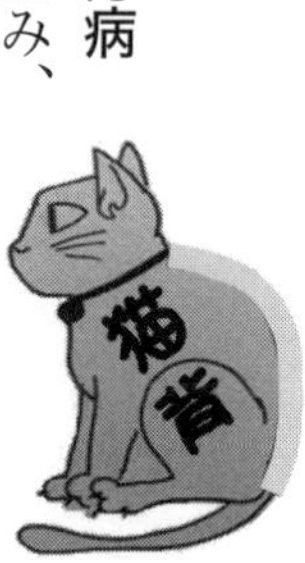

昔は、多くの家庭で姿勢の悪さを注意されました。背中に物差しを入れて叱る家庭すらありました。今日、小学校の低学年から背中を曲げて座っている生徒が少なくありません。残念ながら、学校の先生は、そのような生徒の姿勢を全く注意しません。家庭でも同じです。その結果、小学校の低学年から猫背が多く、従って、めがね生徒が増えます。

本来、**猫背は交感神経優位の姿勢**であり、緊急時（緊張時）の姿勢です。交感神経は闘争および逃走の神経といわれますが、闘争（逃走）の姿勢は、首を出し、背中を曲げ、少し足を開いたかがみ気味の姿勢、つまり猫背です。この姿勢は、（専門的には）頸椎7番と胸椎8番が飛び出し、腰椎4番が緊張した姿勢になります。

つまり、**頸椎7番、胸椎8番、腰椎4番は、交感神経と強く関係しています**。

一般に、**交感神経が緊張すると頭部と胸部が緊張しますが、猫背は主に胸部を緊張させます**。従って、猫背の代表的な姿勢として、首を突き出した**首猫背**（頸椎7番）、背中（肩甲骨の下周辺）を曲げた**背中猫背**（胸椎8番）、そして腰を後ろに傾けた**腰猫背**（腰椎4番）の3種類の猫背があります。
複数の猫背になっている人も少なくありません。首猫背の人は、たいてい背中猫背です。

首猫背（首を突き出した猫背です。頸椎7番が飛び出しています）

この**姿勢の特徴は、突き出た頭を首（の筋肉）で支え続けなければならないこと**です。そのため首周辺の筋肉が緊張して、脳と心臓の間の血流が悪くなります。

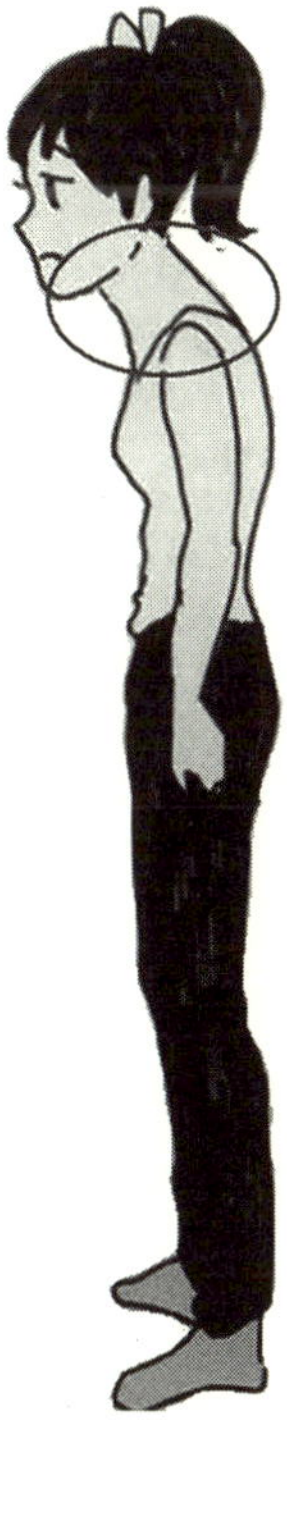

☑代表的な症状

首や肩周辺の血流悪化による症状です。

1　頭痛

主に首を支える筋肉の緊張（血流低下）によって生じます。首からこめかみにかけて痛みます。

2　首と肩のこり

頭の重さは5kgから7kgくらいあります。この重さが突き出ているわけですから、首周辺の筋肉が緊張したままになり、こりを生じます。

3　腕のしびれや手の痛み

筋肉（神経）の緊張が続くと、神経の障害に発展して腕などがしびれるようになります。

また筋肉の緊張が続くと血流の低下を招くので、（慢性）炎症を起こすようになります。特に末端部の血流低下がひどくなるので、指や肘などの痛みを生じるようになります。

4　物覚えが悪くなり、物忘れがひどくなる

首の筋肉が緊張しているので、脳に行く血流（動脈）、および脳から下りてくる血流（静脈）が悪くなります。そのため、脳の働きが低下します。頸動脈の流れが悪くなると物覚えが悪くなり、頸静脈の流れが悪くなると物忘れがひどくなります。

5　脳卒中などを起こしやすくなる

首の静脈の流れが悪いと、脳から下りてくる血流が悪くなるので、脳内の血圧が上がります。そのため、脳梗塞《のうこうそく》や脳出血などを起こしやすくなります。

6　心臓病を起こしやすくなる

脳に行く血流（動脈）が悪くなると、心臓と脳をつなぐ動脈の血圧が高くなります。つまり、心臓の負担が増えるので、狭心症や心筋梗塞を起こしやすくなります。

背中猫背（背中を曲げた猫背です）

主に胸椎8番付近が飛び出ています。この場合も頭は前に出るので、首の筋肉が緊張し続けていることは変わりません。

従って、首猫背の症状である**1**から**6**は、背中猫背でも生じます。ただ、首猫背より

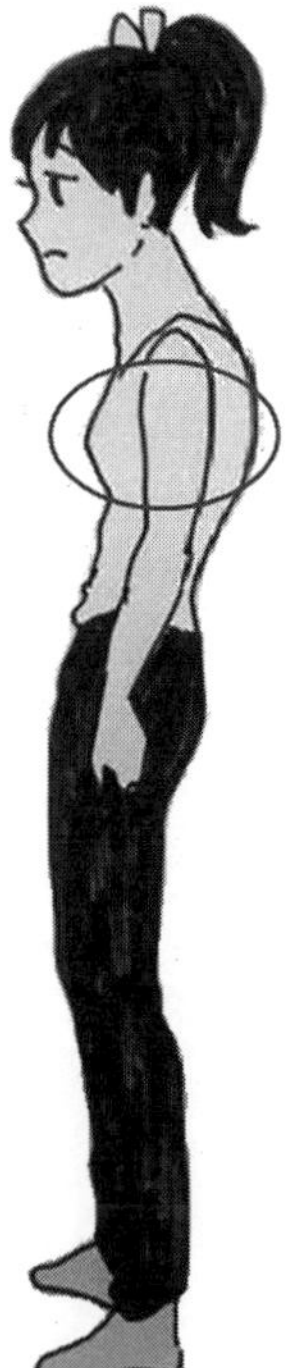

首の緊張が少し緩やかな傾向があるので、症状は少し緩やかです。

一般に、無意識に**背中猫背になっている人は、頭部緊張ではなく、胸部緊張**による交感神経過緊張の状態にあります。

☑代表的な症状

首猫背の病気・症状以外に、胸椎８番付近と関係のある臓器の病《やまい》にかかりやすくなります。

胸椎８番は交感神経の椎骨なので、猫背は交感神経過緊張になりがちです。

１　胸焼け・胃酸過多

胃は、主に胸椎８番と関係しているので、胃弱の人が多い傾向があります。

若いと十二指腸かいよう、中年で胃かいよう、老年から逆流性食道炎になりやすくなります。

２　肝炎

肝臓は、主に胸椎８、９番と関係しているので、肝炎を発症しやすくなります。

３　高血圧

胸椎８番は血流と関係するので、猫背は血流を悪化させ、高血圧になりやすくなります。

４　その他

猫背は、背中、胸、脇腹などの痛みを生じることがあります。

腰猫背（腰猫背→首猫背＋背中猫背＋腰猫背）

骨盤と仙骨は、本来、前方向に少し傾いていますが、この姿勢の骨盤と仙骨は後ろに傾いています。従って、骨盤に歪みを生じ、内臓に影響を与えますが、特に生殖器への影響が大きくなります。**腰猫背になると**、背中が後ろに傾くので、バランスをとるために**首猫背、背中猫背になります**。

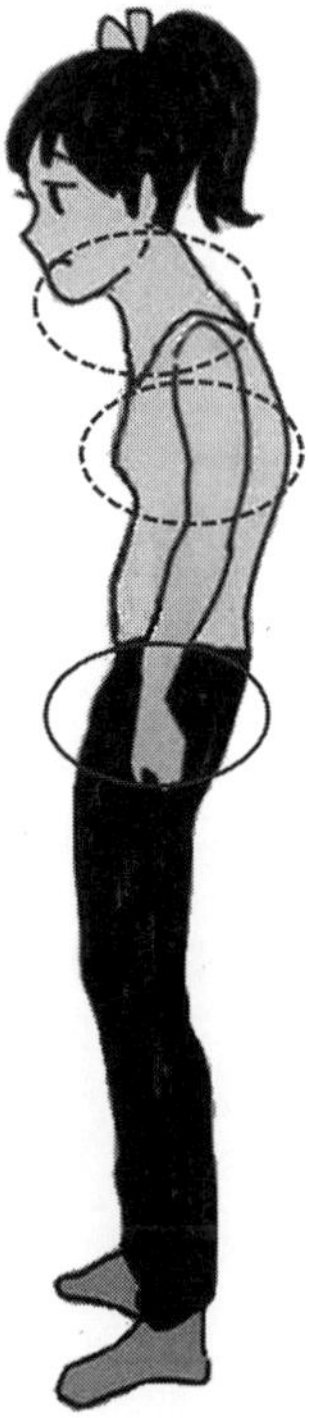

猫背一般にいえることですが、特に腰猫背は、お腹の筋肉が緩み、お腹が出てきます。股関節の動く範囲が小さくなるので、下半身の動きが悪くなり、その部分が衰えます。

☑代表的な症状

1　腰痛・膝痛

腰猫背は、前に傾くべき仙骨を後ろに傾けさせるので、腰椎に不自然な負担がかかります。従って、腰痛になりやすく、椎間板が変形しやすくなります。また、膝にも負担がかかります。

2　生殖機能の低下

腰椎４番は生殖器と関係がありますが、腰猫背で一番影響を受けやすいのが生殖器です。性欲も衰えます。恐らく、射精時の精子の量も減少していることが予想されます。

3　子宮筋腫

女性の場合、骨盤の不自然な傾きは、生殖器である子宮に悪影響を与えます。

腰猫背の女性で、さらに足の冷えがあれば、子宮筋腫があると考えるべきです。

▽猫背の矯正法

猫背の基本的な矯正法は、正座をすることです。正座は、正しい姿勢を保つのに適した座り方です。しかし、猫背の人が正座を長く続けられるとは思えないので、あまり有効な方法とはいえません。

猫背は、前屈みの姿勢ですから、足指側（特に親指）に重心がきます。従って、図2のように**かかと側に（後ろに）重心がくるようにして歩く**と、姿勢が整い、首猫背や背中猫背は改善されます。

また、枕を低くすること、せんべい布団で寝ることもある程度有効ですが、徐々に行わないと、首や背中に痛みを感じて続けることができないだろうと思います。

腰猫背の場合、まず背もたれと背中が接触するように椅子に座ります。そして、背もたれと腰の間に適当な厚みのあるものを挟み、腰が後ろではなく前に傾くようにして座ります（図3参照）。椅子に長時間座る場合、この姿勢が自動的に維持されるので、腰猫背は、徐々に改善されます。

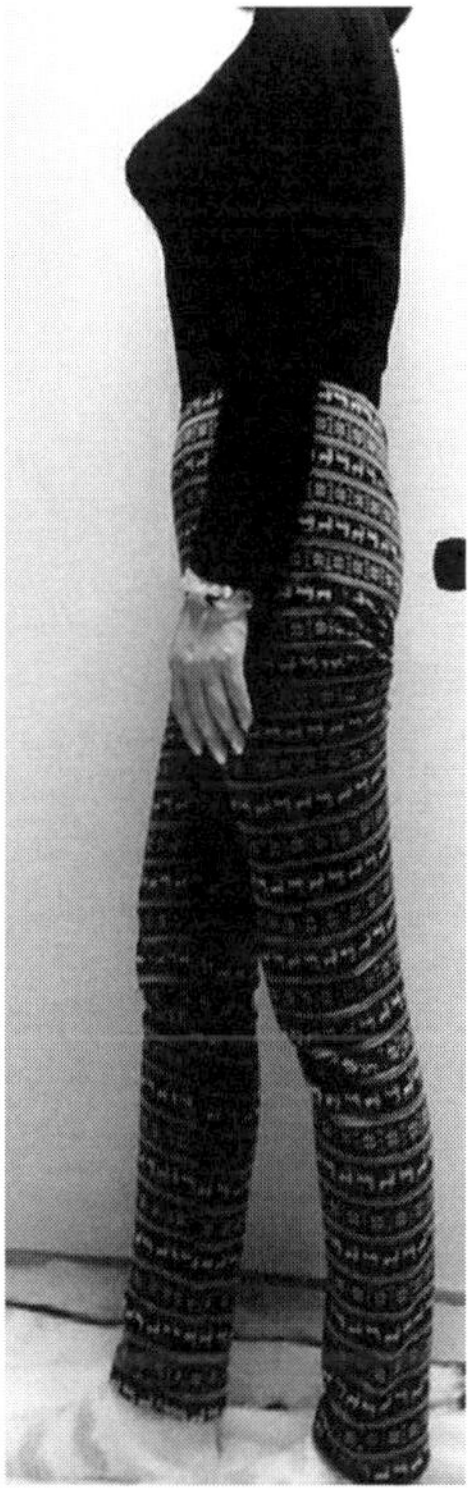

図2

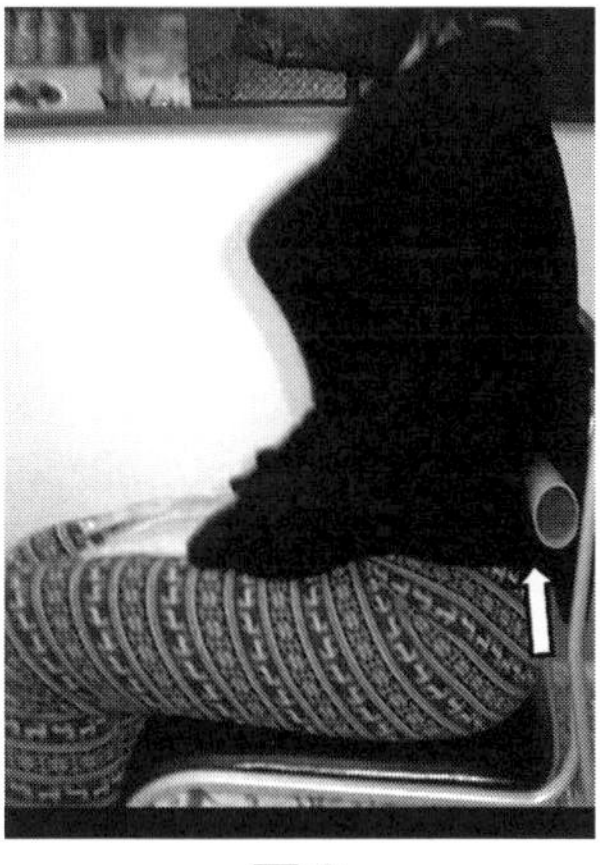

図3

休日に空いた電車に乗ると、多くの人が椅子に浅く腰をかけ、背もたれにもたれて座っています。これは**全猫背型の座り方**です。極めて不自然でだらしない座り方になります。現在はだらしなさを嫌う社会ではありませんが、**だらしなさを嫌う理由は理解すべきです**。猫背は健康によくないことを社会的に認識する必要があります。

このままでは、**杖がないと歩けない人が大幅に増える可能性**があります。

粗悪な椅子が腰猫背を生む

腰猫背になる理由は、本人が椅子にきちんと座らないことが原因です。しかし、きちんと座れない椅子が多いことも事実です。

図４を見てください。椅子に深く腰掛けても、おしりが背もたれに届かない椅子が数多くあります。従って、背中を背もたれにつけると、図中の点線のように腰猫背になります。この場合、全猫背です。

１９６０年代以降、各家庭に椅子やソファーなどが急速に普及しました。

しかし、日本人の体型を無視した椅子などは、日本人の体を歪めてしまいます。ソファーがその典型です。中には、わざわざ腰猫背になるようなくぼみのある背もたれまであります。

椅子の座り方と自分に合った椅子の選び方に留意して

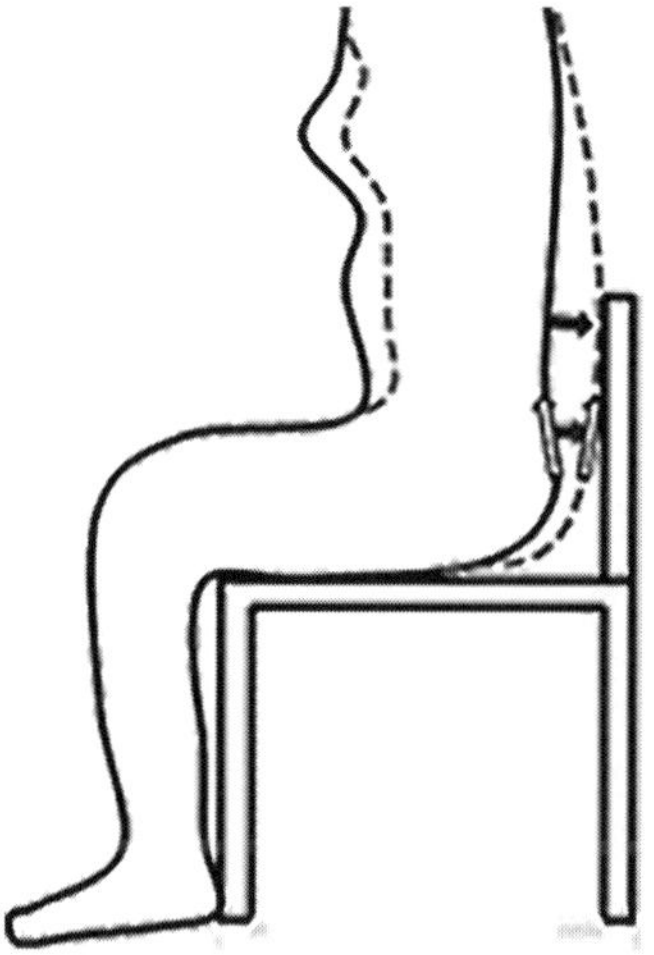

図４

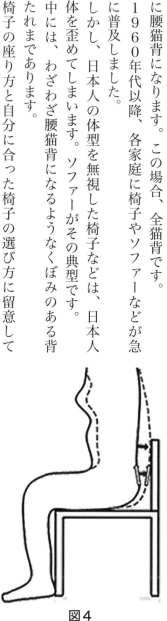

ください。

特に、成長過程の子供には注意すべきです。また、自動車での座り方も注意する必要があります。

〈よもやま閑話〉自動車の普及が生殖能力を低下させた

猫背が体によくないことはご理解いただいたと思いますが、腰猫背があると下半身にきます。すでに説明しましたが、腰猫背は、下半身の動きを狭め、かつ不自然な負担をかけます。例えば、椎間板に非対称な圧力がかかり、腰などを痛めます。脚の筋力が下がり、低体温体質になりやすくなります。

そして生殖能力が下がります。専門的ないい方をすれば、主に腰椎2番、3番、4番の異常です。下半身が衰えるだけでなく、生殖器の働き、性欲なども低下します。

腰猫背になる理由は、浅く椅子に腰掛け、しかも背もたれにもたれる座り方をするからです。椅子に問題のある場合も少なくありません。その一例に自動車の座席があります。自動車の運転をする場合、背もたれにもたれない人はまずいないでしょう。そして猫背になります。横から見ていると、どうしても腰猫背になる座り方にならざるを得ません。自動車メーカーの技術者に腰猫背の概念がないのでしょうが、非常に問題です。従って、自動車を長く運転している人は、まず腰猫背になります。

その結果、生殖能力の低下などの問題を抱え込むことになるわけです。

日本の出生率の低下には、様々な要因がありますが、その一つに、腰猫背が考えられます。

そして、腰猫背は、セックスレスの一因でもあるはずです。
社会がこの問題を認識して改善しないと、腰猫背の弊害が深刻になっています。

腹7分を心がける（腹5〜6分で十分）

食べ過ぎは健康の大敵ですが、一般に、食べ過ぎを止めることは難しいようです。食を減らすと、夜にお腹がすいて眠れなくなる人が少なくありません。この壁を越えると、空腹感はなくなるのですが、壁を越えるのに強い意志が必要です。

恋をするなど、**何かに集中していれば、交感神経が活性化して空腹感はあまり生じません**。しかし精神的にのんびりした生活をしていると、無性に食べたくなり、過食に走る傾向があります。

夕食を減らさずに、**朝食を抜く**のも一つの方法です。医者は朝食が一番重要といいますが、逆です。**朝食はむしろ害になる**ことがあります。胃や肝臓は休息が必要な臓器ですが、十分な休みを取らずに朝食を処理しなければなりません。

また食後は、ゆったりして副交感神経優位を保ち、消化器の働きを高める必要があります。ところが朝は、せわしない食事をして、すぐに仕事や学校に行く人が多いはずです。従って、（交感神経優位のため）消化器系は、働きを抑制されつつ朝食を処理することになります。このような生活を長年続けていると、胃などを痛めます（慢性炎症が発生します）。不自然な状態で朝食を食べるより、**朝食を抜く方が胃や肝臓で炎症が起こるのを防げます。理想は夕食のみの1日1食**ですが、空腹を我慢しながら行ってもあまり効果がありません。

食べ過ぎは満腹中枢をマヒさせますが、それ以外の食べ過ぎの弊害を再度まとめておきます。

一、食べ過ぎは、内臓脂肪を増やし、メタボになりやすくする。

食べ過ぎは、栄養素の消費・排泄より吸収の方が多くなるので、体内に不要物をため込みます。なお、メタボは**メタボリックシンドローム（内臓脂肪症候群）の俗称**です。メタボは、内臓に脂肪が蓄積して、**高血圧、高血糖、脂質異常症**などの症状が出ている状態です。**メタボが怖いのは動脈硬化を招くから**です。その結果、脳卒中や心臓病を招きやすくなります。その他、様々な病の元凶になります。

二、食べ過ぎは、消化器系を痛める。

食べ過ぎは、胃が抑制されているときに胃に大きな負担をかけるので、継続して食べ過ぎると胃を痛めます。さらに、薬剤、油、アルコール、甘いものなどの摂り過ぎは、肝臓に負担をかけます。結局、食べ過ぎは胃や肝臓などで慢性炎症を起こさせます。それらの炎症はがんの危険性を高めます。

三、食べ過ぎは、免疫力を下げる。

肝臓の処理能力には限界があるので、食べ過ぎると肝臓で分解されていない栄養素が血中に増えます。免疫細胞は、分解されていない栄養素を異物と見なして攻撃します。体の防衛力は予定外の異物に力を削がれるので、本来の敵に対する防衛力が下がり、免疫力が低下します。食べ過ぎるとがんになりやすいのも、免疫力が低下することが一因です。

四、食べ過ぎは、老化を促進する。

食べ過ぎはＡＧＥｓを増やすので、老化を速めて様々な病を招きます。酸化も増やします。

〈よもやま閑話〉ダイエットの不合理さ

肥満が健康によくないことはいうまでもありませんが、米国では、７割の人が過度の肥満です。これまで、各種のダイエット法やダイエット食が試されてきました。運動する人も少なくありません。しかし、各種ダイエットを行う人が増えているにもかかわらず、肥満は増加傾向にあります。

この状況は、**医者と薬が増えるにつれて、病人が増える状況と全く同じ**です。理由は、どちらも対症療法だからです。ダイエットでは、通常、その努力を止めると元に戻ります。

太る理由は食べ過ぎです。吸収量が消費・排泄量より多ければ、体内に溜まる量が増えます。従って、太りたくなければ、食べる量を減らせばよいのです。体重が適正域まで下がります。

新陳代謝は20歳代から低下しますが、私たちの多くは、年齢に応じて食事量を減らしていません。逆に所得の増加で、ごちそうを食べるようになり、食事量が増える人も少なくないはずです。そうであれば、太り過ぎるのは当然です。太る理由を無視して、ダイエット法やダイエット食に走るのは、つまらない病気で医者にかかるのと同じことです。ただ、**肝臓の脂肪分解能力が低下した場合も太ります**（太る理由で多いのは肝臓に問題がある場合です）。

そもそも、成人の１日の消費カロリーを約２０００kcalとする、国の基準自体が異常です。

　また、年齢に応じた食事量で太り過ぎを解消できる人と、過食を止められない人がいます。活発な活動を行っていると、交感神経優位の状態が保たれるので、食欲が抑えられます。しかし、**緊張感のない生活が続くと**、視床下部にある**満腹中枢**が働かなくなって**過食になります。**従って、何か集中できるものを見つけられると、過食に走ることはなくなります。

散歩は、下駄、草履など、鼻緒の付いた履物で行うとよい

　筆者は、ジョギングの健康効果に多少疑問を持っていますが、少なくとも散歩は、健康維持に有効な行為であると考えています。散歩は心臓に負担をかけず、また足腰を動かすことにより、下半身の血液循環をよくして体調を整える効果があるからです。

　しかし、たいていの人は靴をはいて散歩をしています。これでは、散歩の効果は半減します。**散歩のときは、下駄や草履《ぞうり》など、鼻緒《はなお》のある履物《はきもの》で歩くこと**をお勧めします。もちろん、鼻緒のある履物をはくときは、素足ではなく、足袋《たび》をはきます。５本指の靴下でも結構ですが、足を冷やさない効果は、足袋の方がはるかに優れています。

　下駄や草履などが健康によい理由は、親指を人差し指側に持っていく形で歩くからです。

　親指を人差し指に寄せると、力が脚全体に分散されて、下半身に不自然な負担がかかりません。

　これは、足の親指と人差し指で何かを挟むようにすれば、脚全体に力がかかることで分かります。

昔から、**足の親指が人差し指側によっている人は長生きする**と考えられてきました。

鼻緒のある履物をはくと健康によい理由がもう一つあります。

下駄などで歩くとき、必然的に足の指に力が入ります。つまり、足の指をよく使います。靴でも足を動かしますが、鼻緒のある履物とは比較になりません。足の指は脳や内臓と関係があり、**足の指を動かすと、脳や内臓の働きがよくなります**。従って、下駄・草履・こっぽりなどをはいて歩くことは、健康維持と長寿に役立ちます。

手の指も脳や内臓と関係するので、**手の指を動かすことも、健康維持と長寿に有効です**。日本人の**箸を使う習慣は**、欧米人に比べて、**脳や内臓の老化を遅くする効果があります**。その意味では、年をとってもパソコンなどのキーボードに触れることは、老化防止に有効なはずです。ただ、姿勢が問題です。首を極端に前に出す、首猫背の姿勢になりがちだからです。従って、

パソコンを使う高齢者は、姿勢に注意しないと、脳卒中や心臓病の危険性が増える

ことに注意してください。

そうはいっても、パソコンなどを使用しているときに、正しい姿勢を維持することは非常に難しいことです。どうしても、顔が前に行きがちになります。従って、椅子と机の高さ、顔と画面の位置関係など、真剣に考えて対応しないと改善できません。今後、猫背でパソコンを扱う高齢者の増加が予想されますが、大変危険です。

暑がりという誤解

世の中には暑がりもいれば寒がりもいます。しかし、熟年者の暑がりは、誤解に基づく場合が少なくありません。

血液循環のよい**若い世代は、主に下半身で汗をかきます**。年をとるにつれて、汗をかく場所が上に上がってきます。つまり、年とともに下半身の筋肉が少なくなるために、下半身の血流が悪くなり、下半身で汗をかきにくくなります。下半身の血流がさらに悪くなると、下半身の冷えを招きます。

一方、下半身の血流が悪くなれば、その分、上半身を流れる血液量が増えます。従って、上半身で汗をかきやすくなります。特に、下半身が冷えている人は、顔で汗をかきやすくなります。腎臓の老化がそれに拍車をかけます。

また、**下半身が冷えている人は、たいてい腎臓が悪くなっています**。

結局、上半身、特に、顔で汗をよくかく人は、暑がりではなく、下半身が冷えています。また、腎臓に問題があります。それなのに暑いといって体を冷やす人は、下半身の冷えを助長させています。

その結果、様々な生活習慣病を招きやすくなります。

足を冷やさないことが重要ですが、腎臓の悪い人は素足で生活をしている人が少なくありません。しかも、本人は腎臓が悪いことに気がついていません。従って、厚めの靴下をはくように助言しても聞く耳を持たない人がいます。腎臓の悪い人は足の裏が熱くなっていることが多いので、足の冷えが感じられないのです。

なお、**顔で汗をかきやすい人は、甲状腺に異常**のある場合があります。

健康および長寿の基本は、自活した生活をすること

脳の司令塔は前頭葉であり、体の司令塔は視床下部です。
つまり、心身を制御しているのは脳ですから、脳が衰えれば思考力と体の機能は急速に衰えます。引退して早い時期に亡くなる人が少なくないのは、緊張感、つまり生活のはりをなくすからです。緊張感がないと、前頭葉（前頭前野）と大脳辺縁系（海馬）の衰えが顕著になります。そのため、思考力、分析力、感情抑制力、記憶力などが急速に衰えていきます。
従って、日常生活で何もしない人やぼけた人は、長生きできないはずです。

健康を維持するには、自律神経を活性化しておく必要があります。

そのためには、**日常生活で緊張が必要**なのです。そうでないと、交感神経の働きが弱くなり、自律神経の働きが衰えます。
もちろん、熟睡の妨げになるような過緊張は逆効果ですが、昼間の緊張が夜の熟睡を誘います。**眠りが浅いのは、交感神経過緊張か、交感神経不活性の状態にあるからです。**

結局、**緊張のない生活がもたらすものは、急速な老化です。**

健康維持と長寿には、夜の眠りを誘うストレスが必要です。

健康を維持する三原則

少食であること

すでに述べましたように、過食は健康の大敵です。現在の医学や栄養学はたくさん食べることを勧めますが、体の調子がよくないお年寄りはあまり食事できないのが普通です。しかし、食の細いお年寄りは、医者に食べろと怒鳴られます。ところが、体は必要以上の食事を欲しません。吸収と排泄の生命サイクルを無視した専門家の考えは、体に有害です。野生の動物は、病気になると、治るまで何も食べずにジッとしています。これが自然の論理です。

私たちに必要な**食事量は、今の半分程度で十分**です。それ以上の食事は体にとって負担になります。

熟睡すること

健康維持の基本はストレスがあることです。つまり、交感神経が活性化していることが重要です。そうすれば熟睡できます。ただ、過剰な（酸化）ストレスは体に有害であり、病気の元になります。ストレスが有益か有害かの判断基準が熟睡です。熟睡することは、有害なストレスがないことを意味します。眠りが悪ければ、**眠りの急所**（図25）を調整して下さい。

足を冷やさない

足の冷えは内臓の冷えを招きます。従って、足が冷えていると、腎臓などの内臓異常を生じ、さらにがんなどの大病を招くことになります。足（内臓）の冷えは**冷えの急所**で確認でき、その調整で内臓の冷えを解消できます。

高齢者層は人材の宝庫

日本の高齢化は、世界的にも前例のない速さで進んでいます。すでに65歳以上の人口が全体の4分の1になり、**2023年には人口の過半数が50歳以上になる見込み**です。このような状況は、高齢者を支える若年層の負担が著しく増えることを意味し、社会的活力という観点からも、決して好ましいことではありません。また、社会の各層にはびこる老害が深刻化します。そして、工業社会で活躍してきた高齢者たちは、情報社会に十分対応できるとはとても思えません。

しかし、高齢者を社会のお荷物とする見方にも問題があります。

成熟した社会では、男女共同参画は当たり前ですが、一部の高齢者は社会に貢献できる非常に大きな能力と意欲があります。

一般に、高齢者は精神的・肉体的能力が著しく低下しているように見えます。

しかし、たとえ現役時代より能力が低下していても、平均的な現役世代より遙かに有能でやる気のある高齢者は少なくないはずです。そのような高齢者が全高齢者に占める割合は大きくないとしても、高齢者の母数は3000万人以上ですから、優秀な高齢者は膨大な人数になるはずです。

つまり、**高齢者層は人材の宝庫**なのです。

いい換えると、高齢者層は日本の期待の星になる能力があるはずです。

2 食事の量と質は寿命を左右する

野菜果物は食薬である

▽食事と栄養学

栄養学は、十分に食べられない時代、あるいは貧困から抜け出せない国では重要な学問でした。しかし、**我が国では、栄養学は、肥満体をつくり、生活習慣病を招くための指針**になっています。厚労省の指針では、1日の食事量は、大幅に下げられ、男性で2000㎉程度になっています。それでも多すぎます。これは食べ過ぎのための指針です。1日1400㎉以下で十分です。

20歳代以降、新陳代謝が低下するので、食事量に変化がなければ、体内に蓄積される量が増えます。従って、中年太り、内臓脂肪の増加などが起こります。

しかし、若い頃と食事量が変わらないのに、太っていない人も少なくありません。そのような人は、**肝臓の脂肪合成能力が低下**している可能性があります。痩せている人も同じです。生命活動は吸収と排出で成り立ちます。摂り込むだけで、**排出の概念のない栄養学は健康に害を与える場合があります。**いずれにせよ、**健康の基本は少食です。**

食事以外に、ビタミン・ミネラルなどのサプリメントを摂る人たちもいます。しかし、サプリメントでは、吸収されない必須ミネラルなどがあり、必ずしも有効ではありません。必要なビタミン・ミネラルなどの栄養素は、野菜・果物から摂る方が効果的です。体内に吸収される形で摂れるからです。

▽野菜果物は食薬

薬に対する信仰は強いものがありますが、実際に効果のある薬はあまりありません。

一方、**食べ物には**、本来、体を維持して、**健康を保つ働きがあります**。

そこで、**病気を防ぎ、健康を保つ効果が顕著な食べ物を食薬と定義**します。

私たちは薬に頼りがちですが、様々な食薬を食べることによって、基本的に、薬は不要になります。**食薬の代表は野菜と果物です**。野菜や果物は、ビタミン・ミネラルの宝庫であるだけではなく、抗酸化、抗糖化反応、抗炎症など様々な効果を示す植物栄養素や酵素を含みます。

成長期には、肉類や乳製品をたくさん食べることをお勧めしますが、大人になってからは、野菜中心の食生活が健康を維持するだけでなく、老化防止に有効です。

厚労省は、**1日350gの野菜を食べること**を勧めています。この数値の適切さには疑問がありますが、たくさんの野菜を食べることは悪いことではありません。特に優れた野菜として、

ショウガ、ニンジン、ゴボウ、ニンニク、ブロッコリー、タマネギ、レタス、キャベツ、白菜などがあります。

野菜ではありませんが、**練りゴマ、納豆、**カレー粉（うこん）、**梅**なども様々な効能を持っています。飲み物としては、緑茶**（抹茶）**、**ドクダミ茶**、柿の葉茶などが健康維持に優れています。

これらの食品には、酸化、糖化、炎症を防ぎ、血行と免疫力を高める作用、排毒や美肌効果などが

あります。

野菜・果物は、多様な植物栄養素を含む

当然ですが、植物は場所を移動できません。強烈な日差し（紫外線）、工場などの煙（NO_xなど）、さらに、ばい菌や寄生虫などの攻撃に対して、逃げることができないわけです。従って、自分を害するものに対して、化学物質を合成して対抗しています。

つまり、植物は、色・匂い・味で天敵を引き寄せて外敵を退け、苦み・渋み・辛み・毒で敵を撃退します。また、抗酸化物質・抗菌・抗ウイルス物質などで自分自身の体を防御しています。

従って、植物がつくる化学物質には、我々の体に強力な生理作用を持つ化合物が少なくありません。

▽植物栄養素とは

このように、植物が自分自身を守るためにつくる物質を**ファイトケミカル**（植物化合物）といいます。日本語では、**植物栄養素**と訳しています。ただ、この訳では、人間に有益な物質だけになります。古来より、私たちは、ある種の植物には強い生理作用があることを知っていましたが、１９９０年代に米国で抗がん作用のある植物栄養素が見つかったため、植物栄養素がにわかに注目を集めるようになりました。そのため、世界中で大規模な探索が始まり、すでに５０００種類を超える植物栄養素が見つけられています。

これらの植物栄養素には、現在の医療制度を根本から変革する潜在力があります。

一般に、食べ物には、次のような役割があります。

1次機能として、栄養源（エネルギー源）になる。
2次機能として、食べる喜び（味覚、嗅覚）を与える。
3次機能として、健康を維持（抗酸化、抗糖化、血圧調整などの体内調整）する。

食薬は、3次機能に優れた食べ物のことですが、**その機能の主な担い手が植物栄養素になります。**

植物栄養素には、**抗酸化反応**、**抗糖化**、**抗炎症**、抗菌・抗ウイルス、血流改善、血栓溶解などの作用があります。

これらの作用と重なりますが、具体的な植物栄養素の効果として、

がん抑制、免疫力向上、毒素排出、動脈硬化抑制、ストレス抑制、老化抑制、美肌効果

などがあります。

なお、個々の植物栄養素についての説明は省略します。効果が疑問視される報告も少なくありません。

例えば、ポリフェノールの一種であるレスベラトロールは抗酸化作用がありますが、メディアなどで話題になっている**レスベラトロールの効果については、冷静な判断が必要**です。筆者は、全く信用していません。

また、植物栄養素だけで効果を示すものもありますが、その植物に含まれる他の成分と連携して、

優れた効果を発揮する植物栄養素も少なくありません。

例として、お茶に含まれる植物栄養素であるカテキンについて説明します。90年代半ばに、筆者らは、茶葉の微粉末とカテキンの錠剤とで活性酸素の消去能力を比較したことがあります。同じ重量での比較ですから、カテキン錠剤のカテキン量は茶葉微粉末の5倍以上でした。しかし、活性酸素消去能力は、茶葉の微粉末の方が遙かに大きかったことを記憶しています。

お茶には様々な栄養素が含まれています。お茶に含まれるカフェインは、交感神経を活性化します。一方、お茶に含まれるテアニンは、副交感神経を活性化します。お茶に含まれるテアニンの量は、カフェインの10分の1以下ですが、両者で自律神経を活性化します。

他にも、茶葉には、ビタミンC、サポニン、フラボノールなど、抗菌・抗ウイルス作用、抗酸化作用、抗がん作用を示す物質が多数含まれています。従って、カテキン類単独の効果を過大視すべきではありません。

なお、茶葉の抽出液である緑茶には、抗がん効果などはあまり期待できません。**細胞膜を粉砕された微粉末の茶でなければ、必要な栄養素が十分摂取できない**からです。

お茶に限らず、一般に、個々の植物栄養素の効果に過大な期待をすべきではありません。野菜や果物の効能は、特定栄養素による効果というより、その栄養素を含む主要成分の総合効果と考えるべき例が少なくないからです。

野菜果物の効能は、野菜果物に含まれる成分による総合効果を重視すべきです。

▽植物栄養素が老化を抑制する

年をとると、酸化や糖化反応、炎症などにより老化が進み、抗酸化能力、免疫力なども低下します。

特に、酵素系の抗酸化物質であるＳＯＤ（スーパーオキシドディスムターゼ）などの減少が顕著です。

しかし、抗酸化、抗糖化反応、抗炎症などの能力を持つ物質を外部から補給することによって、ある程度老化が抑制でき、生活習慣病なども防げます。ところが、酸化物質は多種類あり、糖化反応なども様々です。従って、少数の植物栄養素では、あまり有効な効果は期待できません。

ただ、**多様な植物栄養素などを摂取することで、老化による衰えを補うことができます**。

多種類の野菜を多く食べる意義は、多種類の植物栄養素などが摂れることにあります。

戦前に比べて高齢者が若々しく見えるようになりましたが、その理由として、社会や家庭での緊張感の低下があげられます。しかし、野菜果物をよく食べるようになった効果も大きいのではないかと考えています。

野菜から効率的に有効成分を摂る方法

野菜果物はビタミンとミネラルの宝庫です。また、それ以上に、**野菜果物は体の健康維持に役立つ植物栄養素や酵素などが豊富**です。

しかし、生野菜をたくさん食べても、有効成分は体内にあまり吸収されません。植物細胞は、消化液で溶けない硬い細胞壁に囲まれているためです。従って、野菜の効果的な食べ方は、植物細胞の細胞壁を壊してから食べることです。

また、**野菜は、季節によって含まれる栄養素の量が違います**。

▽野菜の効果的な食べ方①　―煮る―

一番効果的な食べ方は、細胞壁が完全に壊れるまで煮ることです。十分に煮ても、多くの植物栄養素、および脂溶性ビタミンやミネラルなどは変化しません。

ただ、**酵素やビタミンCなどの水溶性の抗酸化ビタミン、水溶性の抗酸化植物栄養素などは変質します**（逆に、温度を上げることで、別の有効な栄養素に変化する場合もあります）。

▽野菜の効果的な食べ方②　―ミキサーなどで砕く―

煮るという方法は、効果的に細胞壁を破壊できますが、失う栄養素も少なくありません。従って、理想的な調理法は、温度を上げることなく細胞壁を壊すことです。

しかし、植物細胞の多くは10から30ミクロンの大きさなので、それより小さく砕《くだ》く必要があります。家庭でそのように小さく砕くのは困難ですが、ミキサーやジューサーでもある程度砕けます。

できた野菜ジュースを放置すれば黒く変色しますが、これは抗酸化成分が酸化されたからです。変色は、煮た場合に失われた抗酸化成分などが、生ジュースでは有効摂取できることを意味します。

▽野菜の効果的な食べ方③　―旬の野菜を食べる―

昔は、旬の野菜しか食べられませんでしたが、現在では、季節に関係なく、多くの野菜を食べられます。

しかし、**季節外れの野菜に含まれるビタミン、ミネラルは、少なくなっています**。ご注意ください。

食薬野菜の例

食薬としての野菜は、1日40ｇから60ｇ程必要です。ただし、ゴマは10ｇ以上必要、ニンニクは（多いと副作用があるので）1日20ｇ以下で十分です。

食薬に期待する効果は、抗炎症、抗酸化、抗糖化反応などによる免疫力向上、抗老化作用です。

練りゴマ

ゴマ効果は、セサミン、セサミノールなどの**ゴマグリナン**によると考えられます。**セサミンは、細胞内の酸化を抑制する効果が高く、肝臓の働きを高めます。**

期待される効能は、抗酸化（若返り、シミ・シワ・タルミ改善）、疲労回復、肝機能向上などです。なお、すりつぶしたゴマでなければ、消化されないので効果がありません。

ゴマ油は、半分がリノール酸ですが、セサミンを含むために酸化されにくい特徴があります。

ショウガ

ショウガの辛み成分**ジンゲロール**、**ショウガオール**や香成分**シネオール**には薬効があります。

期待される効能は、抗酸化作用、ＡＧＥｓ削減、血行促進、新陳代謝の活発化、冷え性改善、発汗作用、殺菌作用、炎症抑制、疲労回復、解毒などです。

ニンジン

ニンジンは、キャロット、つまり抗酸化作用の強い**カロテン**類をたくさん含んでいます。

期待される効能は、美肌効果、動脈硬化の予防、高血圧防止、免疫力の向上などです。

ゴボウ

ゴボウは**クロロゲン酸**（ポリフェノール）を豊富に含みますが、水に長く浸けていると失われます。
期待される効能は、発汗利尿、血液浄化、口内炎、むくみ、皮膚の改善（ニキビ、湿疹など）です。

タマネギ

香り成分の**アリシン**（硫化アリル）は、動脈硬化や脳梗塞などの予防効果があります。加熱すると、アリシンは別の成分に変わりますが、同様の効果があります。
タマネギの外皮に含まれる**ケルセチン**には、抗酸化、抗がん、血糖値や血圧の降下作用があります。

ブロッコリー

イソチオシアネートや**βカロテン**などの抗酸化栄養素が多く含まれ、強い抗がん作用があります。
効能として、抗老化、抗がん、抗動脈硬化、肝機能向上などの作用が期待されます。

カボチャ

カボチャには**βカロテン**が豊富に含まれ、免疫力向上、老化防止、美肌効果などが期待されます。

ニンニク

ニンニクには**スルフィド類**などが含まれますが、抗酸化、抗菌など、様々な作用があります。ニンニクは、冷え性、肝機能障害、がん、心筋梗塞、脳梗塞、糖尿病などに対する効果が期待されます。

〈よもやま閑話〉**スポーツ選手こそ大量の野菜を食べるべき**

阪神タイガースで活躍した金本氏は、現役時代、選手生命を延ばすために特別に調合したビタミン・ミネラル剤を摂取していたことが知られています。

ただ、ビタミン・ミネラルは不足すれば問題ですが、量が多くても特別な効果はあまり期待できません。

1日に必要なビタミン・ミネラルは、リンゴ1個と大きめのニンジン1本で補えます。それよりも、多様な植物栄養素の効果に注目すべきでした。**疲労回復、体力増強、炎症防止、スタミナ維持、若さの維持、ストレス緩和などに有効**だからです。

また、植物栄養素には、ビタミン・ミネラルの効果を高める機能を持つものがあります。皮肉なことに、プロ野球選手は、選手寿命を縮める努力を一生懸命しているように見えます。例えば、トレーナーに体をもみほぐしてもらうと、一時的には効果があっても長期的には逆効果になる危険性があります。また、投手は肘などに異常が生じると簡単に手術を受けます。

スポーツ選手に体の故障はつきものですが、力を十分に発揮できない体の異常は、その多くが筋肉や神経の異常（炎症）です。**肉食中心の食事（酸性食）が、それに輪をかけています。**

スポーツ選手につきものである、体の各部の痛みも炎症です。簡単に快復する症状が多いはずですが、現在の西洋医学では治せないので悲劇が生まれます。

一般に、スポーツ選手が素質を生かせる期間は、せいぜい10年余りです。この短い期間に故障や誤った手法でその才能を開花させることなく檜《ひのき》舞台を去っていくのは、非常に心苦しく、また痛ましさを感じます。

食べ物の注意点

一、食用油の選択は寿命を左右する

油は不可欠の栄養素ですが、**油はフリーラジカルの発生源**でもあります。フリーラジカルは、活性酸素より過激な酸化物質なので、注意が必要です。

油は、その分子構造の違いから、オメガ3系、オメガ6系、オメガ9系に分けられます。このうち、**オメガ3系とオメガ9系は、**抗酸化作用があり、**もっと摂取すべき油です。**

オメガ6系の油（加熱に弱い油、酸化を促進）

私たち日本人が普通に使っている油は、オメガ6系のリノール酸を多く含みます。牛肉、豚肉もオメガ6系油を含みます（**摂り過ぎは体に有害**）。**リノール酸は必須脂肪酸なので、**その欠乏は肝臓や

腎臓の障害などを招きますが、その**摂り過ぎは**、フリーラジカルを増やし、各種の**がんや動脈硬化、心筋梗塞などを招きやすくします**。また、リノール酸は、体内でアラキドン酸に変化して炎症を起こす物質になるので、過剰摂取は炎症やアレルギーを誘発しやすくなります。

しかしながら、**私たちは**、普通、**オメガ6系のリノール酸を極端に過剰摂取**しています。私たちの食生活は、天ぷら、カツ、即席ラーメン、各種焼菓子など、オメガ6系油にあふれているからです。**オメガ6系油の過剰摂取は、酸化、糖化反応、慢性炎症を促進します**。これは、深刻な問題です。

オメガ3系の油（加熱に弱い油）

オメガ3系の代表は、**αリノレン酸**、**DHA**（ドコサヘキサエン酸）や**EPA**（エイコサペンタエン酸）です。

アマニ油と**エゴマ油**（シソ油）は**αリノレン酸**を多く含み、**魚油**は**DHA**と**EPA**を多く含みます。**αリノレン酸も必須脂肪酸**ですが、こちらは、抗炎症、抗がん、抗ストレス、血行をよくするなどの効果があります。また、必要に応じて、体内でDHAやEPAに変わります。EPAは、**動脈硬化の予防改善に有効**です。（オメガ6系とのバランスが重要ですが、オメガ6系が多すぎるのでオメガ3系を増やすべきです。）

ただ、長期保存に適さず、高温加熱（酸化した油になる）や光に弱いなどの欠点があります。

オメガ9系の油（加熱に比較的強い油）

オメガ9系の代表は抗酸化作用のある**オレイン酸**ですが、オレイン酸は体内でも合成されます。オレイン酸を含む油は、**オリーブ油**、**ゴマ油**などがあります。

ただ、**ゴマ油はオメガ9系とオメガ6系の混合油**です（リノール酸とオレイン酸を同じくらい含みます）。

☑1日に必要な油の目安

私たちは、たいていリノール酸を摂りすぎています。リノール酸は必要ですが、1日1gくらいで十分です。

一方、αリノレン酸を含むアマニ油やエゴマ油の摂取量を、1日2g以上に増やすべきです。

例えば、1日平均、アマニ油を4g、ゴマ油を2g摂取すれば、オメガ3、6、9系を適切な量で摂れます。

油の摂取は健康にとって大変重要なので、食用油の選択は寿命を左右します。

二、非常に甘い食べ物・飲み物に注意

かなり前まで、極端に甘い食べ物や飲料は、チョコレートなど一部を除いて、ほとんどありませんでした。私たちがコーヒーや紅茶を飲むときには、**角砂糖を1、2個入れる程度**でした。

しかし、現在では、異様な甘さの清涼飲料水や菓子類があふれています。そして、私たちはその甘さに対する違和感がなくなっています。

昔から、医者などは砂糖の有害性を強調してきましたが、本来、砂糖は有害ではありません。砂糖を摂ると、馬鹿になる、凶暴になるなどという珍説までありますが、それこそ馬鹿げています。

逆に、脳が一番砂糖を必要としています。虫歯の弊害はありますが、基本的に**砂糖は体に有益です。**

直ぐ血糖値を上げることが力説されますが、直ぐに下がります。量的に炭水化物の方が問題です。

しかしながら、現在のようにあまりにも過剰な糖分を摂るようになると、やはり問題があります。この元凶は米国の飲み物です。国内メーカーも、それに対応せざるを得ないのかもしれません。そうであったとしても、**食品メーカーには、消費者の健康を守るという大義が欠落しています。**

例えば、コカコーラには、1ℓあたり100g以上の糖（果糖など）が入っています。100gといっても、甘味換算では140g以上の砂糖に相当します。**角砂糖、約50個分**です。あまりにも桁が違いすぎるのです。この甘さの異常さはご理解頂けると思います。コカコーラは、米国文化の象徴ともいえる飲み物ですが、健康によくない飲料の象徴でもあります。

▽異性化糖および人工甘味料の問題点

飲み物や食べ物には、より甘くするために、異性化糖が使われています。異性化糖は、ブドウ糖と果糖の混液のことで、左記のようなものがあります。

果糖ブドウ糖液糖：糖の50％以上、90％未満が果糖である液糖
ブドウ糖果糖液糖：果糖含有率が50％未満の液糖
高果糖液糖：果糖含有率が90％以上の液糖
砂糖混合果糖ブドウ糖液糖：10％以上の砂糖を混ぜた**果糖ブドウ糖液糖**
砂糖混合ブドウ糖果糖液糖：10％以上の砂糖を混ぜた**ブドウ糖果糖液糖**

砂糖の主体（ショ糖）はブドウ糖と果糖で構成される分子なので、腸で吸収された後、ブドウ糖と果糖に分解されます。しかし、異性化糖は腸で吸収されるとブドウ糖がいきなり血糖値を上げます。

問題は果糖です。果糖は血糖値を上げませんが、**余分な果糖は、脂肪肝など、内臓脂肪になります。**従って、米国で問題化している異性化糖を、わざわざ、使用する食品メーカーは節操がなさ過ぎます。

さらに、近年は人工甘味料が平気で使われるようになりました。よく使われる人工甘味料に、**アスパルテーム＋アセスルファムK、スクラロース**があります。しかし、人工甘味料の安全性については、疑問が解消されたわけではありません。

さらに問題なのは、砂糖より桁違いの甘さを持つ人工甘味料が私たちの甘味の知覚をマヒさせることです。その結果、甘味を異常に欲するようになります。要するに、**人工甘味料は甘味の麻薬**であり、**使い続けると甘味依存**が強くなります。

また、糖類と共に摂ればインシュリンの分泌が増え、肥満が促進されることが確認されています。従って、人工甘味料は、異性化糖よりさらに危険である可能性があります。

米国では、異性化糖が肥満の原因と考えられるため、カロリーを抑えるように圧力がかかっています。しかし、人工甘味料はその答えにはなりません。

日本人は、米国人よりインシュリンの分泌量が少ないため、**過剰な糖分によって、メタボなどになる可能性**が高くなります。例えば、日本人の糖尿病患者数は米国人の3倍の比率になります。私たちは、わざわざ**酸化や糖化反応を増やして、老化を速め、生活習慣病を求める愚かな行為をすべきではありません。**

しかしながら、もはや、大量の異性化糖や人工甘味料を含まない清涼飲料水は、見当たりません。日本で戦前から食べていた果物は、柿、ミカン、桃、ナシ、（バナナ）、イチジク、リンゴ、スイカなどです。これらの果物と比べれば、今の清涼飲料水の特徴である、甘さの異常さがお分かり頂けるはずです。

私たちは、本来、望むべき甘さと異なる、**自然界に存在しない、異常な甘さに慣らされています。**しかし、その甘さは、我々の健康をむしばむ可能性がある以上、それを容認すべきではありません。**現在の日本には、異常な甘さの食品があふれています。**そのため私たちは、注意しなければ、糖尿病などになる危険にさらされています。その恐ろしさを認識する必要があります。

三、体を温める食物

食物には、体を冷やすものと体を温めるものがあります。冷え性の人や低体温の人は、このような食物の特徴を知り、活用することが肝要です。

基本法則

A　地下で育つ食物は体を温め、日光の下で育つ食物は体を冷やす。
日照の弱い地（北方）で育つ食物は体を冷やさず、日照の強い地（南方）で育つ食物は体を冷やす。

B　辛い食物は体を温め、甘い食物は体を冷やす。（例外があります）

C　暖色系（赤、黄色など）の食物は体を温め、寒色系（白、緑など）の食物は体を冷やす。

温める食べ物の例

A　ニンジン、大根、ゴボウ、ショウガ、レンコン、じゃがいも、里芋、山芋、玉ねぎなどの根

菜類（地中深くで育つほど温める効果が強く、地面近くで育つほど温める効果が弱い傾向があります）

B　みそ、しょうゆ、ショウガ、カラシなどの辛いもの（ショウガは根菜類でもあり、温める効果が高い）

C　ニンジン、カボチャ、赤身の魚や肉など

3 ミトコンドリアを元気にする方法

老化とは、エネルギー産生の減少、つまり、新陳代謝の低下を意味します。

従って、老化や生活習慣病などを防ぐには、ミトコンドリアを元気にさせておくことが必要です。

ミトコンドリアが活性化する条件

一、少食にする。

ミトコンドリアを元気にする一番の方法は少食です。栄養が豊富であれば、細胞はブドウ糖をたくさん取り込めるので、ミトコンドリア以外（解糖系）のエネルギー産生が活発になり、ミトコンドリアは元気をなくします。しかし、**少食であれば、エネルギー効率を高めるためにミトコンドリアに頼らざるを得なくなります**。従って、ミトコンドリアが活発になります。**ミトコンドリアは解糖系の18倍（19倍）のエネルギー効率**があります。

二、遅筋（赤筋）を鍛《きた》える。

非常にゆっくりした運動は酸素とエネルギーを必要とするので、ミトコンドリアが元気になります。しかしボディビルは逆効果です。まず盛り上がった筋肉は硬くなった筋肉なので、毛細血管を圧迫して血流を悪くします。また、酸素消費量を増やすので、活性酸素が増えます。さらに、硬い筋肉は乳酸の増加を意味するので、pH（水素イオン濃度）の低下が予想されます。その結果、免疫力が下がります。

また、激しい運動は酸素消費量を急に増やしますが、ミトコンドリアは急に増えないのでミトコンドリアの負担が増えます。そのため、ミトコンドリア（DNA）に障害が発生しやすくなります。その結果、活性酸素が増えます。

従って、**熟年者の筋力トレーニングや激しい運動は、墓場への近道である**ことをご理解ください。

ところで、運動後の汗を放置すると、せっかく排出された有毒物質が体内に再吸収されます。このことも問題ですが、汗が再吸収されると、動脈が硬くなります。

従って、出た**汗を放置すると、動脈硬化が進行します**。

三、体温が高いこと。

ミトコンドリアは37度付近で活発になります。従って、ミトコンドリアを元気にするには、（赤筋を増やすなどで）体温を上げることが有効です。逆に、低体温の人は、ミトコンドリアに元気がないことになります。従って、病気になりやすくなります。

第2章
特定の病を改善する方法

1 風邪・インフルエンザの予防と快復法

江戸時代から伝わる風邪《かぜ》の治し方として、たらいやおけにふくらはぎの下まで湯を満たし、そこに両足を入れて、やかんで沸かしたお湯を注ぎながら、10分ほど足を浸けるという方法があります。

野口晴哉氏は、一律にふくらはぎまで浸けるこの方法を、軽い風邪には足首まで、重い風邪などには膝までと区別して、より効果的な方法に改良しています。それが足湯《そくとう》と脚湯《きゃくとう》です。**風邪などには劇的な効果**があります。ちまたで「風邪の特効薬はノーベル賞級」といわれていますが、日本人は、江戸時代に発見していました。

足湯《そくとう》　最大8分

この方法は、風邪のひき始めか、こじらせていない風邪に有効です（図5参照）。

浴槽などに脚のくるぶしの上まで湯を入れて、両足を6分間浸けます。そして足を拭いて出ます。もし、湯に浸けた部分が赤くなっていなければ、その足をもう2分間湯に浸けます。

注意すべきことは湯の温度です。できるだけ高い温度、我慢できるぎりぎりの

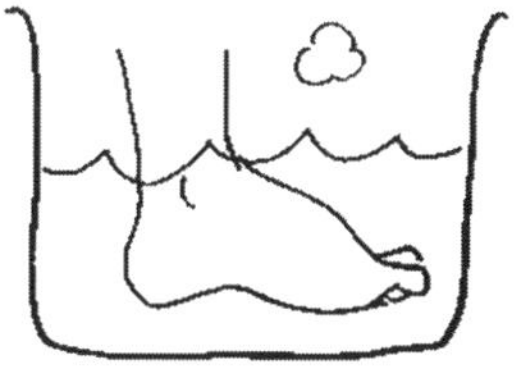

図5

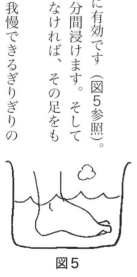

温度にしてください。気持ちのよい温度ではあまり効果がありません。**熱い！　と感じることが重要**です。時間が経つと湯の温度が下がるので、熱湯で差し湯をしてください。通常、足湯の温度は45度くらいです。**お風呂の湯より3度くらい高め**にしてください。

足湯は寝る前に行います。終われば、足を拭いて水を飲んで寝てください。翌朝には、風邪は吹き飛んでいます。**風邪は、少なくとも半日で経過する（治る）もの**です。このように、風邪は5〜6時間から半日で解消します。足湯は寝る前でなくともよいのですが、寝る前が理想です。

この方法は**風邪に大変効果的**ですが、最初、うまくできない人がいます。風邪が治っていなければ、治るまで毎日行ってください。なお、やり過ぎ、または湯に浸ける時間が長いと、足首がむくんできます。また、必ずしも水を飲む必要はありませんが、効果的な足湯を行うと、体が熱くなり、眠れなくなることがあります。水を飲んでおけば、そのような状態になる心配はありません。

脚湯《きゃくとう》　最大6分

この方法は、**こじらせた風邪やインフルエンザなどに有効**です。

足が完全に沈むまで湯を入れて、両膝をたてて脚を4分から**6分間浸けます**（図6参照）。

注意すべきことは湯の温度です。できるだけ高い温度、我慢できるぎりぎりの温度にしてください。**熱い！　と感じることが重要**です。**お風呂の湯より2度以上高めの温度で行ってください。**時間が経つと湯の温度が下がるので、熱湯で差し湯をしてください。

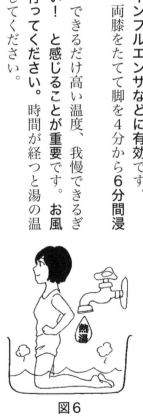

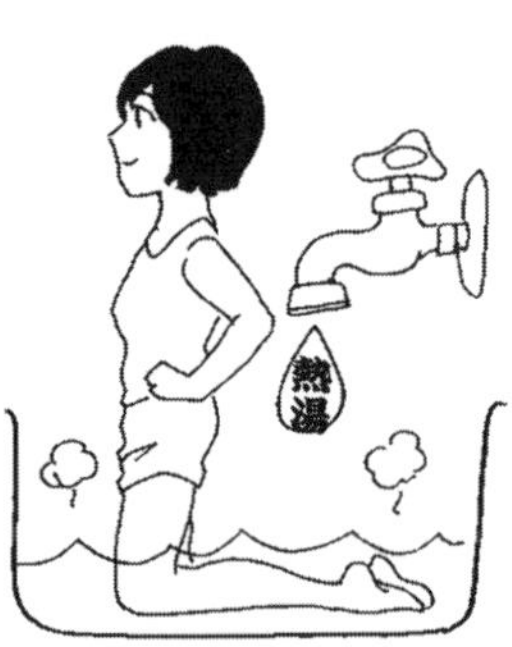

図6

脚湯は寝る前に行います。足を拭いて水を飲んで寝てください。そうすれば、風邪は翌朝には解消しています。もし治っていなければ、治るまで毎日行ってください。脚湯は寝る前でなくともよいのですが、寝る前が理想です。

この方法を知っていれば、インフルエンザも怖くはありません。タミフルなどの使用は論外です。インフルエンザにかかれば、新たな抗体ができて、インフルエンザにかかる前より強くなります。脚湯を活用すれば、インフルエンザを恐れる必要はありません。

また、インフルエンザに感染して、抵抗力をつけることは、必ずしも悪いことではありません。子供がインフルエンザにかかりやすいのは、インフルエンザウイルスに対する**抗体**が少ないからです。[*] 大人は多くの抗体を持っているので、ぴったりの抗体がなくとも、ある程度インフルエンザに対する抵抗力があります。

＊ウイルスなどのたんぱく質でできた異物が体内に入ると、そのタンパク質に反応して、ウイルスなどを排除するためにつくられる物質を抗体といいます。

足湯と脚湯が風邪・インフルエンザに有効な理由

これらの方法が風邪やインフルエンザに有効な理由は、気管支などの呼吸器系に流れる血液が温められ、冷えが解消されるからです。その結果、血流増加と体温上昇によりミトコンドリアが元気になって、炎症が早期に沈静化します。

ウイルスは、細菌のように分裂して増えることはできませんが、侵入した細胞内で急速に増えます。

しかし、ミトコンドリアが正常ならば、ウイルスを道連れにして、感染した細胞を死なせることができます。従って、**ウイルスが原因の炎症は、血流をよくすれば、一気に撲滅《ぼくめつ》できる**わけです。

そして、**熱いと感じる湯の温度であることが、効果を左右します。**熱い湯の場合、体は交感神経優位になり、気管支などの呼吸器系の血流が増加します。

結局、**交感神経優位状態で呼吸器系の血流を増やし、その血液の温度を上げて炎症を鎮めます。**この方法は、体を冷やし、さらに副交感神経優位状態で呼吸器系の血流を減少させた結果、炎症（風邪、インフルエンザなど）が発生する状況と真逆のことを行っていることになります。

人によって違いますが、**風呂の温度が、42度以下では副交感神経優位、43度以上では交感神経優位**になる傾向があります。

なお、血液・リンパを外から温めるのに最も適した物質は、お湯です。血液の主成分は水ですが、水は、存在するすべての物質の中で、比熱が最大です。従って、水にお湯を混ぜると簡単に温度が上がりますが、真っ赤に熱した石や鉄を水に放り込んでも、水の温度はほとんど上がりません。石や鉄の比熱が小さいからです。

〈よもやま閑話〉 風邪は万病の予防法

「風邪《かぜ》は万病の元」といわれます。その説には一理あります。しかし、それは風邪に対して西洋医学的な見方をしていることと、風邪の治し方を知らないために風邪をこじらせることがあるからです。

野口晴哉氏は、風邪をひく人には体に歪みがあり、風邪が治るとその歪みが解消されていることに気がつきました。20世紀半ば頃のことです。それゆえ、氏は、健康を保つために、「**風邪をひけ、熱を出せ！**」と主張していました。

つまり、体は、歪みによる免疫力（血流）の低下を風邪の誘導で解消します。体の弾力を風邪で回復して、より深刻な病になることを防ぐと考えられます。

この考え方に疑問や違和感を持つ人がおられるかと思いますので、少し補足します。

外界と接触している気管支は、細菌やウイルスに感染しやすい場所ですが、血流がよければ、これらの病原体が繁殖することはありません。しかし体が冷えている場合や体に歪みがある場合は血流が悪くなり、免疫力が下がります。このようなときに緊張感のない（副交感神経優位の）状態でいると、気管支の血流が抑制されるので、その部位の免疫力が一気に下がり、ウイルスなどが繁殖します。従って、炎症が発生します。

一方、風邪（炎症）は発熱するので、体温上昇などによって体が緩みます。そのため、体の歪みが解消されて、血流がよくなり（免疫力が向上し）ます。また**ウイルスは熱に弱い**特徴があります。

実際、**風邪をひきやすいのは、季節の変わり目**です。体は季節によって変わります。例えば、夏には体が緩んでいますが、冬には体が締まっています。しかし冬に向かう間、体が夏の状態のままであれば、その体はその季節に不適当な（歪んだ）状態にあります。このように外界に応じて変化できない体は**弾力のない体**です。体を外界に適応させる中心は骨盤です。体に弾力がなく、自らの力で季節に応じた体に変化できなければ、体は風邪をひく（発熱する）ことで、体を整えます（変化させます）。つまり、**体は、たまに整備する期間が必要**になります。それが風邪です。

結局、**風邪（炎症）は体の防衛反応**です。血流悪化の原因が体の歪みにあるのであれば、歪みを治して血流を改善します。要するに、風邪をひくことは、恒常性維持機能の発現に過ぎません。

実際、弾力のない（免疫力の低下した）状態が長年続けば、がんなどの病を招く危険性があります。そのような危険性を防ぐために、たまに**風邪を経過する**ことは悪いことではありません。

風邪の症状に（病気を招く）炎症の本質が現れています。風邪をひくと、発熱して病原体を排除します。これが急性炎症であり、体の防衛反応です。しかし、体の冷えが続くと、炎症が治まらずに慢性炎症化します。風邪は万病の元といわれるゆえんがここにあります。なお、**風邪が悪性化するのは、細菌による風邪です**。

他の臓器は、外界と接触が少なく、呼吸器ほど激しい炎症を起こすことはあまりありません。従って、軽い炎症から始まるのですが、その炎症によって血流が改善されないと、慢性炎症化します。これが臓器などの病になり、やがてがんなどの生活習慣病を引き起こすことになります。

従って、**インフルエンザや風邪を長引かせることは、動脈硬化など、様々な病を招きます。**

2 臓器の病を快復する方法

万病は炎症が原因

一般に、病気は、血流に異常がある部位、つまり免疫力が低下している部位で生じます。そこで起こるのが、防衛反応である、熱い炎症であり、それで改善しなければ冷たい炎症が続きます。その結果、しこりが生じます。**各種の病気は、炎症の長期化、または炎症が誘発した結果**です。例えば、がん細胞が発生しても、通常は、免疫細胞が除去します。しかし、免疫力の弱っている部位（炎症部位）では、がん細胞が生き残る可能性があります。

また、炎症部にある異常なＤＮＡを持つミトコンドリアは、周辺細胞に発がんを促す信号を送るようです。

心の病は脳の炎症です。脳に行く血流が低下することによって、炎症が生じていると考えられます。不安（パニック）障害やうつ病は、脳の左側で炎症を起こしていることが予想されます。パニック発作は、炎症によって生じたしこりが大きくなった状態、もしくは腫瘍のある状態であり、てんかんは、右の脳にしこり、もしくは腫瘍が生じた状態であろうと考えています。

このように、心身の病は炎症が原因であり、**日本医学は炎症を鎮めることを目的にしています**。従って、西洋医学と異なり、日本医学（場の医学）はほとんどの病に対して有効です。それぞれの病に対して血流を改善して炎症を鎮める、それぞれの急所があり、また技術が必要です。

体内の炎症を鎮める急所

ここでは、誰にでも簡単にできて、様々な病気に有効な急所を紹介します。腕の肘付近にあります。ここは、**体内の炎症を鎮める急所**として知られています。武道由来のようです。ただ、筆者は、臓器によってしこりの現れる位置が異なることに気づきました。例えば、図7に示されるB、B′点に触れると内臓にきて、その後に頭にきます。

また、A点を含む二本の線上のどこに触れても、まず頭にきて、次に内臓にきます。従って、**B点は内臓炎症の急所**、**A点を含む線は脳の急所**になります。まとめると、

左の臓器に炎症があると、左腕のB点にしこりができます。
右の臓器に炎症があると、右腕のB点にしこりができます。
左の脳に炎症があると、左腕のA点などにしこりができます。
右の脳に炎症があると、右腕のA点などにしこりができます。

また、右は静脈系ですから、右腕のA点の異常は、脳から下りてくる（静脈の）血流に滞りがあることを意味します。従って、脳の血圧が高くなり、脳梗塞や脳出血に発展する危険性があります。

左は動脈系ですから、左腕のA点に異常があると、心臓から脳に行く（動

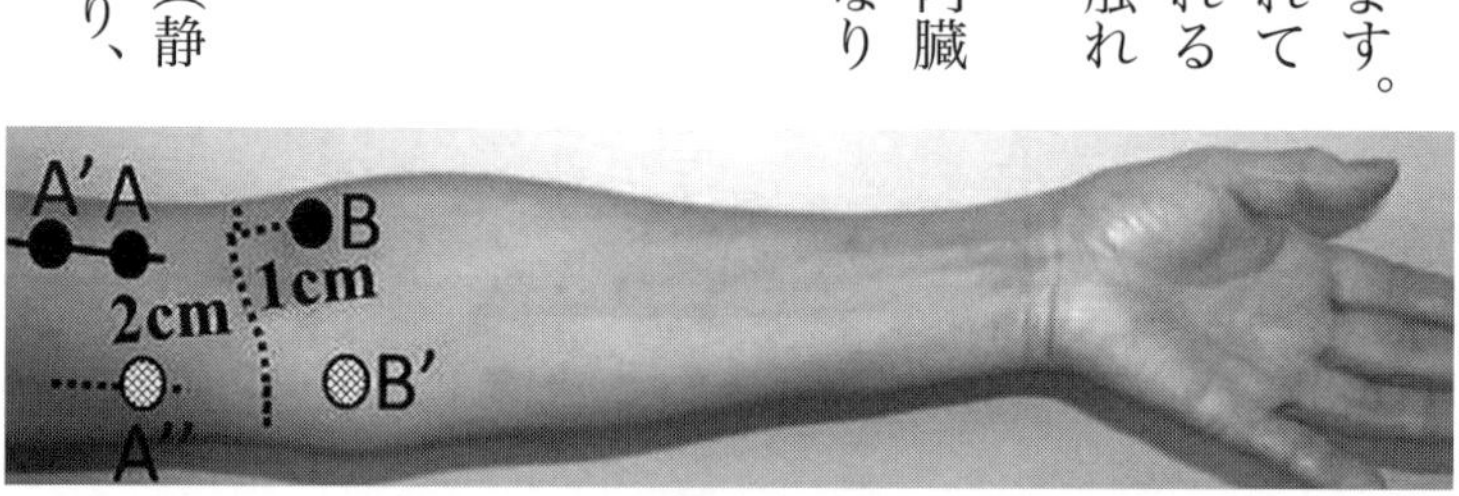

図7

A点、B点は、肘の内側の曲げる線から、それぞれ2cm、1cm程離れた位置にあります。

脈の）血流に滞りがあることを意味します。従って、心臓の血液を押し出す負荷が大きくなり、心筋梗塞などになる可能性があります。要するに、左腕のA点に痛みがあると心臓に問題があります。

もちろん、左腕のA点の異常が、脳の左側の異常を反映している場合もあります。

内臓の病（炎症）の対処法

胃など、左の臓器に異常（炎症）があると、左腕のB点にしこりができます。

肝臓など、右の臓器に異常（炎症）があると、右腕のB点にしこりがあります。

ただ、普通の人がしこりに気づくのは困難ですが、内臓に異常があればB点を押すと痛むはずです。しこりより**押したときの痛みに注意してください**。

実際、20歳代以降でB点にしこりのある（痛みを感じる）人は、少なくありません。

従って、**熟年者は、慢性炎症を数十年以上抱えている**ことになります。長年、血流の低下が続いていると、そこからがんになる可能性があります。

内臓異常は、B点付近を指で押すことで確認できます。**痛みがあれば異常（炎症）があります。**

なお、腕の疲労が続くと腕にしこりができます。従って、このしこり（痛み）をB点のしこり（痛み）と間違うことが希にあります。ただ、腕の疲労によるしこりは、指を当てると簡単になくなります。そのため、B点のしこり（痛み）と疲労によるしこり（痛み）は簡単に区別できます。

▽内臓炎症の解消法

B点を押さえて痛みを感じれば、5分ほど反対の手の親指でB点を押さえ込んでください。ただし、親指に力を入れることは、絶対にしないでください。

親指側の腕を体に軽く近づけると、親指がB点を押さえ込みます。あるいは、押さえられている腕を体側にねじると、自然に親指が入り込みます。図8のように、親指で押さえ込んだしこり（痛み）を外側にはじいて頂いても結構です。これを何度も繰り返します。時間は5分程度です。

B点の異常に気づいて対処すれば、寿命を延ばすことができます。B点より、腕を曲げる線に近いところに異常がある場合もあります。

通常、内臓の炎症は年季が入っていますから、快復に時間がかかります。根気よく行ってください。

なお、B′点にも異常のある場合があります。その場合、どちらで調整されても結構ですが、B点の調整をお勧めします。

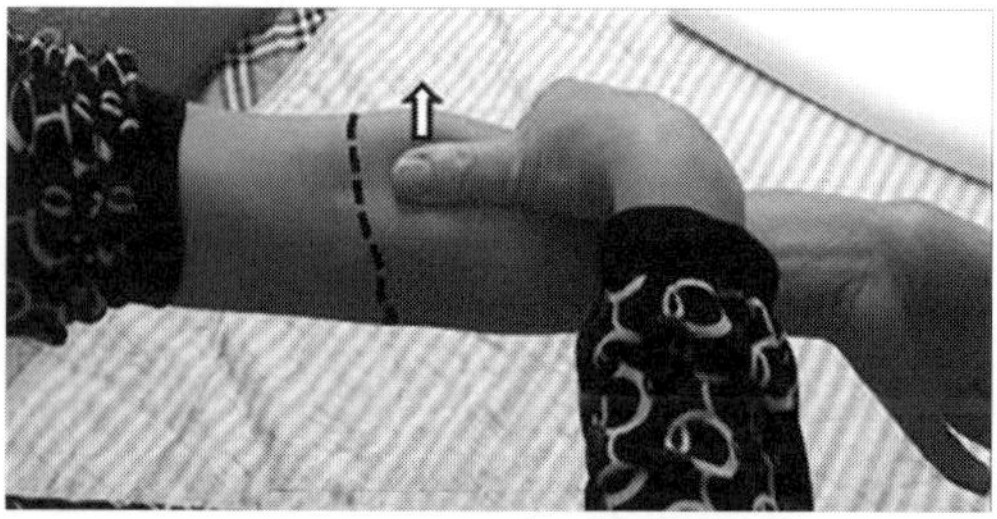

図8

内臓の異常を確認する他の方法　1

臓器に異常があると、体の各部に異常がでます。

その一つが肋骨の縁です。**肋骨の線は背骨**に対応しています。肋骨の縁の上方は上の臓器、下の方は下の臓器の異常が反映されます。

図9のように、肋骨の際に指を押し込んでください。対応する内臓に異常があればしこりがあります。**内臓に異常があれば、指が入りにくくなります。**また、指で**押すと痛みがあります。**

図9では、胃の対応領域（の少し上）を押していますが、あまり入りません。

図10の場合、指で押さえてもほとんど凹まず、胃が非常に悪い状態であることを示しています。

図11は、肝臓領域を押しています。こちらもあまり凹まないので異常があり、指で押すと痛いはずです。この異常（痛み）を感じる部分を調整すると、症状が改善します。

ただ、この調整を効果的に行うには、経験に基づく技術が必要です。それでも、押すと痛むところを指で軽く押しながら触れているだけで、ある程度の効果があります。1回数分、週2回、また症状のひどい人は毎日行ってください。

なお、内臓の異常は自覚症状がでるまで分からないので、ほとんどの人は気がつきません。従って、死亡時に心不全と判断されても、実際には、内臓の異常が原因である場合が多いはずです。また、自覚症状があっても、病院などの検査では、内臓の異常が見つからない場合が少なくありません。

そして、西洋医学では、悪化した臓器の改善はほとんど期待できません。

理由は、**現在の西洋医学には慢性炎症に対する治療法がない**からです。

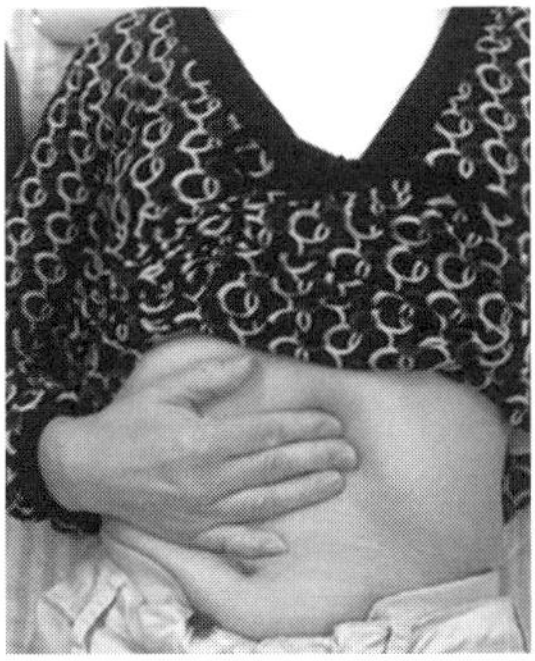
図9

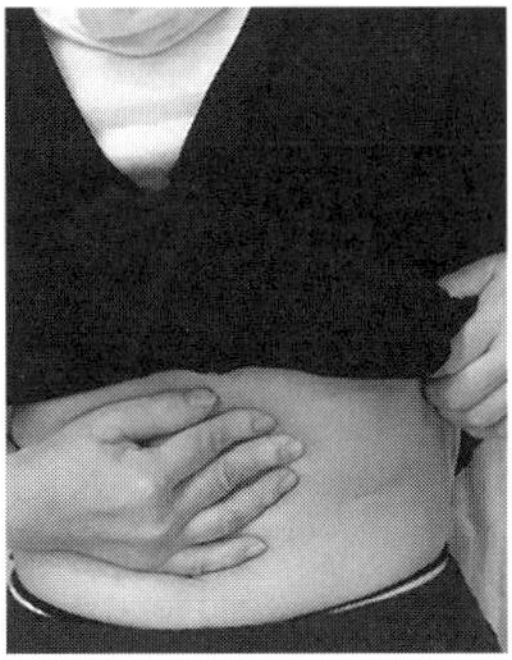
図10

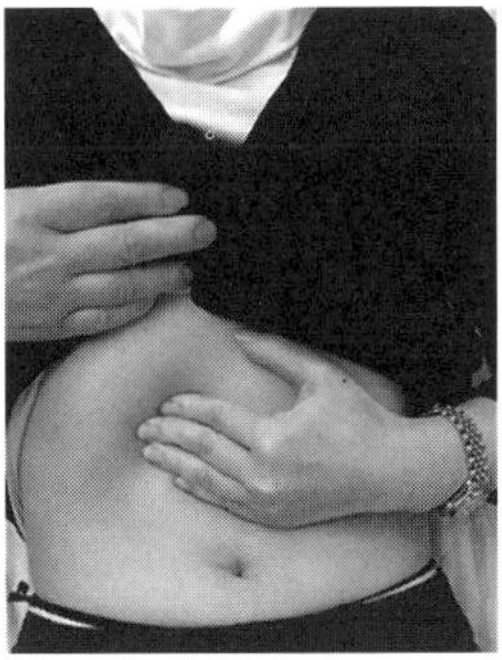
図11

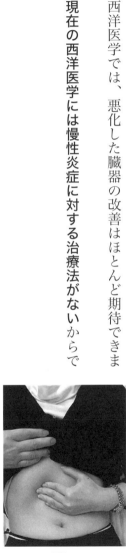

内臓の異常を確認する他の方法 2

膝から下の脚にも内臓異常の反映される領域があります。膝をお尻、足を頭とすると、膝とくるぶしの間が背骨に相当します。各臓器と対応する脚の各領域は、図12のようになります。

例えば、胸部は心臓、腹部は胃や腎臓、下腹部は生殖器などに対応します。各領域は、骨の上なので、触ると平らでなめらかな感じがします。しかし、内臓に異常があると、対応する領域が盛り上がります。その部分を押すと痛く感じる場合があります。また、その異常部分を触っていると、内臓の異常が緩和されます。

やり方は、図13のように、座った状態で脚を曲げて異常（痛みのある）部分を親指で押さえます（骨の上です）。異常な部分（通常複数）を数分押さえてください。ただ、脚も左が動脈系、右が静脈系という側面があるので、左の調整は動脈の流れをよくします。

従って、調整は左脚が主体になりますが、右脚にも肝臓などの臓器が対応しており、頑固な異常部分が少なくありません。

内臓の異常を確認する他の方法 3

内臓に異常があると、足首が内側に傾きます（図14）。

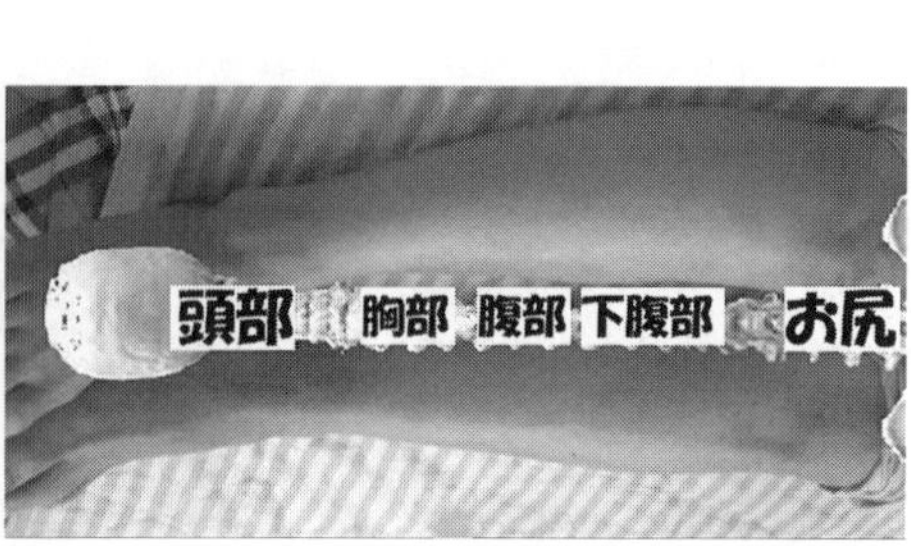

図12

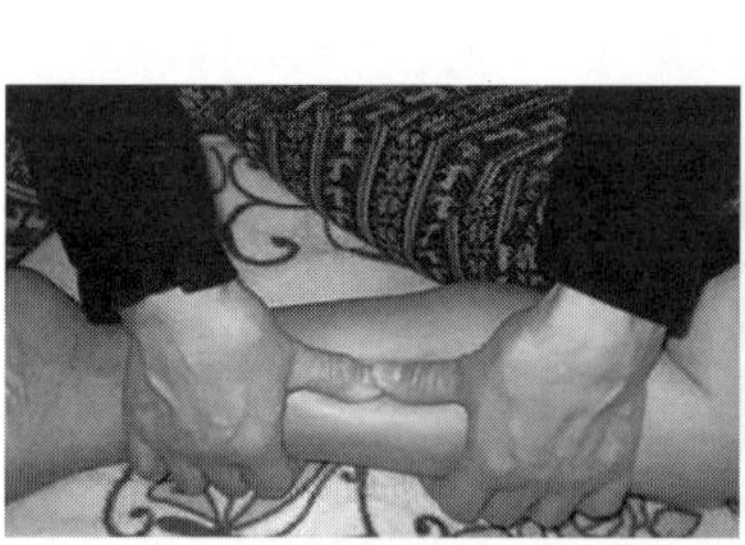
図13

足首が内側に曲がっていると、体重がかかとの外側にかかります。従って、靴底の後ろ外側がすり減るようになります。靴底の後ろ外側がすり減っていれば、内臓異常の可能性があります。

基本的に、**足首が内側に曲がるのは交感神経過緊張**だからです。交感神経過緊張の人は内くるぶしが上に上がります。そのため、緊張の強い人は靴底の後ろ外側が減ります。

一般に、交感神経過緊張状態が続くと、内臓の異常を招きます。従って、**靴底の後ろ外側の減りは内臓異常の程度を示す**ことになるわけです。

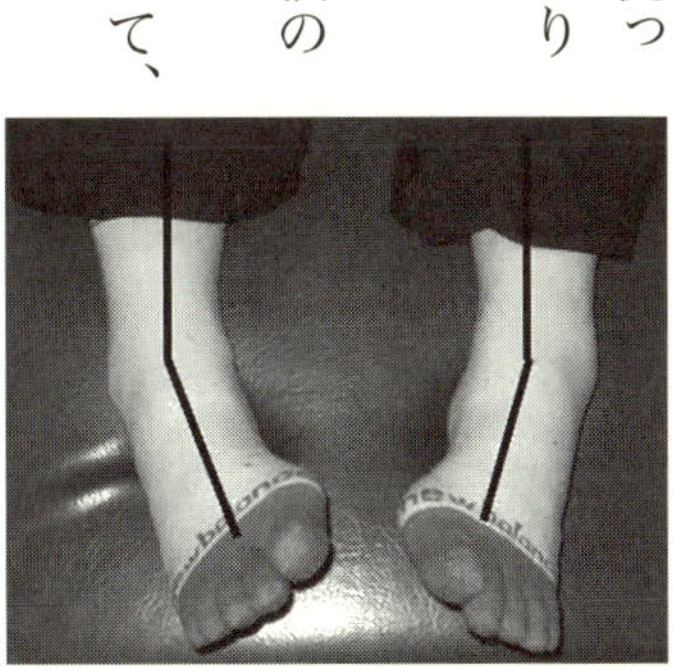

図14

他に、足の裏で内臓異常を確認することができますが、本書では省略します。興味のある方は、トルーレイキ（療）法研究会のホームページをご参照下さい。

なお、足の裏が痛む人は内臓に問題があります。

脳の病・心臓の病の予防と改善法

脳や心臓に異常があると、図7のA点付近にしこりを生じます。つまり、**A点付近のしこりの有無で、脳卒中や心筋梗塞などになる危険性を察知できます**。

A点付近のしこりが普通の方に感じられるほどであれば、かなり危険な状態になっています。多くは、A点付近を押すと痛みを感じる程度です。痛みなので自分で押して分かります。もし**A点付近で違和感（痛み）を感じれば、脳に異常が生じている**ことを示します。

ただ、**左腕のA点**を押さえたときに痛みがあれば、**心臓の病**である可能性の方が高くなります。左腕A点での痛みは、左は動脈系なので、心臓から脳に行く血圧が高くなっていることを意味します。従って、脳の左側に異常がある場合もありますが、基本的に、心臓に異常があるとお考えください。

いずれにせよ、痛みを感じた段階で、B点と同じやり方で対処してください。

内臓は、何十年という歳月をかけて悪化していくので、B点のしこりの解消には時間がかかります。**A点のしこりは、B点のしこりに比べると早く消失する**ようです。できて間がないしこりであれば、（痛みもなく）数分で消失することがあります。また、A′点に痛みが生じる場合があります。

しこりがあると突然倒れる危険性があるので、気がつけばすぐに解消する努力を始めてください。

しこりがある場合、週2回くらいでも結構ですが、**毎日5分ほど行う**ことをお勧めします。生死を分ける作業になります。

つまり、**A点の異常に気づくかどうかで、寿命が20～30年異なる**場合があります。

なお、A点以外に異常のある可能性があります。従って、**異常の確認は、A点を含む線に沿って行ってください**。複数の異常がある場合、図の線上を親指で押していくか、各点を個別に調整してください。A点付近に異常があれば、下側の線上（図7）にもたいてい異常があります。

がんの予防法

がん細胞の発生原因が何であれ、がん細胞は免疫力の弱いところで増殖します。従って、臨床的がんは、冷えて血流が悪くなっているところ（炎症部位など）で発生します。継続的に臓器を冷やす元凶は足の冷えです。足さえ冷やさなければ、基本的に万病を防げます。

がんを予防する最良の方法は足を冷やさないことです。そうすれば、ミトコンドリアも減少しません。実際、**がんの人は足が冷えています**。そのため、低体温にもなっています。多くの場合、足の冷えに、血流を低下させる他の要因が加わって、がんが増殖します。精神的ストレスも要因の一つです。

がんなどの発病＝足の冷え＋（酸化ストレス、食べ過ぎ、疲労など）

足の冷えを防ぐには、先に説明した冷えの急所を使います（図1参照）。ここが、標準より足先に近ければ、冷えの急所に5分ほど親指を当ててください。

寝るときも、常に厚めの靴下をはいて寝てください。そうすれば、足は冷えず、がんは防げます。なお、**おへその周り数センチの範囲を調べることで、がんの有無を確認できる場合があります**。ここを押したときに痛みがあれば、内臓に異常のある可能性があり、がんの場合もあります。もし、**へその周り1㎝くらいのところに小さなしこり（硬結）があれば深刻な状況**になっています。

▽がんと抗がん剤

がんを征圧できる薬が出現すれば画期的ですが、未だにがんの特効薬は存在しません。これまで、プラチナ製剤をはじめとして、アルキル化剤、抗腫瘍性抗生物質、分子標的薬など、様々な作用を狙った抗がん剤が、多数開発されています。しかし、**抗がん剤は**、基本的に、**薬というより高価な毒**です。毒で毒（がん）を征する方法です。

通常、抗がん剤（毒）は正常細胞を痛めるので、**慢性炎症を伴います**。体は、抗がん剤の毒により免疫力が下がりますが、同時に、慢性炎症の多発で、炎症部位に多数の免疫細胞を投入するようになります。その両方の作用で、体のがんに対する免疫力が下がります。

現在の**抗がん剤は、がん攻撃の主役ではなく、助っ人に過ぎません。**転移がんの場合でも、がん攻撃の主役は免疫力です。従って、**抗がん剤が有効なのは、**がんが死滅するまで**体力（自己治癒力）がある場合に限られます。**時間がかかると（中期、末期）、抗がん剤によって免疫力が下がります。**免疫力の低下は、がんの増殖だけでなく、感染症を呼び込みます。**従って、がんではなく、肺炎などの炎症で死ぬ人も少なくないはずです。

現状では、**がん克服の王道は、免疫力を高めること**です。抗がん剤（毒）の服用は、盛らされると表現する方が適切な気がします。

健康な人：免疫力＞がん増殖力

がん患者：免疫力＜がん増殖力

【抗がん剤投与】

初期：免疫力＋抗がん剤＞がん増殖力

中期：免疫力＋抗がん剤～がん増殖力

末期：免疫力＋抗がん剤＜がん増殖力

内臓異常の改善に有効な足の指

足の各指は内臓に対応しています。従って、内臓の異常は、対応した足の指に反映されます。

例えば、親指は頭、人差し指は胃（左）と肝臓（右）、中指は腎臓、薬指は生殖器（内臓）、小指は泌尿器などです。

内臓に異常があると、対応する指が曲がっています。

下図では、左の人差し指が曲がっているので、胃に異常のある可能性があります。

ここでは、重要な2本の指を紹介します。親指と薬指です。

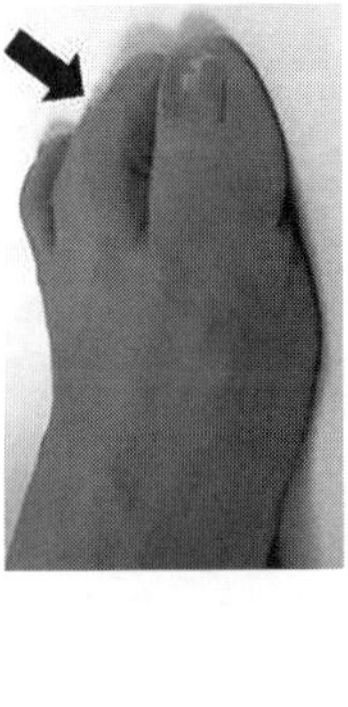

図15に示すように、足の親指を手で軽くつかむと頭に強くきます。同様に、図16のように、薬指をつかむと内臓に強くきます。どちらも対応する臓器に強く響きます。

足の指にも左は動脈系、右は静脈系という側面があります。従って、**左の薬指は臓器の動脈の流れをよくします**。

例えば、胃や肝臓が悪い場合、左の薬指をつかむと、それらの臓器にきます。左の薬指をつかんでいると、胃や肝臓に痛みがあってもすぐに解消することがあります。右の薬指は静脈の流れをよくするので、アレルギー症などに効果があるかもしれません。足の薬指は腕のB点と似た作用があります。親指は腕のA点に対応します。

ところで、冷えの急所は、内臓の血流をよくするところと考えられます。従って、冷えの急所と薬指を同時に触ると、効率が上がります。

やり方は、図17のように、まず冷えの急所を手の人差し指で押さえます。残りの指で足の薬指をつかんでください。

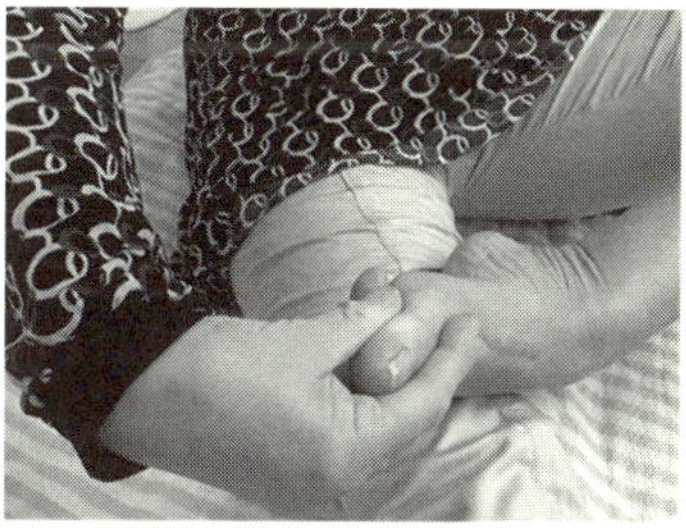
図15

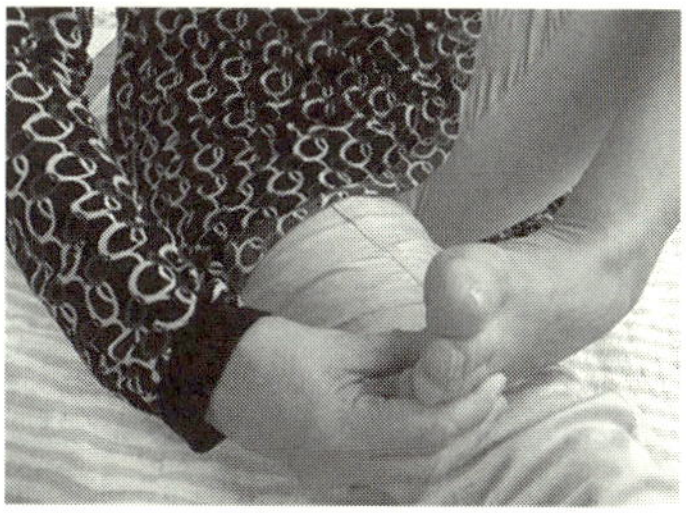
図16

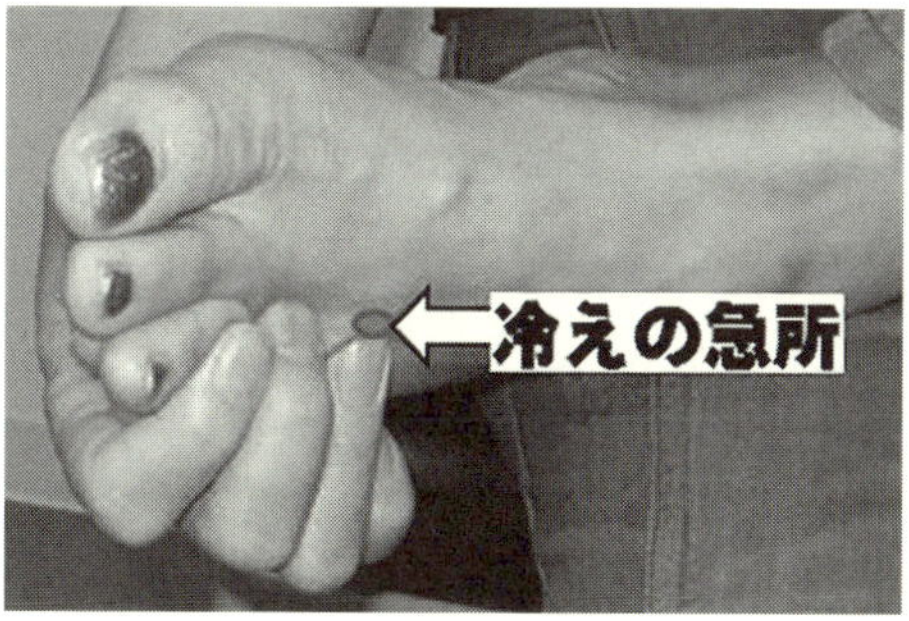

図17

足の指（骨）は足首の近くまであります。従って、足の甲も足の指があり、手の多くの指は足の甲にある骨を押さえることになります。親指は、裏側から薬指をつかみます。足の骨は足首近くまであるので、足の甲の部分も足の指です。週1回以上、1回5分ほど行うだけで、内臓病の予防になります。

足の親指は、ぼけの予防など、頭を活性化させるのに有効です。脳の手術で**半身不随になった場合**、不随側の親指を触ります（この場合には、不随側と反対側にある頭の凹みを触ることの方が重要です）。

なお、一般に**効果の異なるところを複数押さえることは、効果を減少させる**ので避けた方が無難です。

腎臓の快復法

肝腎要《かんじんかなめ》という言葉があるように、腎臓は人体の機能調整に不可欠の臓器です。従って、腎臓の機能が衰えると、体の状態を整える能力が低下するので様々な障害が出てきます。つまり、腎機能の低下は、良好な血液循環、毒の排泄などに支障をきたすので、各臓器の機能が低下します。従って、**腎臓が悪くなると老化が速まります**。要するに、**寿命が短くなります**。

腎臓の機能が低下する最大の理由は足を冷やすからです。足の冷えを防がないと、悪化した腎臓は快復しません。足の冷えが解消されないと腎機能の低下が続き、やがて透析を受けることになります。透析を何年も続けると、使われない腎臓は脂肪になって消失します。腎臓がなくなると、腎機能の快復は不可能になります。

足の冷えは腎炎を招くので、先の内臓快復法は腎臓にも有効です。

そして、内臓快復法として、さらに、おへそに指を当てる方法があります。おへそに指を当てると内臓にきますが、特に腎臓に強く響きます。つまり、おへそに指を当てると腎臓が活性化します。

おへそに中指を10分以上当ててください。さらに、指を当てるより、図18のように、おへそに指を突き立てる方が効果的です。なお、おへそに手のひらを当てても、効果は、ほとんど期待できないのでご注意ください。

また、おへその真裏は腰椎３番ですが、腰椎３番は、腎臓など、泌尿器に関係する椎骨です。従って、位置的にも、おへそが腎臓に効果のあることをご理解頂けると思います。

また、内臓を温めるために行う半身浴も有効です。40度くらいのお湯に、下半身を20分から30分浸けてください。内臓（腎臓）が温まります。

腎臓の状態は、下腹（おへそ付近）の両側を指で強く押せば分かります。腎臓の悪さに応じた痛みを感じます。また、太った方やお腹の出た方は、背中側の同じところを押してください。腎臓に異常があれば痛みを感じるはずです。なお、痛みが片側だけの場合、希に大腸がんの場合があります。

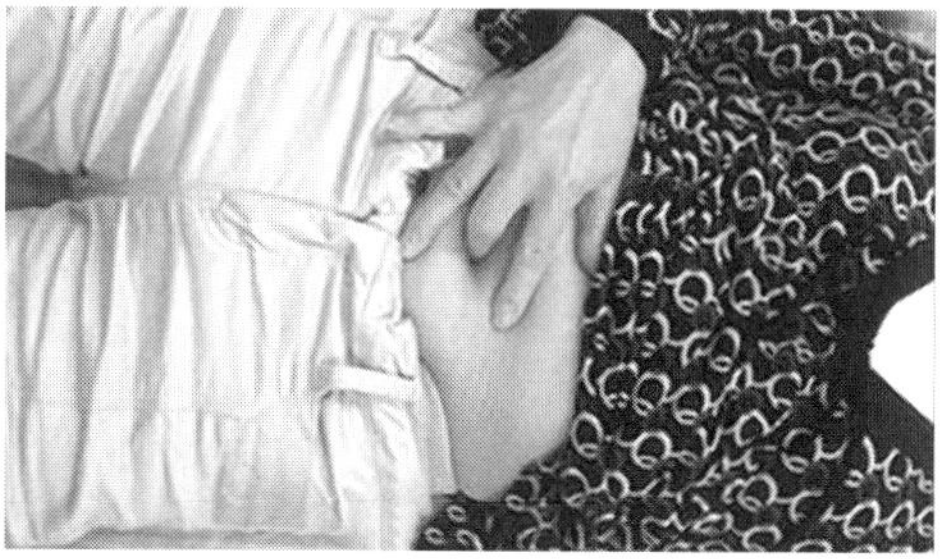
図18

▽腎臓の急所に手を当てる

腎臓の急所は背中にあります。ここが一番効果的です。

肩甲骨の下端から５㎝くらい下、背骨から指３本分左のところです。ここは少し凹んでいます（３１７ページの図39参照）。ただ、場所が分かりにくいと思いますので、図19のように、その辺りを指全体で軽く当ててください。時間は、10分から20分、週1回以上です。腎臓の悪い人は、週2回、できれば毎日することをお勧めします。図20のように人にしてもらう方が確実です。

腎臓の急所は他にもありますが、簡単で効果があるのは肋骨の下部です。左脇腹の一番下のところを指でお腹側に食い込ませるようにして押さえて下さい。敏感な方は腎臓に強く響くのが感じられるはずです。1回5分程度で結構です。腎臓の悪い人は毎日行って下さい。右肋骨の下を押して痛みがあればここも同じようにして下さい。なお、肋骨の一番下の骨は胸骨と繋がっておらず、浮いています。従って、折れやすいので強い力で押さないようにして下さい。

▽体をねじると腎臓が活性化する

腎臓を活性化するもう一つの方法は、体をねじることです。体のねじれに関係する椎骨として、腰椎3番、胸椎10番から12番があります。これらの椎骨はいずれも腎臓と関係しています。従って、腎臓が悪くなると、これらの椎骨にも異常がでます。逆に、これらの椎骨を活性化すれば、腎臓の働きが向上します。

図21のように、**脇を締めて左右にねじります**。これを何度も行ってください（60回以上）。立ったまま行っても結構ですし、

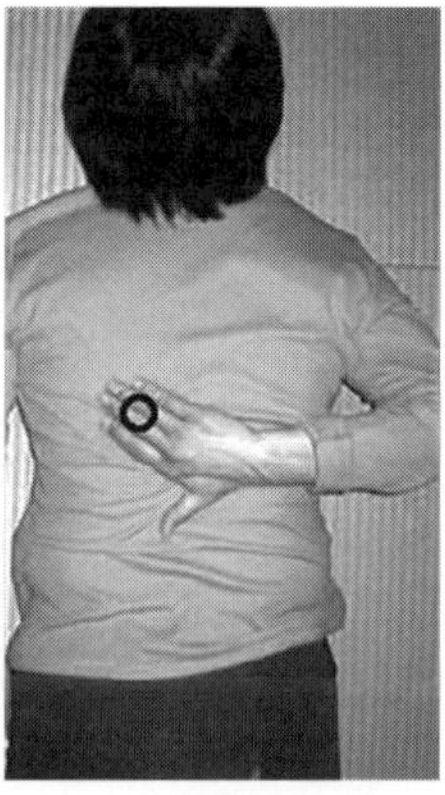

図19

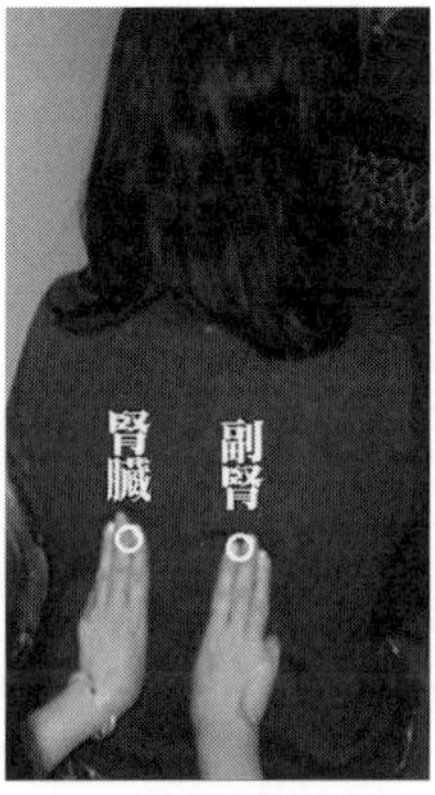

図20

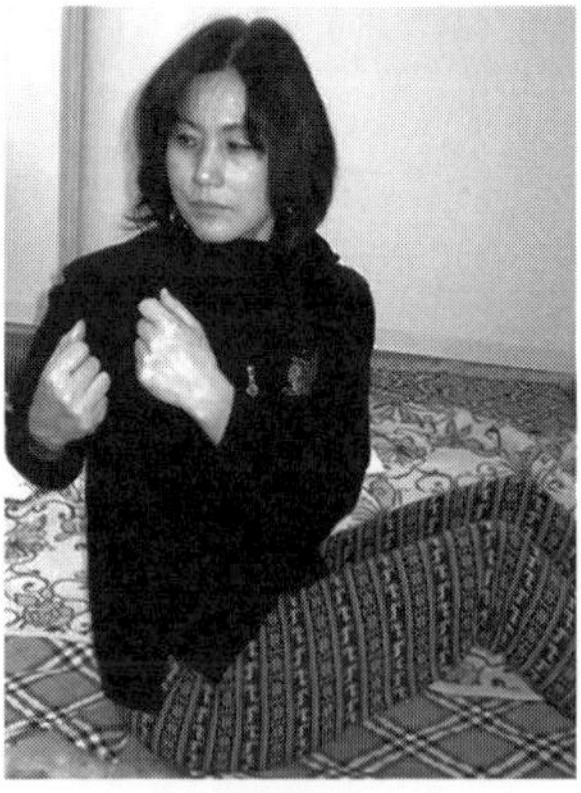

図21

椅子に座ってでも差し支えありません。

脇を締める理由は、肋骨の後ろ側が腎臓に当たるからです。

その結果、体をねじると腎臓自体を刺激します。

また、酒を飲む前後に体をねじると、悪酔いしません（体外排泄が速やかに行われるようになります）。

ちなみに、ある種の気功では、左右にねじるスワイショウという動きを取り入れています。スワイショウの動きは、図21の動き同様、腎臓を活性化します。この動きも60回以上しないと効果がありません。

▽より効果的なねじり方

正座して背筋を伸ばします。**必ず脇を締めて下さい**。

次に、息を吸い込んで、可能な限り左にねじってください（図22）。顔は自分の背中を見るようにします。

息を吐くときは、正面を向いて一気に吐き出し脱力します。このとき、脱力しているので、図23のように頭は前にたれる形になります。

続いて、右にねじって同じようにします。左右交互に行います。左右の動作を1回として、毎日10回行ってください。

この動作は緊張を緩め、みぞおちを緩めるので、内臓一般に効果があります。従って、この動作は、腎臓の悪い人だけではなく、胃や肝臓などの悪い人にもある程度有効です。また、この動きは椎間板が薄くなるのを改善するので、老化による身長の減少を防ぎます。

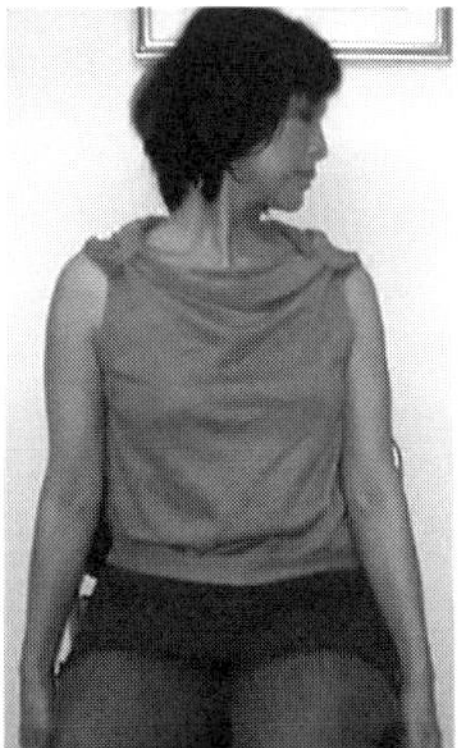

図22

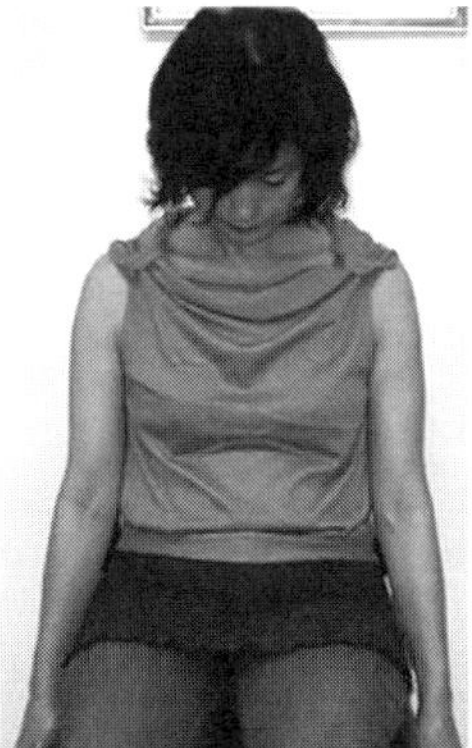

図23

副腎の快復法

副腎が重要な理由は、体を制御する様々なホルモンを分泌するからです。

例えば、**副腎の働きが悪いとストレスに弱くなります**。

アトピー性皮膚炎など、アレルギー症状を示す原因として、筆者は、その人の副腎の機能が低下しているか十分に発達しなかったからだろうと考えています。さらに、原因不明の症状には、副腎の機能低下が影響している場合が少なくないはずです。

また、**副腎の機能低下は、老化に大きな影響を与えます**。

多くの男女は、40歳代後半から50歳過ぎにかけて、更年期障害を経験します。つまり、男性、女性から、熟年者に変わるわけです。こうなると、生殖器の衰えによって性ホルモンの分泌が減少するので、体の機能を維持するホルモン分泌は、主に副腎に頼ることになります。従って、副腎が元気であれば、女性が閉経を迎えても元気に生きていけます。ところが、副腎が衰えていると、閉経後、急速に老化して萎《しな》びたようになります。

要するに、**副腎は、その人の活力、生命力の源**なのです。

副腎の急所は、肩甲骨の下端から約5cm下、背骨から指3本分右のところです。腎臓の急所の反対側です。

副腎を活性化するには、図24のように副腎の急所を軽く押さえて下さい（317ページの図39参照）。図20のように、人に触ってもらう方が楽です（10分から20分、週1回以上行ってください）。

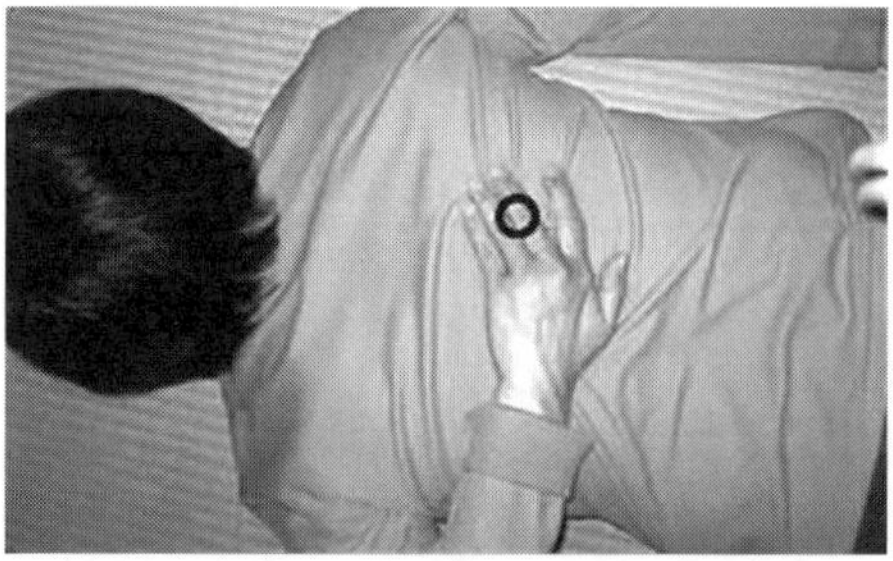

図24

3 寝付きをよくする方法

眠り（深い眠り）の急所 ― 脳梗塞などの予防にも有効

図25に示す点（凹み）は、**眠りの急所**として使われます。場所は、両耳の穴から上がった線と両目から上がった線が交差する点より、約1㎝前になります。鹿児島で行われていた民間療法に由来する急所です。

この左右の2点を図26のように、両手の**親指で5分ほど軽く触れます**。他の指は顔の側面においてください（耳の前に指を2本、後ろに指を2本）。ここは、本来、凹んでいますが、たいてい平らか、盛り上がっています。この急所の調整で、寝付きにくい人はすぐに眠れるようになり、眠りの浅い人は熟睡できるようになります。**自分でもできますが、**（訓練していなければ人にしてもらう程の）**効果はありません。**

怒りや不安・心配などの精神的ストレスがあっても、この操作で眠りやすくなります。睡眠薬は、不要になります。**睡眠薬は眠りの質を下げる**ので、使い続けるのは好ましくありません。

なお、怒りやイライラが続くと、右の急所が盛り上がってきます。また、不安や心配などの悩みがあると、左の急所が盛り上がってきます。このように、眠りの急所の左右の高さが違えば、寝付きが悪いことを意味します。

さらに、ここが凹んでいれば脳卒中にならないので、**脳卒中を予防する急所**でもあります。

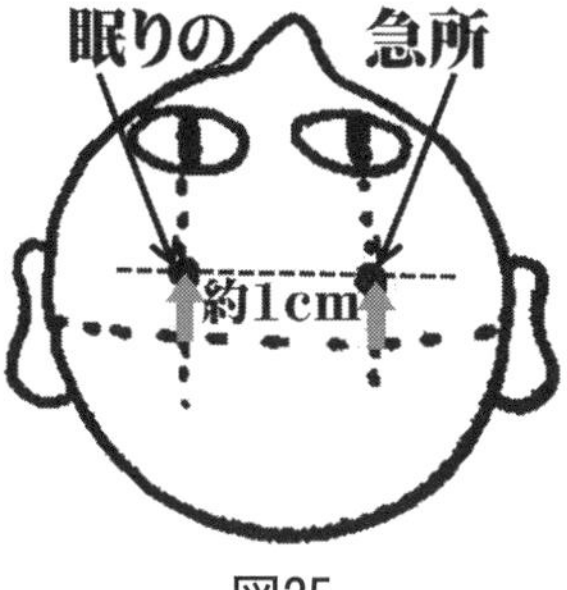

図25

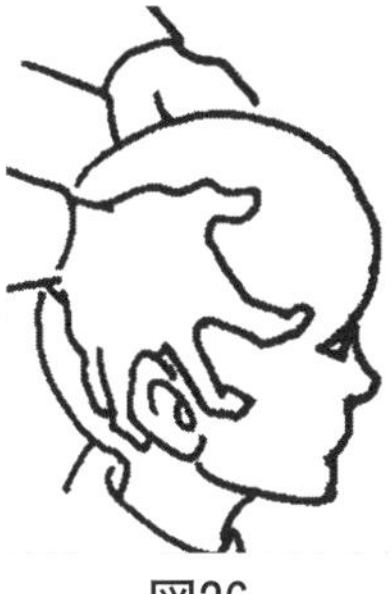
図26

熟睡の必要性

睡眠の目的は、組織の修復・再生と体の歪みを正すことです。従って、**健康の基本は熟睡すること**にあります。そうすれば、毎日、体の不具合が正されます。

睡眠中は、免疫細胞が一番活躍するときであり、がん細胞などが拡がるときでもあります。従って、眠りの質が悪いと、がん細胞の増殖や炎症部位の拡がりを防ぐことができません。熟睡するための睡眠は、**6時間**（から7時間）**が最適**です。一般に、8時間以上の睡眠は長すぎます。

熟睡に必要なこと

眠りの質は精神的ストレスの有無に左右されます。従って、熟睡するには過剰なストレスのないことが必要です。

1　昼寝・うたた寝はしない

昼寝の勧めなどの意見もありますが、熟睡には逆効果です。

2　夕食は、寝る3時間前までにすませる（理想は4時間前）

食後すぐ寝ると、寝ている間も消化器系が活動するので、眠りが浅くなります。

3　お風呂も寝る1時間以上前に入っておく

入浴は、骨格筋などの血流を活発にするので、落ち着くまで時間が必要です。

4　寝る前のアルコールなどは避ける

飲酒は、眠気を誘い、簡単に眠らせますが、肝臓が活発に活動するので眠りは浅くなります。ぐっすり寝込んだように思えますが誤解です。その証拠に、起きたときにすっきり爽快な気分にはならないはずです。飲酒も寝る3時間以上前、できれば4時間前にすますべきです。

5　灯りをつけたまま寝ない

脳にある松果体が光を認識し続けるので、メラトニンの分泌が抑制されます。眠りを誘うホルモンであるメラトニンの分泌が抑制されると、眠りが浅くなります（メラトニンには老化抑制効果があります）。

6　起床時間を変えない

体は、起床後、16時間くらいで睡眠状態に入ろうとしますが、毎日同じ時間に目覚めようとします。従って、起床時間が一定ならば、就寝時間が違っても熟睡する傾向があります。

7　睡眠薬の使用は控える

睡眠薬は眠りの質を悪くするので、睡眠薬を使うと熟睡できません。眠りの急所を活用してください。

長時間睡眠の問題点

長時間睡眠は、通常、9時間以上の睡眠を意味しますが、それは、標準的な睡眠時間を8時間と考えているからです。しかし本書では、8時間以上の睡眠を長時間睡眠と考えています。長時間睡眠は浅い睡眠が多く、熟睡する割合が少なくなって、睡眠効率が下がります。いい換えますと、**長時間睡眠は自律神経を不活性にする**傾向があります。

長時間睡眠は、脳と体を使わない時間が長くなるので、交感神経の働きが衰えます。従って、長時間睡眠をすると、頭も体もだるく、ボーッとした状態になる傾向があります。そのため、もっと眠りたくなります。高齢者の場合には、別世界への準備行動になりかねません。特に、長時間睡眠を続けると、呆《ぼ》けやすくなると考えてよいでしょう。

自律神経が不調であれば血液循環が悪くなるので、病気を招きやすくなります。つまり、**長時間睡眠は自律神経の活性（良好な血液循環）を損なう**ため、健康によくないわけです。

子供は成長のために睡眠が必要です。特に、赤ちゃんは脳の発達に、多くの睡眠を必要とします。しかし、年とともに新陳代謝が低下し、寝ているときに再生される組織の量が少なくなります。従って、再生に必要な睡眠時間も少なくなります。

睡眠中は、再生のためにエネルギーを使い、他の器官を休ませるので体温が下がっています。従って、**長時間睡眠は**、不必要な低体温の時間が長くなるので、**免疫力を低下させます**。

4 骨盤と骨盤調整

骨盤の動きが私たちの健康を支えている

骨盤は常に動いています。

骨盤の動きは生きている証しであり、**骨盤は環境変化に適応する体の変化を誘導します**。残念ながら、骨盤の重要性、および骨盤が動いていることを、医者を含めて、知らない人が多すぎます。

図27のようにお尻に手を当てて呼吸してください。息を吸うと骨盤が縮み、吐くと拡がります。同

様に、側頭部に手を当ててください。息を吸うと側頭骨が拡がり、吐くと狭まります。このように、骨盤が動いていることは、簡単に確認できます。

また、呼吸するとき、肩甲骨は左右に動きます。従って、骨盤、肩甲骨、および頭蓋骨《とうがいこつ》は、連携して動いていることが分かります。

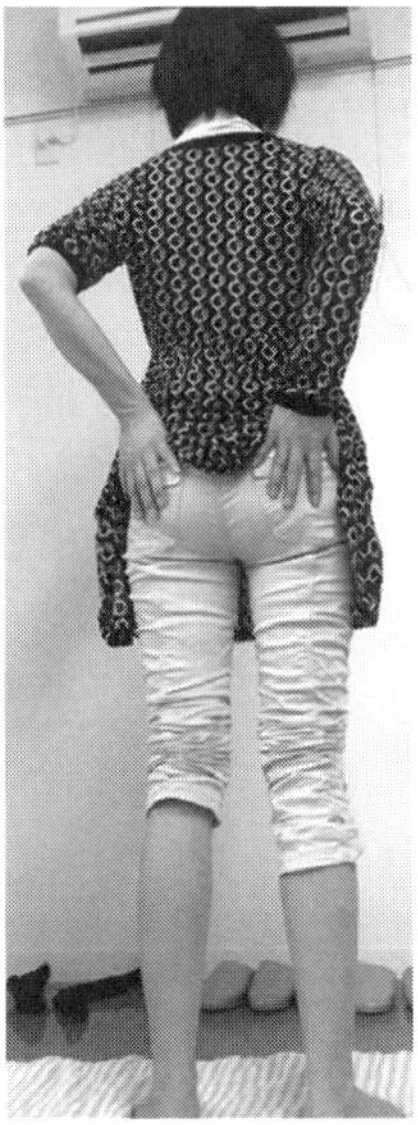
図27

頭蓋骨、肩甲骨、骨盤は、連動しています。これは、体の働きを左右する、とても重要なことです。例えば、骨盤の動きが悪いと頭蓋骨の動きも悪くなり、心の病や不安定な精神状態を招く可能性があります。

▽骨盤の状態は血行を左右する

骨盤が重要な理由は、**骨盤の状態によって血液の流れが変わる**からです。

昼間、交感神経優位のときは骨盤が締まり、顔（頭蓋骨）も締まり、きりっとした顔になっています。逆に、夜間の副交感神経優位のときは、骨盤が緩み、顔も緩んでいます。

一般に、**左骨盤が歪むと左半身の血流、右骨盤が歪むと右半身の血流が悪くなります。**さらに、左骨盤の歪みは動脈、右骨盤の歪みは静脈の流れを悪くする傾向があります。

また、**内臓と骨盤は連動**しており、心臓や肝臓の脂肪分解能力などに異常があると、左骨盤が歪みます。同様に、消化器や泌尿器、肝臓の脂肪吸収能力などに異常があると、右骨盤が歪みます。逆に、骨盤の歪みが長期化すると、対応する臓器に異常が生じます。

生理のある女性は、排卵日が近づくと骨盤が締まり、生理が近づくにつれて骨盤が開きます。生理中は骨盤の開きが最大になっているので、その間、最も締まりのない顔になっています。もし、骨盤の動きが鈍いと、生理前に骨盤があまり開かず、頭蓋骨も開きません。そのような状態にある女性は、不安感、あるいはイライラを生じます。

骨盤は四季によっても変化します。骨盤は、12月の下旬に最も締まり、1月頃から開く動きに変わります。骨盤の開く動きが悪い人は、連動する頭蓋骨の開く動きも悪くなります。従って、本格的に拡がり始める**春頃には、花粉症の人や精神的におかしくなる人がでてきます**。五月病も、この骨盤の開く動き、つまり頭蓋骨の開く動きが鈍い人に起こります。8月の中頃に、骨盤は最も開きます。従って、8月は、一年で最も締まりの無い顔と体になる時期です。そして、秋は再び骨盤が締まる時期ですが、骨盤の動きが悪い人は頭蓋骨があまり締まりません。そのため、**秋にはうつ病の人が増えます**。秋の景色に、もの悲しさなどの風情を強く感じる人は、骨盤の動きが悪いのかもしれません。

このように、私たちの骨盤は、呼吸ごとに動き、毎日、そして季節ごとに変化しています。さらに、女性の骨盤は毎月変化しています。これは子宮の動きと連動しています。従って、**女性は子宮（のリズム）に支配されています**。

結局、骨盤は、環境に合わせて動き、心と体を環境に合うように調整しています。

つまり、**心身の働きは骨盤の状態に左右されます**。

骨盤の調整

骨盤の状態は、血液の流れを左右するので、内臓の血流に影響を与えます。

逆に、内臓に異常があると、骨盤が歪みます。このように、**骨盤は**、様々な意味で、**体の土台**になります。従って、骨盤の歪みは心と体に影響するので、骨盤の調整は大変重要です。

西洋医学は原因不明の症状を自律神経失調症として片づけますが、骨盤の歪みを調整するだけでよくなる場合が少なくないはずです。

▽右骨盤の調整

図28のように、右脚を後ろにそらす姿勢を1～2分維持すれば、右骨盤の歪みはなくなります。人にしてもらう場合には、**右足を強く10秒ほど引っ張ってもらう**だけで簡単に調整できます。ただし、内臓などに異常のある場合には、歪みがすぐに復活するので、根気よく行ってください。

▽左骨盤の調整

左の骨盤は、開きによる歪みを生じやすい骨盤です。

従って、図29のように、左の脚を左右に数回、強くねじれば、左骨盤の歪みはなくなります。通常、**外側に強くねじるだけで結構です**。

ただし、心臓や呼吸器に異常がある場合には、なかなか歪みは解消しません。従って、根気よく何度も行う必要があります。

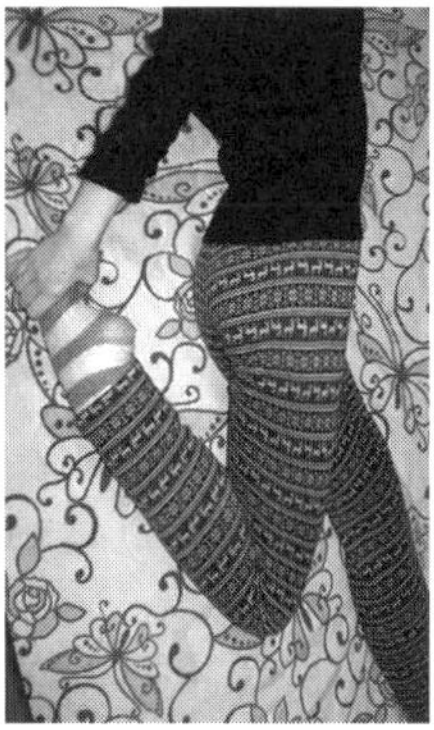

図28

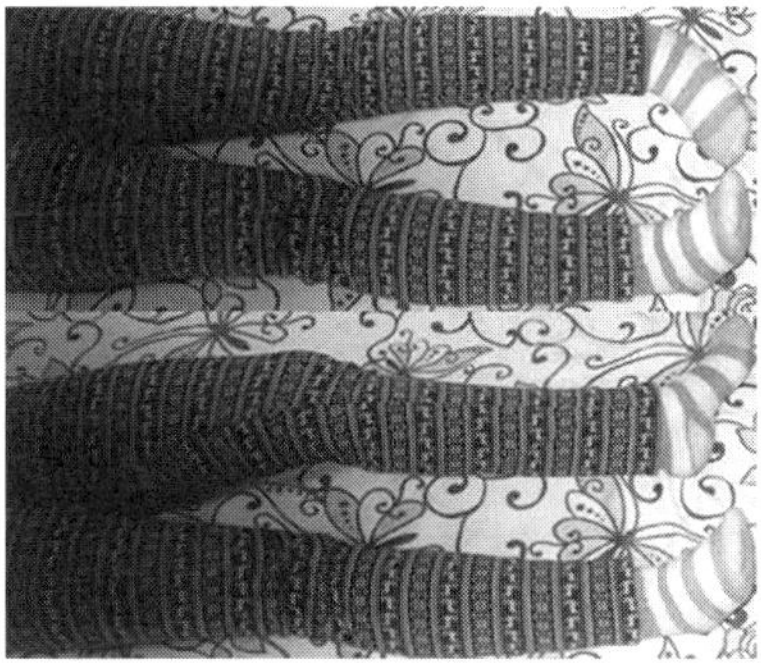

図29
内側にねじる、外側にねじる。

▽腰椎を利用した骨盤調整

骨盤の歪みを矯正する本格的な方法は、腰椎5番（4番）の左右を調整することです。場所は、図30の黒丸AとBです。A点は左骨盤、B点は右骨盤の調整に使います。それぞれ背骨から左右に指3本離れた点ですが、より正確には、脊柱《せきちゅう》起立筋《きりつきん》のすぐ隣になります。つまり、脊柱起立筋の盛り上がりがなくなったところです。

なお、脊柱起立筋は、背骨を両側で支える筋肉です。

A点、B点は、骨盤と脊柱起立筋の交点の外側にあります。これらの点は**腰椎5番の調整点**です。腰椎5番は、図から分かるように、A点、B点より少し下ですが、骨盤があるために触れません。従って、A点、B点を押すときは、少し足の方向に押す必要があります。

これらの点を手の親指でお腹の方向（痛む方向）にゆっくり押してください。そして、受け手の人が息を吐ききったときにフッと緩めます。これを数分行ってください。

本来、**左の骨盤調整は腰椎4番**で行いますが、本書では、腰椎5番で代用しています。

骨盤調節の基本は腰椎4番と5番ですが、通常、骨盤に関係する他の椎骨などの調整が必要になります。

また、**腰痛は、ほとんどの場合、A点、B点を中心とした骨盤上部付近**の痛みです。自分の親指でその辺を押すと、痛みがあるので分かります。痛みのあるところを5分程度押さえてください。

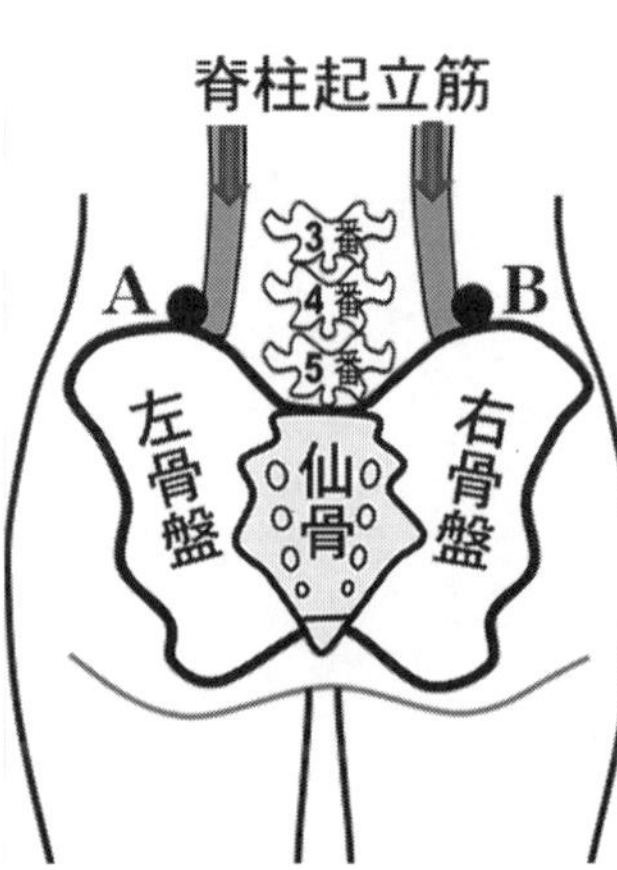

図30

老化は骨盤から

体の衰えが一番出やすい部分は脚です。従って、老化は脚の衰えから始まります。しかし、もう少し正確にいえば、老化は脚と腰の衰えから始まります。そして、脚の衰えは腰の衰えの結果であり、腰の衰えは骨盤の衰え（弾力低下）を意味します。
また、骨盤が強く関係する臓器は排泄器官です。つまり、生殖器と泌尿器（腎臓）です。

結局、**骨盤が老化すると、腎臓や生殖能力などが衰えます**。これが老化の兆候になります。

骨盤が老化（弾力が低下）すると骨盤が歪みます（弾力がないので変形すると元に戻りません）。**そして、骨盤を日常的に歪める姿勢が腰猫背**です。つまり、**腰猫背は老人の姿勢です**。

従って、**腰猫背は老化を速めます**。

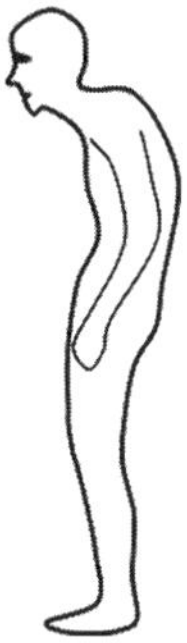

骨盤の歪みは上半身のバランスを崩すので、関係する神経・筋肉の不必要な緊張を招きます。神経・筋肉の緊張は血流不良を招き、また、上半身のバランスの乱れは下半身に伝わります。
結局、腰猫背は、（バランス上）背中猫背と首猫背を招き、老化を速め、万病の原因になります。

5 うつ病や不安障害など、心の病を防ぐ方法

今日、心の病は、四大疾病《しっぺい》といわれた、がん、脳卒中、心臓病、糖尿病と同列に考えられるようになりました。これら四つの病に精神疾患が加わり、五大疾病《しっぺい》といわれるようになっています。実際、厚生労働省が2008年に行った調査では、**精神疾患323万人**、糖尿病237万人、がん152万人となっています。この精神疾患は、高齢者を除くと、主にうつ病と不安障害（パニック障害）になります。

そして、西洋医学では、心の病は心に問題があると考えています。実際、心の病を患っている人は、心配や悩み、不安などを抱えています。それらが病気を誘発したことは間違いないでしょう。

しかし、私たちは、誰でも大なり小なり、悩み事などを抱えているはずです。それらが心の中にとどまっている限り、病気にはなりません。

すでに述べましたように、**病気はすべて血液の病気です**。ほとんどの病気は、血液の流れに障害が生じ、そこに炎症が発生することにより起こります。心の病は、基本的に、自律神経の異常ですが、体の異常が脳へ行く血流を阻害するために起こります。

うつ病と不安障害の症状は、次の通りです。

うつ病　：不眠、食欲不振、焦燥感、憂うつ、意欲減退、自殺願望などの症状
不安障害：過剰な恐怖感・不安感、動悸などの症状

これらの病は交感神経過緊張の結果です。どちらも睡眠障害を招きます。

うつ病の場合、心配や不安などの悩みで体の筋肉が緊張します。

不安障害の場合、不安、恐怖、怒りなどで体の筋肉が緊張します。

実際、どちらの場合も体に炎症を起こして、しこりが発生しています。これらの緊張（しこり）によって、脳に行く血流が低下して、脳内の血流に変調をきたします。そのため、脳内で炎症を発生した状態が、うつ病や不安障害であると考えています。

うつ病と不安障害は、どちらも交感神経過緊張が継続した結果です。しかし、うつ病の場合、交感神経過緊張から交感神経不活性状態になることによって発病します。発病のきっかけは似ていますが、**O型の人はうつ病、A型の人は不安障害になる**ようです。うつ病や不安障害の一部の人に、話のついでに血液型を確認しましたが、今まで例外はありませんでした。

うつ病や不安障害は、血流異常の原因であるしこりを消すと快復しますが、予防はさらに簡単です。継続的に交感神経過緊張にならないようにすること、つまり、熟睡できるようにすることです。

つまり、日頃から**腹式呼吸**をすることと、寝付きの悪いときには人に**眠りの急所**を触ってもらうことです。どちらも酸化ストレスを抑え、眠りをよくします。**瞑想**も酸化ストレスを抑えます。

特に、**瞑想は心のトレーニングなので、瞑想をすると心の病に強くなります**。戦前には瞑想をする人が多かったのですが、現代の方が瞑想をする必要性のある人が多いように思います。多くの人は瞑想に関する知識と関心がないと思いますが、少なくとも、その効果は知っておくべきです。

6 その他　女性特有の症状など

産後の体調不良、体型変化などを防ぐ方法

現在の医療には、不可思議なものが少なくないのですが、出産もその一例です。**出産は**、太古の昔から続く**自然の営みであり**、決して**病気ではありません**。しかし、人生においてもっとも祝福されるべき出産が、今では、医師主体の医療行為になっています。

かん腸、剃毛《そりげ》、会陰切開、さらに、（医師の勤務時間内に出産させるための）陣痛促進剤の使用など、これらは、極めて不自然で、不必要な医療行為であるといわざるを得ません。

さらに、医師が処置しやすいように、分娩台に寝かされて、踏ん張れない姿勢で出産させられるわけです。ここには、出産される方に対する配慮と神聖な営みに対する畏敬の念がありません。さらに、病院での出産というシステムには、出産が自然の営みであるという認識と昔から培われてきた知識が欠落しています。

そもそも、出産は、未だに単細胞生物すらつくれない人類にとって、驚嘆すべき出来事です。人類の祖先が海に生息していた時代を含め、およそ5億年（全体では約30億年）の進化の過程が、受胎後の母体で再現されます。たった5週間程の短期間に、この劇的な変化を経過した後に胎児が成長し、赤ちゃんとして産まれます。この出産を排便と同一視することは大いに問題がありますが、排泄という点では同じです。

仮に、かん腸され、肛門を切られ、仰向けに寝かされて、排便する状況を想像してください。

さらに、医師がお尻に指を入れて便を取り出すようなことが考えられるでしょうか。これは、自力

でできる排便に対して、極めて不自然で、全く不必要な医療行為になります。あまりにもばかげた仮定ですが、病院での出産は、これと全く同じことをしています。

また、出産は、母胎にとって、大変負担のかかる行為です。体の歪みを極限にする行為でもあります。そうである以上、出産すればすぐに体が元に戻るわけではありません。新たな命を生み出すことは、母体に極端なほどの歪みと負担を強います。体が快復するまでに、本来、数カ月はかかります。少なくとも数週間の休息は必要なのです。

例えば、出産時に骨盤は大きく開きますが、出産後、骨盤はすぐに閉まるわけではありません。開いた骨盤は、左から締まりはじめ、左右、左右と交互に閉まり、その後、そろって締まりはじめます。このとき、左右の体温が一致します。それが出産7日後です。その間、寝ている必要があります。もし、骨盤の締まる動きがそろうまでに立ち上がると、歪んだ骨盤の状態が固定されるからです。

▽出産後、7日間は、立ち上がってはならない

骨盤が歪んで開いた状態では、動きが鈍くなり、激太り、うつ病など様々な障害に悩まされます。

しかし、日本の病院では4日で追い出されます（米国は3日）。それどころか、出産後、すぐに立ち上がってトイレに行かされます。一度立ち上がっただけで骨盤の締まる動きが止まるわけではありませんが、締まる動きが弱くなります。そして、4日で退院して動き回れば、骨盤の締まる動きが完全に止まり、歪んだ骨盤が固定されます。

骨盤が開いた状態で固定されると太ります。一般的な米国婦人のお尻の大きさに留意してください。彼女たちは、出産後、わずか3日で病院を出て動き回るので、太り過ぎるのだろうと思います。

本来、出産は排泄であり、不要なものを体外に放出した体は完全にリセットされます。

つまり本来の**出産は、若返り、**かつ**変身（脱皮）**であり、出産した女性は、女性として、母親として、様々な能力に目覚めます。出産前にあった持病などは、たいていなくなります。リウマチでも治るはずです。

昔は、40歳代後半に出産して、若返った例が少なくないようです。にもかかわらず、現在では出産によって、逆に体の調子が悪くなる人が少なくありません。出産後、うつ病になって自殺する人までいます。要するに、**病院での出産は老化を促進**します。これが現状です。

骨盤の締まる動きが途中で止まった場合、その骨盤状態がその人の安定した骨盤状態になります。従って、骨盤調整を行っても、歪んだ骨盤は、それ以上安定した状態で締まりません。もし骨盤の状態を出産前の状態に戻したければ、もう一度出産する必要があります。そして、出産後7日間立ち上がらずに寝ていれば、本来の骨盤状態に戻ります（若返ります）。

なお、病院で出産する理由に、出産に伴う死亡などの危険性を下げることがあると思います。また、胎児の遺伝子異常の有無をいち早く確認できる利点もあります。ただ、そのような理由と、出産自体を全面的に医師にゆだねることとは、全く異なる問題です。

また、出産の危険性は簡単に克服できます。例えば、**骨盤の動きが悪いと、妊娠中に苦しみます。**このような人は、出産のときにも苦労し、危険に直面する場合があります。

従って、先に紹介した骨盤の調整をお勧めします。逆子も防げますし、体が楽になります。

また、**妊娠中は1日10分以上お腹に手を当ててください。**そうすれば、元気な子供が生まれます。さらに、死産や流産を防げるようです。また胎児に問題があって流産する場合は早めに流産するはずです。

以前、女子高生がこっそりトイレで赤ちゃんを産み落とす事件がありました。産む場所と行為は論外にせよ、本人はこっそり産み落とす苦境に追い込まれたのでしょう。ただ、人に頼れない状況にあったからこそ、理にかなった姿勢で（冷静に？）産めたのだろうと思います。

お産は、生温かいお湯の中でしゃがんで行うのが最も楽だろうと思いますが、そろそろ、女性が中心になって、出産方法を真剣に考えるべきではないでしょうか。

お産は自然の営みですが、**生まれてくる赤ん坊は自然そのもの**です。赤ちゃんの背をそらせる動きなどは、本能の要求に従った自然の動きです。子供の遊びもそうです。しかし、出産のみならず、**現在の子育てや教育には不自然なものが多く、子供の健全な発育を妨げている**ように思います。

現在のお産、子育て、子供の教育には、考慮すべき自然の理《ことわり》が少なからず欠落しています。

〈よもやま閑話〉教育について

公的な教育とは、一体何でしょうか。義務教育や高等教育の目的は、要約すれば、社会の構成員として有用な人材の育成、あるいは（教育される側から見れば）自分自身の発見と自分の望む生き方をする術《すべ》を身につけることにあります。

しかし、教育について不満を持つ方は少なくないと思いますので、筆者の考えを紹介させて頂きます。

一、現在の教育は、古すぎる

私たちが学校を卒業して、社会に出ることは、基本的に、手に職を持つことを意味します。

実際、進学しない最終学年の学生（生徒）は、当然のように企業などの就職試験を受けます。20世紀までの工業社会では、この恒例の行事に対する違和感はありませんでした。しかし21世紀、情報社会の私たちは、巨大な組織に属さなくとも様々な情報を得て、様々な人と出会うことが可能になっています。私たちは、工業社会の時代と比べれば、起業や様々な創作活動を行うことが大変容易になっています。つまり、私たちの生計の立て方は、工業社会と異なり、大変多様になってきています。ところが、現在の教育は、相変わらず、どこかに就職することを前提にしています。まず、この点で教育の古さがあります。

そもそも、狩猟社会や農耕社会の長老たちに、工業社会の教育内容を考えることはできません。彼らが工業社会を理解しているとは、到底考えられないからです。

同様に、工業社会の長老たちに情報社会の教育を考えさせることには、無理があります。彼らはインターネット社会を理解できても、その可能性を理解できるとは思えないからです。

教育の目的を一言でいえば、**社会に出てお金を稼げるようにすること**です。これだけではないにせよ、少なくとも生計を立てられないと、他の教育目的は意味をなしません。しかし、お金を稼ぐ方法は、どこかに就職して給料をもらうだけではありません。

一方、教育内容を考える人たちは、給料をもらうことしかできず、また、情報社会への変化を理解できない人たちです。であれば、教育内容が偏るのは避けられません。結果として時代遅れの内容になります。

さらに、教育内容にメリハリがなさ過ぎます。昔から、教育の基本は、読み書き、ソロバン（計算）です。理科や社会などの必要性は理解できますが、まともに読み書きのできない生徒に、理科や社会などを（形式的に）教える教育は理解できません。

私たちに最低限必要な能力は、読書力（情報収集能力）、表現力（情報発信能力）、自分を他人に理解させ、他人を理解する能力です。つまり、**読み書きだけでなく、人と議論できる能力**が必要です。従って、読書と作文、討論（言葉での説明能力と相手の考えの理解能力）に時間を割く必要があります。

また、**瞑想を小学生から習慣づけるべき**です。理由は、瞑想が頭のトレーニングだからです。つまり、瞑想は、集中力、創造力、実行力など、その人の持つ潜在能力を高めてくれます。

一方、小学校では、騒がしい生徒、落ち着かない生徒などで、授業が成り立たない場合が多々あります。従って、1時間目の前の5分か10分を瞑想に使えば、生徒たちの授業態度は驚くほど変化するはずです。彼らには、成績の向上だけでなく、人間として本来の能力を発揮できるようになることが期待できます。

二、教育内容に、現実感がなさ過ぎる

子供たちは、本来、すばらしい能力を持っています。

あふれんばかりの好奇心、集中力、柔軟さ（適応力）、まねる能力、記憶力など

これらの能力は、生存本能に基づく能力といってよいでしょう。生きていくためには、周りの大人たちのまねをして、できるだけ早く独り立ち、もしくは、共同体の一員としての役割を果たす必要があるからです。

従って、**すべての子供は、本来、すばらしい学習能力を持っているはず**です。

しかし、学校の授業では、多くの生徒にその片鱗《へんりん》が見られません。これは、学校の授業が、生徒たちに好奇心や意欲をかきたてる内容になっていないからです。

その理由として、**教科内容があまりにも現実感に欠けている**ことが考えられます。

英語の授業を例に挙げると、外国語の習得には、子供が成長する過程をなぞることが理想だろうと思います。なぜなら、すべての国のすべての子供は、成長の過程で母国語を確実に習得するからです。

ところが、学校で最初に習う英語は、日常で使う英語になっていません。暗記用の、空々しい英語です。ここには、多くの子供たちの好奇心をかきたてる要素がありません。日常的に使う言葉には、お腹がすいた、眠い、痛い、かゆい、疲れた、つまらない、おもしろいなど、色々あります。このような言葉を習っていれば、家庭や学校で日常的に使えます。要するに、現実感が出てきます。現実感のない英語をいくら習ってもあまり役に立たず、貴重な時間を浪費するだけです。

小学校で英語が導入されていますが、そこではスペルを学ばされています。これは極めて不自然です。いかなる国の赤ちゃんも、文字を覚えてから言葉を覚えるのではありません。逆です。このような英語の授業であれば、小学校で行う必要がありません。作文でもさせる方が有意義でしょう。

多くの人は、英語学習の必要性と英語の早期学習の必要性を理解しておられるだろうと思います。しかし、そのことを最も理解していない人々は、英語の教育内容に関わる人たちではないでしょうか。

昔は、「英語学習の目的は英文学に親しむこと」と公言する大学教員が結構いました。また、多くの大学において、外国の人が講演する日は、英文科の教員が大学から消えるという伝説があったようです。誰でも簡単に外国に行ける現在では、そのようなことはないでしょうが、英語教育は不変のようです。英文科の教員に、「英語は意思疎通の道具に過ぎない」といえば、顔色が変わる状況は、今も不変でしょう。

現実感のない授業では、その知識を実際に活用して理解を深めることがありません。従って、現実感に欠けた教育では、有能な人間や知性のある人間を育てることは、まず期待できません。このことを英語教育の例で説明します。

例えば、go（行く）とcome（来る）の違いは、誰でも知っています。しかし、A swarm of bees goes to her. とA swarm of bees comes to her. は、どちらも「蜂の群が彼女に近づく。」という意味になりますが、後者の場合、自分にも危険が及ぶ可能性を示しています。形式的な理解をしていると、英文を読んで、そのような認識が瞬時にできないだろうと思います。

また、形式的にa（ひとつの）やthe（その）の使い方を理解している人は、実際に使うときの難しさ、説明される情景が、aとtheの違いによって変わることが理解できていないはずです。

例えば、There is an apple on the table. とThere is an apple on a table. は、どちらも「テーブルの上に（1個の）リンゴがある。」という意味ですが、前者はテーブルが一つしかなく、後者はテーブルが複数あることを明示しています。この当たり前のaとtheの違いは、形式主義の学校英語では理解されていない可能性があります。

また、I ate chicken last night. とI ate a chicken last night. は、「昨夜、私は鶏肉を食べた。」という意味です。私たちは、うっかりchickenにaを付けがちですが、a chickenは、1羽の鶏を意味します。従って、後者の文に対する違和感（おぞましさ？）は、形式的理解をしていると想像できないはずです。

結局、形式的理解の積み重ねから生まれるものは、役に立たない英語の知識（というよりデータ）です。

このように、現実感のない教育を受けた人間は、自分で努力しない限り、形式的な理解は広められるかもしれませんが、（現実感の積み重ねに基づく）創造力が培われず、深い認識に至ることはないでしょう。

つまり、いくら**学歴があっても、知性の高い人間を育てることができない**のです。また、現実と結びついた知識の蓄積（活用）がないと、**豊かな創造力を育むことができません。**

逆に、**形式的理解は、固定観念と妄想に拘束されやすい、現実逃避型人間を育てます。**

要するに、きれい事や批判ばかりで問題解決につながる思考ができず、年をとっても成長できない人間か、経験を体系化せず、知識および思考や論理を極端に嫌う、独りよがりの人間を生み出します。

さらに、柔軟さからほど遠い、固定観念や偏見に満ちた人間を育てます。固定観念や偏見に満ちた人間は、（特定の情報によって）洗脳されていることを意味します。これは、情緒的で知性に欠ける人間の特徴です。

もちろん、**現実感のない授業によって、興味を持てず、結果として落ちこぼれる人が多くなる**ことも極めて大きな問題です。

戦前は、大学に行く人が少数であったために、大学ではなく実体験を通じて認識を深める人が多く、その結果、知性の高い人が多かったのではないかと考えています。ところが、現在では、ほとんどの人が大学に行きますが、大学では、通常、間延びした教育によって、時代遅れ、もしくは役に立たない事柄を学びます。

つまり、**前提があって、結論がある**という当たり前のことを理解していません。前提に注意せずに結論や結果を見るので、前提が崩れれば結果が変わること、結果も一つとは限らないことを理解していません。

結局、**大学は**、昔の人が実践で身につけた**思考力を有しない、軽薄な人間を大量に輩出**しています。

また、戦略的（数学的）思考が身についていないので、問題解決の手順や枠組みがつくれないのです。当然、人と議論して問題を見つけることや解決することも苦手です。従って行動力や統率力に欠けます。そのため、大学に行って、能力を高めることもありますが、無能になることも少なくありません。

つまり、**大学には**、学生を阿呆にして社会に出す、**ぼんくら養成機関という残念な側面があります**。要するに、現在の大学が抱える問題の一つは、認識を深める人間、つまり知性豊かな人間を育てることができないということです。繰り返しますが、**現在の教育は短絡的に結論（正解）を覚える教育**です。結論を導く過程や前提条件に対する理解があまりにも軽視されています。

これは大学の理工系でも同じです。例えば、フックの法則やオームの法則などは、中学生でも知っています。フックの法則を問われると、たいてい「バネの変形は、加えた力に比例する」などと答えます。大学教員ですらそうです。しかし、**重要なことは、「バネの変形が小さい範囲内で」という前提条件です**。この条件がないと、フックの法則は成り立ちません。極めて特殊な条件でのみ、成り立つ法則なのです。

大学教員にそれを指摘すると、当たり前だという答えが返ってきました。当然、分かっているのです。にもかかわらず、最初にこの**前提条件が出てこないのは、その意識（現実感）がないからです**。

断食中の人は、「私は食事をしない」とはいわず、必ず、「断食中だから（前提条件）」と補足するはずです。**前提を軽視して結論のみに注意がいく、日本の教育の歪みが**、ここにみごとに反映されています。

また、フックの法則やオームの法則などは、数学の応用であることがあまり理解されていません。

つまり、変化分 x が十分小さければ、x の2次以降が無視できて、x の1次で近似できるということです。この例は数学的過ぎますが、**数学が思考法である**ことは、あまり理解されていません。

理系・文系を問わず、問題解決の糸口や手順を考えるときに、数学的思考は不可欠です。大学教育の目的は、問題解決能力を身につけることですが、その主体である数学的思考の必要性が認識されていません。大学は、人間と動物の大きな違いが大脳にあることを理解できない組織になっています。

三、現在の六三三制の教育システムは、現在の日本社会に適応していない

高校まで義務教育化している現在の日本で、**中学と高校を分ける意味はない**ように思います。むしろ、小学校の上には、普通科を主体にして、職業科、運動科、音楽・芸術科など、多様な学校・教育課程を用意して、生徒の様々な素質を伸ばすべきです。誰もがサラリーマンになる必要はありませんし、そのようなゆとりのある時代でもありません。なにより、**各々の才能を生かせる豊かな社会を目指すべき**です。

現状は、興味を持てない授業というむちを使って、多くの生徒を（画一的な）教室という監獄に閉じ込めて、開花すべき才能を摘み取る結果になっています。

また、4月入学か、10（9）月入学の議論がありますが、**小学校から4（3）月と10（9）月に入学させれば**、問題は解決します。小学校の1年生は、半年の違いでも中学校の1学年以上の違いがあるはずです。

半年単位にすれば、留年や入試の失敗も半年ですみますし、飛び級も簡単になります。また、選択科目を増やせば、特定の科目について高学年の授業を受けやすくなります。そして、大学最終学年の就職活動は半年ですみ、残り半年を本来の教育に使えます。企業側の負担は増えるでしょうが、人材獲得のリスクを考慮すると、企業も半年単位の方が楽なはずです。

次に、**現在の日本には、エリートを養成する教育機関がありません**。ここでいう**エリートとは、自分の進むべき方向とそこでの問題意識を育んできた人間**のことです。従って、知性のある人間であることは、いうまでもありません。

何より、**エリートは、**認識を深めた結果、**使命感を持っています。形式的理解で育った人間は、**進むべき方向となすべきことを把握していないので、自己の栄達など、**虚栄心や欲望に基づく行動が目立ちます。**しかし、認識を深める人間は、問題の所在とその解決方法を模索する傾向があります。それが認識を深めるということです。従って、**認識を深める人間は使命感を持つ傾向があります。**

では、エリートを養成するには、どのような教育が必要でしょうか。

まず、**問題意識、あるいは好奇心を育む教育が必要**です。

例えば、社会で、衆議院や参議院の定数を覚えさせることにどのような意味があるのでしょう。それより、衆議院や参議院の定員が5人、50人、500人、5000人、5万人であれば、どのような問題があるのか、逆に、もっとも機能する定員は何名くらいか、参議院の必要性などを考えさせる方が有意義です。

また、憲法の問題になると、第9条について、感情的で悲惨な神学論争を繰り広げることになります。それより、9条にはどのような利点あるいは欠点があるのか、9条がなければどうかということを考えることの方が重要です。結論だけに飛びつく態度は、論理的、あるいは知性的とはいえません。**結論を出す必要はない**のです。そうではなく、興味のある生徒は問題意識を持つようになります。そのような生徒は、経験と共に、問題意識を拡げ、また深め、あるいは解を見いだすかもしれません。それが人を育てるということであり、教育の目的であるはずです。

理科でも、例えば、太陽と月の直径は、ちょうど400倍違います。しかし、地球上では、どちらも同じ大きさに見えます。皆既日食がそれを示しています。このことは、不思議に思ってよいはずです。
また、私たちには星が見えますが、何万光年も離れた星の光を目で感知できるのは、途方もなくすごいことです。これは、光が波であるならばあり得ないことですが、答えを教える必要はありません。

答えをすべて教える教育は、学習者の好奇心と探究心を削ぐ教育です。

そして、**正解だけを覚え、正解以外に興味を示さない思考停止型人間を育てます**。

これが受験教育の最大の弊害です。しかし、現実世界に正解は、まずありません。そして、状況によって適切な解は変わりますし、解は一つとは限りません。お断りしておきますが、筆者は、決して詰め込み教育を否定しているのではありません。逆です。言葉や漢字、九九などは徹底的にたたき込むべきです。その意味では、筆者はスパルタ教育論者です。
しかし、最初に書きましたが、**教育にはメリハリが必要**です。何でも詰め込むのは馬鹿げています。

次に、表現能力と人の話を理解する能力、つまり**コミュニケーション能力を育成する教育が必要**です。それには、様々なテーマで議論や討論をする科目が必要になります。そこで重要なことは、意見の違いにこだわるのではなく、意見の違いがどのようにして生じたのかを知ることです。そして、お互いの意見の長所と短所を冷静に話し合えるようにすることです。
大事なことは、議論による勝ち負けではなく、議論によって新たなことに気づくことです。

そのような訓練を積めば、集団の力を結集してより生産的、より創造的な方向に持っていけるようになるはずです。つまり、**指導力が身につきます**。そうすれば、異文化社会でも能力を発揮できるでしょう。

現在の日本には、この認識能力とコミュニケーション能力（指導力）を高める教育が完全に欠落しています。

しかし、エリートを養成するには、この二つは不可欠です。

四、旧制高等学校が必要

エリートを養成する教育機関として、戦前の旧制高校は参考になります。旧制高校の特徴は、特定の旧制高校（ナンバー高）に入学すれば、人気学部などを除き、自動的に旧帝大に進学できたことです。従って、そこでは受験教育ではなく、あるべき教育が行えました。

現在、ＡＯ入試が拡がっていますが、それよりも大学に直結する難関高校をつくり、そこでエリート教育をすべきです。その場合、**現在の六三三制の教育制度や大学の形態を大きく変える必要があります**。

また、このような高校では、大学の教養課程のような役割もあるので、（世の中にあふれている）研究のできる**博士浪人に職を与えることが可能**になります。

さらに、このような高校では、**寄宿舎生活が望ましい教育形態**です。そこでは様々な議論ができます。本来、小学校の上級、もしくは中学校から寄宿舎生活をする学校があってもよいはずです。上級生は下級生の面倒を見ることによって、指導力、責任感、優しさなどを身につけ、一方、下級生は、上級生を通じて様々なことを学べます。そして、たくさんの仲間から刺激を受け、しつけも身につくはずです。

昔の子供たちは、似たような生活をしてきました。けんかなどもあったでしょうが、そのような**密度の濃い関係がお互いを成長させたはずです**。けんかのできない希薄な関係は、人を臆病に、また陰険にします。そのため、恐らく、昔の人の方が、指導力や行動力があったのではないかと考えています。

五、学校は多目的センターとして夜間開放すべし

学校は教職員の所有物ではなく、市民（国民）のものです。従って、もっと有効活用すべきです。**学校は**夜間に開放して、**人々が様々な目的に使える多目的センター**としての役割が果たせます。そして学校で教わらない、様々な分野の教育や同好会などの教室を開くことができるはずです。

もちろん、学習塾も可能でしょう。ただし、学校の教室を使った学習塾は、安くすべきです。電気回路、機械、生物、物理、化学、数学、天文、政治、経済、社会など、より詳細な分野について、学校より実際的な内容の授業ができるはずです。講師は、現役の教員より引退した人々が主体になるでしょう。現実感のある授業でないと学校の授業と同じになりますが、教えて欲しい内容の要望が多くあれば、それを教えられる人を募集する形で、意義のある教室が開かれると思います。

生徒も大人から子供まで、様々な年代の人々が想定されます。基礎知識がなくてついて行けない人もいるでしょうが、強みは、興味を持つ人の集まりであることです。その他にも、お料理、生け花、裁縫、ダンス、歌・詩吟、伝統芸能、体操など、様々なものが考えられま

す。

そして、主婦、引退した人、働いている人、誰であれ、教える能力があれば講師になれますし、また、興味のある教室の生徒になれます。貴重な知識や技術を有する人は、それを絶えさせることなく次代に伝えることができます。そして、そのような教室は、様々な人の出会いの場になり、その人の人生を豊かにしてくれるはずです。

また、そこでの集《つど》いは、能力向上、社交、ビジネス、研究、遊びなどの場として発展できます。

さらに、子供たちにとっても、様々な年代の人々との出会いは、大きく成長させる糧《かて》になります。そして、彼らは、家庭以外の温かな生活空間を見いだす可能性があります。そして自分の求める空間（仲間）は、インターネットで調べられ、また募集できるようになります。インターネットは、多くの情報などを簡単に得られる仮想空間ですが、同時に、**インターネットは、私たちが必要とする人や仲間を見つけて、活動できる実空間を提供する**能力があります。

このようにして、私たちは、ビジネス、研究、遊びなどの仲間を世界規模で見つけ、それぞれを発展させられる可能性ができます。これは、工業社会では事実上不可能でした。

そして、そのような場として、夜間に眠っている学校は最適（格安）のはずです。

生理痛を解消する方法

骨盤に弾力がないと、骨盤の動きが悪くなり、骨盤が歪みます。骨盤調整の項で説明しましたが、骨盤の動きが悪い女性は生理が近づいても骨盤が十分開きません。そのため、生理痛などに苦しむことになります。

この痛みを解消するには、立った姿勢か寝た姿勢で、左脚を内側に強くねじってください。通常、数回ねじれば、痛みは和らぐはずですが、痛みがなくなるまで行ってください。

また、左足の薬指を握るだけでも、痛みが和らぐと思います。たまに左足をねじっていれば、骨盤に弾力がでますので、生理痛になることはありません。

このように、女性は、生理の周期（子宮のリズム）に体と心が支配されています。

その子宮のリズムに連動しているのが骨盤です。従って、**女性の場合、骨盤は体の中心**になります。

また、背骨の指2本分左、骨盤の上2㎝くらいのところを親指で数分押していると痛みが消えます（図31参照）。

この**生理痛の急所**となる場所は、腰椎3番と4番の間で、脊柱起立筋という筋肉上の点になります。

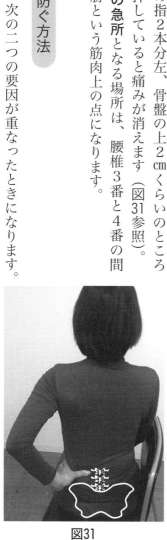

子宮筋腫を防ぐ方法

子宮筋腫は、次の二つの要因が重なったときになります。

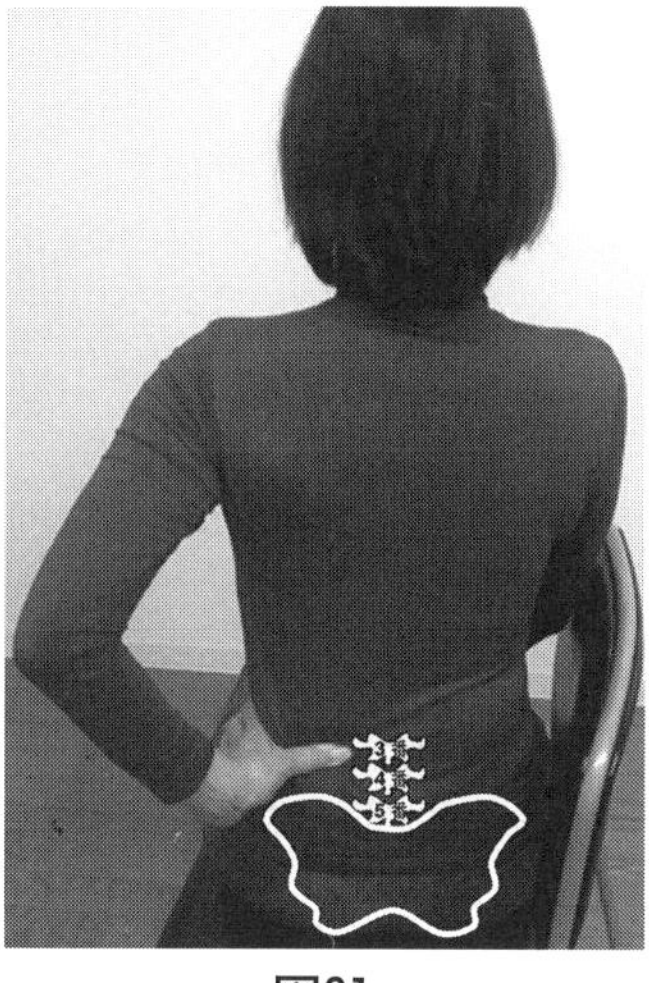

図31

1　**足の冷え**

2　**腰猫背（骨盤の歪み）**

この二つの要因が何年も続くと、子宮筋腫ができます。逆に、これを早めに解消すると、子宮筋腫にはなりません。

残念ながら、真冬でも下半身の冷えを防ぐ心得のない女性が少なくありません。また、腰猫背の女性も少なからずいます。そうであれば、子宮筋腫の女性が増えるのは当然です。

足の冷えや骨盤の歪みは、子宮の血流低下を招きます。その**反映が子宮筋腫**であるわけです。従って、子宮筋腫は血流低下に対する体の警告であって、この血流低下を放置すれば、将来、子宮がんなどに発展する可能性があります。

なお、子宮筋腫の急所は腰椎4番の左にあり、子宮筋腫があると、この急所に炎症が生じています。この炎症を鎮めれば子宮筋腫は縮小するのですが、少し技術が必要なので詳細は割愛します。ただ、子宮筋腫をなくす前提として、足の冷えと腰猫背（骨盤の歪み）を改善する必要があります。子宮筋腫になる二つの要因がなくなれば、子宮筋腫の肥大化を防止でき、後に発生するかもしれない深刻な病の可能性を小さくできます。

内臓を適正な位置に戻す方法

年をとると、内臓の位置や角度が変わってきます。特に多いのが、胃下垂ですが、一般に、他の内臓も下がっています。内臓の位置異常を元に戻す急所として、位置調整の急所があります。

▽位置調整の急所

みぞおちの下に剣状突起がありますが、この剣状突起とおへその中間のところに少し凹んだところがあります。ここが位置調整の急所です（図32参照）。

ここに指の腹を10分ほど、当ててください。内臓が元に戻り始めます。なお、ここに手のひらを当てても効果がないのでご注意ください。

▽子宮後屈・子宮下垂の修正

子宮後屈は、子宮が背中側（後ろ側）に曲がっている状態をいいます。そして子宮後屈は不妊の原因になる場合があります。従って、不妊で悩まれている方は、子宮後屈の可能性を確認してください。子宮後屈や子宮の下垂の場合でも、図32のように、位置調整の急所に指を当てるだけで改善します。

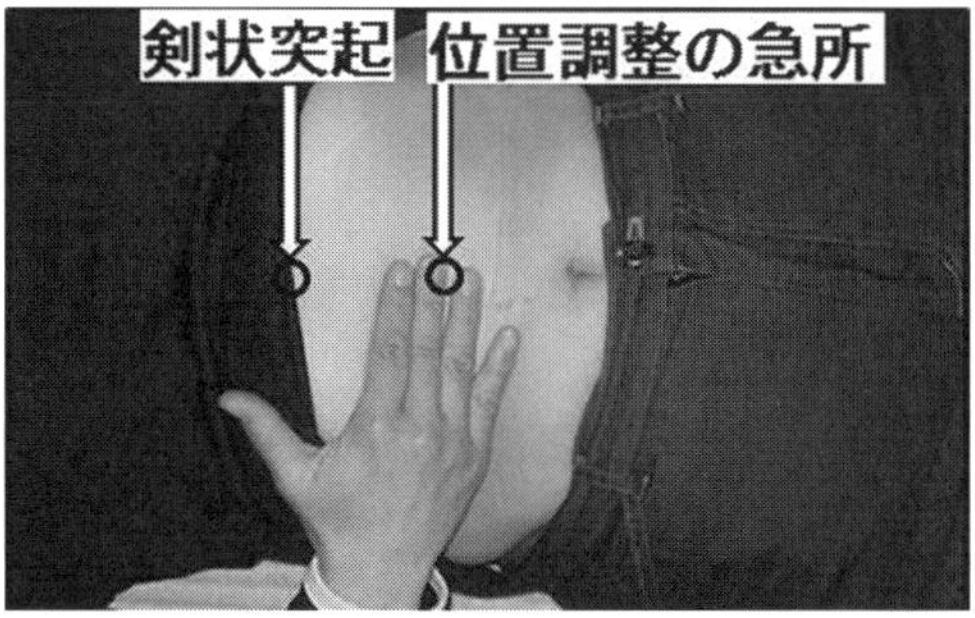

図32

血液循環をよくする急所

胸椎8番付近に、血流をよくする重要な急所があります。ここは誰にでも分かる場所なのでご紹介します。

図33に示すように、肩甲骨の下部を結ぶ線上で、背骨から左右に指2本程離れたところです（脊柱起立筋上にあります）。**かくゆ**という血行をよくするツボと同じ場所です。

肩甲骨の線が不明のとき、図34のように腕を曲げてもらえば、肩甲骨が浮きでるので分かります。ただし、背中の方に腕を曲げると肩甲骨が肩の方に上がるので、手を下ろしてから、肩甲骨下部の位置を確認して下さい。

左は動脈の流れを改善し、右は静脈の流れを改善する側面があります。また交感神経と強く関係するところなので、血液配分にも影響を与えます。

内臓などの血流に問題があると、左の急所に異常（しこり）が発生します。この急所を押して、受け手が違和感（痛み）を感じれば、そこに異常があります。

異常を改善するには、この急所を親指で下（内臓側）に押し込んでください。受け手が息を吐くときに押し込み、息を吸うときにゆっくりと緩めると、より効果が上がります。１回５分ほど、週１～２回で結構です。

血流の急所の異常を解消すると、（本態性）高血圧が改善されることもあります。

血流をよくする急所は、炎症の解消、つまり健康維持や病気改善に有効です。

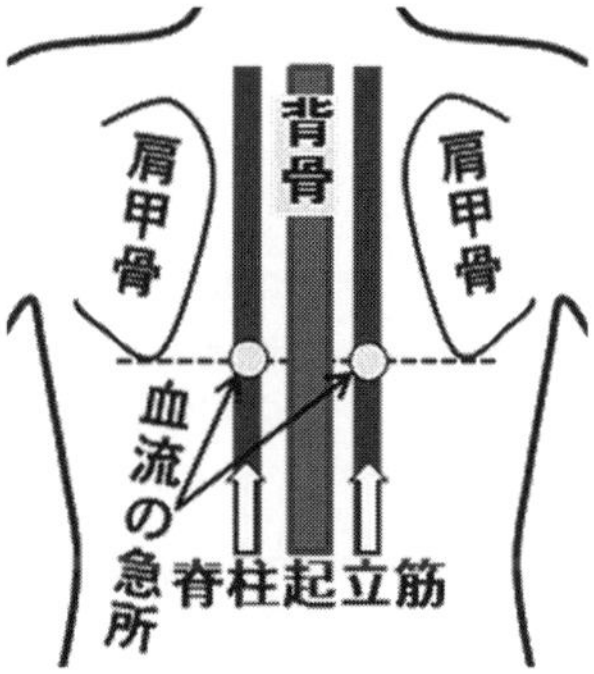

図33

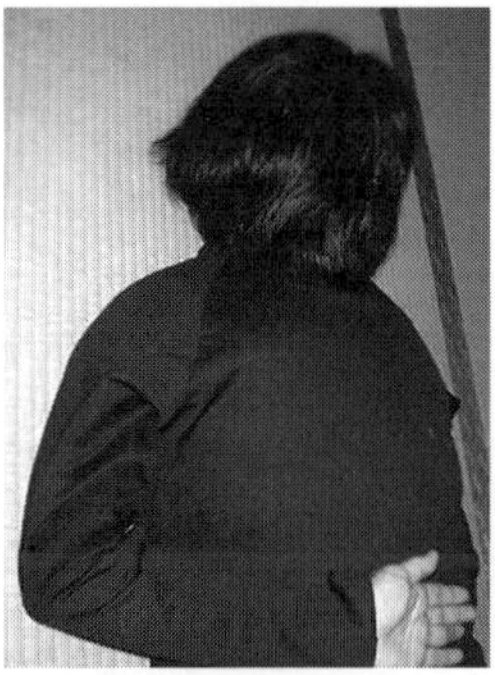
図34

高熱（39度以上）を短時間で下げる方法

高熱が出ているとき、体はそれが必要だと判断して熱を出しています。従って、高熱の苦痛から逃れるには、熱を抑えるのではなく、熱を出し切る必要があります。**熱を出し切るための急所は後頭部**にあります。39度以上の熱のときに行ってください。

方法は、熱いお湯に浸したタオルを絞って手のひらくらいの大きさにたたみ、後頭部にあてます。温度が下がれば取り替えて下さい。熱湯を準備して、タオルをその中に浸して温めます。タオルの温度は、お風呂の湯より数度高めの温度に保ちます。**時間は40分**です。この間、熱いタオルでひたすら後頭部を温めてください。後頭部を温めることで、わざと熱を上げ、熱を出し切ります。熱はある段階まで上がれば、後はスッと下がり、気分爽快になります。

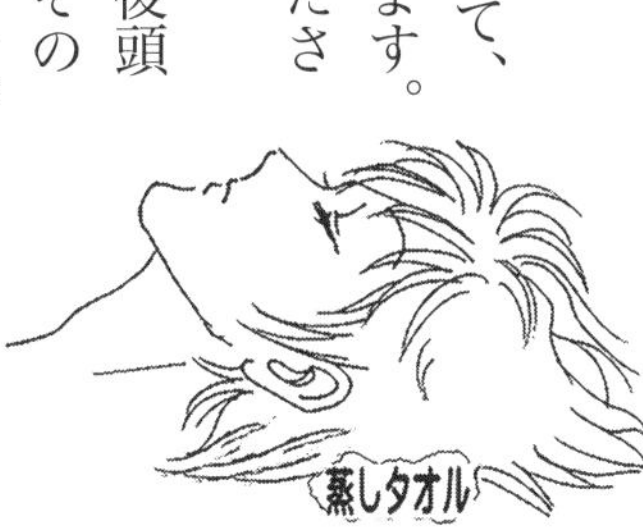

よほどのことがない限り、**薬で熱を下げない**ようにしてください。高熱は、体が非常事態を宣言して、体の異常と戦っていることを意味します。従って、誠実なお医者さんは、薬で熱を下げることに反対すると思います。

高熱の苦痛は、ここで紹介した方法で熱を下げると、簡単に解放されます。しかし、高熱は、その原因となる体の異常（炎症）だけでなく、他の異常も解消します。特に中年以降は、様々な異常（慢性炎症やがんなど）があるはずですから、**高熱が出れば喜ぶべき**です。ただ、**高熱状態が長引くと、血管の老化など、様々な弊害を招きます**。だからこそ、短時間で熱を出し切る必要があるわけです。

また、熱が下がると、体温は平熱以下になります。この状態では、まだ寝ている必要があります。

そして、数時間後に平熱に戻ります。この状態になれば、起きても大丈夫です。

▽熱が出たとき、水枕などで後頭部を冷やしてはならない

熱は出し切ることが重要で、そのために後頭部を温めるわけです。

逆に、後頭部を冷やすと熱が内向し、症状が長引きます。決して後頭部を冷やさないでください。

すでに書きましたが、**汗を内向させると動脈が硬くなります**。ご注意ください。

また、発熱すると汗をかきますが、この汗には毒素が多く含まれています。**発熱の主な目的は体内の殺菌消毒**ですが、同時に、**発汗によって有害物質を排泄**します。

冬は汗の出にくい時期ですので、冬の発熱は、毒素の排出という点で効果的です。

心臓病は快復可能

高齢になると、心臓に問題のある人が増えてきます。ニトロを手放せない人もいます。

しかし、心臓の病は、基本的に、快復可能です。

心臓の急所は、左肩甲骨が背骨の方向に一番出っ張ったところが目安になります（317ページの図39参照）。そこから約1㎝下（胸椎4番の突起の真横）で、背骨から指3本分左のところが心臓の急所です。

図35のように、指が届く人は、ここを指で押さえてください。

しかし、図36のように人にしてもらう方が確実です。寝た形で行

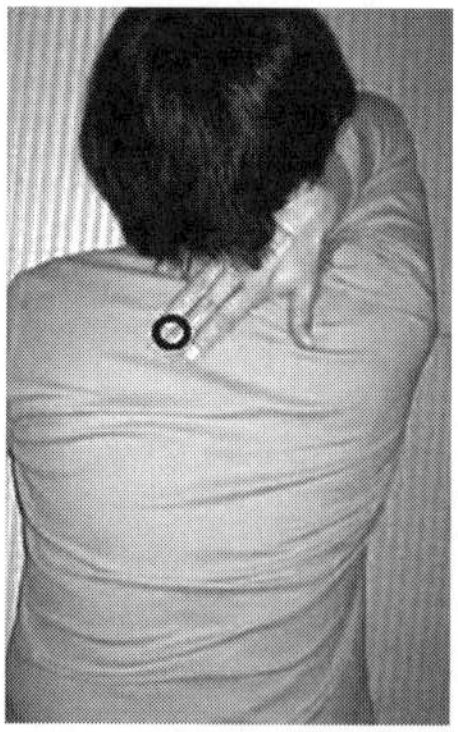

図35

う方が楽かもしれません。いずれも、10～20分ほど行ってください。回数は週1～2回です。もちろん、毎日行っても結構です。図7（154ページ）の左手のA点を調整する方法も有効です。

また、心臓移植をしなければならない人がおられます。恐らく、現状では移植する以外に方法がないのでしょう。ただ、筆者は対応した経験がないので分かりませんが、心臓移植をしなくとも快復する可能性があるかもしれないという希望を持っています。

アトピー性皮膚炎などの発症理由と快復法

アトピー性皮膚炎の人は、必ず左骨盤に歪みがあり、副腎、肝臓、腎臓、心臓に異常があります。

まず、この症状の人は交感神経不活性の傾向があるため、心機能が低下し、骨格筋の動きが悪いので、静脈とリンパの流れが悪く、不要物が溜《た》まりやすくなっています。また、肝臓の機能低下が毒素の分解能力を下げ、腎臓の機能低下が毒素の排泄能力を下げるので、体内に毒が溜まります。このような形で体内に毒が溜まるために、アトピー性皮膚炎などのアレルギー症状を発症します。これが**筆者の考える発症理由**です。

左骨盤の調整をよく行うことと、図37の**毒素排泄《はいせつ》の急所を調整**す

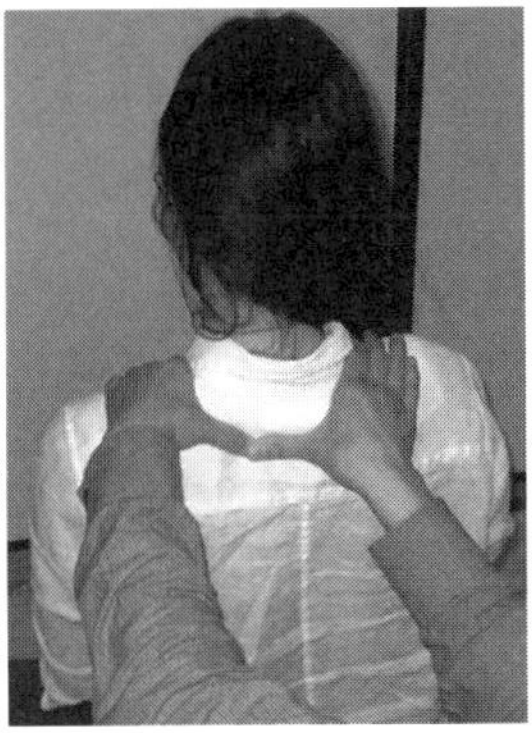

図36

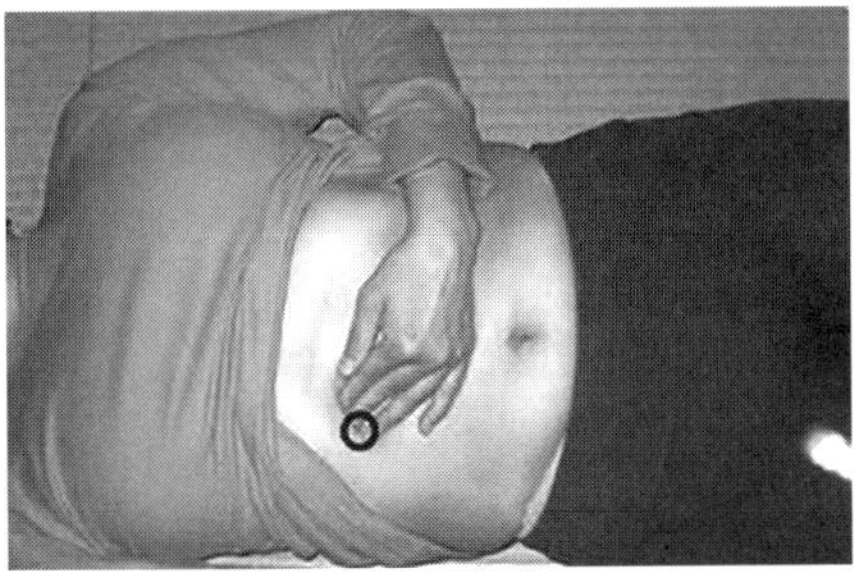

図37

れば、症状は改善します。

▽毒素排泄の急所

毒素排泄の急所は、右の肋骨と腹直筋が交差するところです（図37）。ここは、食中毒、薬剤、酸化ストレスなどで体内に毒がたまると、硬くなります。つまり、しこりができます。その場合、指で押すと痛みがあります。この急所の調整でしこりを消すと毒を排泄できます。調整は、肋骨の下に指を入れるようにして、この急所を押さえます（数分）。この急所は、**毒の排泄だけでなく、各種の皮膚病にも有効**です。

これらの調整でアトピーなどの症状は抑えられますが、根本的な問題は、副腎、腎臓、肝臓、心臓の異常です。従って、これらの臓器の快復を根気よく行う必要があります。

痩せすぎと太りすぎの理由と改善法

食事の量に関係なく、非常に痩《や》せている人がいます。また、食事量が少ないにもかかわらず、太っている人がいます。これらの症状は西洋医学の治療対象外になります。原因が分からないからです。しかし、これらの人には肝臓の異常という共通点があります。つまり、肝臓の脂肪などの合成または分解機能の異常です。

▽痩せすぎの理由とその改善法

痩せすぎの人は、交感神経過緊張（強いストレスを抱えているか神経質）の傾向があります。交感神経過緊張状態が続くと、肝臓では脂肪などの分解が積極的に行われますが、副交感神経優位の状態で進むグリコーゲン（ブドウ糖の高分子）や**脂肪の合成が抑制**され、また**その機能が低下**します。従って、体内に脂肪が蓄積されずに痩せてしまいます。対策は、右手のB点（図7）と図11に示されている肋骨（肝臓の急所）の調整を行ってください。眠りの急所（図25）の調整も重要です（各5分）。

なお、消化器系に異常があって、栄養の吸収が悪い場合にも痩せます。

▽食べなくても太る理由とその改善法

太っている人は交感神経が不活性になる傾向があります。そのため、**肝臓の脂肪分解能力が低下**する一方、グリコーゲンや脂肪の合成と蓄積は積極的に行われます。従って、体内に脂肪が蓄積されて太ります。実際、太っている人には肝臓異常の人が多く、そのため、**ダイエットの努力をしても効果がありません**。対策は、図7で示される右手のB点、および203ページの毒素排泄の急所（図37）を調整してください。

脚・膝の痛み、歩けないなどの機能的障害は快復可能

年をとると、手、腕、首、肩、腰、脚、膝など体の様々なところに痛みを生じるようになります。そして、杖なしで歩けなくなる人や全く歩けなくなる人が増えてきます。

これらの症状は、基本的に、骨格筋の慢性炎症です。痛みのあるところにしこりができています。従って、痛みのある部位の血液循環をよくして、しこりを消去すれば、症状は消えます。通常、痛い

部分を指で押さえていれば、しこりはなくなり、炎症は消えていきます。

ただ、足腰などの**機能的障害を起こしている人は、基本的に心臓と腎臓の働きが低下しています**。肝臓に問題のある人も少なくありません。従って、下半身の血流が低下しているので、それを改善しないと根本的な解決にはなりません。そのため、本章で紹介した内臓の調整を行う必要があります。なお、手、腕、肩、首などの痛みにリウマチが関係している場合がありますが、その場合でも改善していきます。

私たちには、高齢になっても、体が不自由になる理由はありません。本来、杖も車椅子も不要です。

〈注〉炎症とお風呂
炎症は冷やすべき、あるいは温めるべきという正反対の意見があるので、ここで説明しておきます。足腰などの**痛みの原因は、慢性炎症**、つまり**冷たい炎症**なので、**お風呂に入って温めた方がよい**のです。つまり、慢性炎症は、炎症によって血流（冷え）が改善されないために続いている炎症です。
一方、血流をよくして炎症を鎮めるということは、**急性炎症を起こさせている**ことになります。この場合、温めると炎症が激化して痛みが増します。従って、**お風呂は避けるべき**なのです。

7 多種類の植物栄養素を摂る

薬の時代から食薬の時代へ

野菜や果物に含まれる、様々な植物栄養素などの効果として、

一、**抗酸化、抗糖化反応、抗炎症作用**
二、抗菌、抗ウイルス、抗アレルギー作用
三、排毒効果、血流向上作用

などが期待されます。**基本は、**一、の**抗酸化、抗糖化反応、抗炎症作用です。**
従って、このような効果のある植物栄養素を有効に摂れば、

一、がんの予防およびがん細胞の縮小
二、免疫力の向上と内臓の強化
三、動脈硬化、ぼけ、糖尿病などの予防と改善
四、老化防止、肌の弾力維持とシミ・しわの防止
五、酸化ストレスの軽減（老化に伴う病気の防止）

などが期待できます。

要するに、**有効な植物栄養素の摂取で健康維持と老化の抑制が期待できます。**野菜・果物に秘められた効果を理解すれば、野菜などを多く食べるようになるはずです。

つまり、**野菜・果物は食薬であり、**本来、**薬の代わりに常用すべきもの**です。今後、効果的な野菜を中心とした食事メニューが増えるでしょう。

なお、野菜は、旬野菜を中心にしてください。**旬でない野菜は栄養素が大変少ない**特徴があります。

商業的な製品も必ず増えるはずですが、基本的に、二つの流れの商品群が予想されます。

一つは、健康維持を目的とする多種類の植物栄養素を含む食薬、他は、特定の症状に特化した食薬です。

▽生のジャガイモは、胃かいようや逆流性食道炎の特効薬

野菜などが、病気治療に大変有効である例を一つ紹介します。

粘膜がただれた状態になる**かいよう**は、年齢と共に体の上部に行く傾向があります。若い頃には、十二指腸かいよう、中年以降は胃かいよう、さらに、逆流性食道炎になりやすくなります。今では、これらの病気に対して有効な薬があります。薬としては珍しく、実際に効果のある薬です。

しかし、薬は副作用がありますが、**生ジャガイモのすり下ろしはかいようの無害な特効薬です**。根を取り除いた、直径4～5㎝くらいのジャガイモのすり下ろしを食べれば、症状は直ぐに改善します。逆流性食道炎は、1日（1回）で症状が消えますが、毎日1個分、食べ続けても副作用はありません。ただ、生のジャガイモは生臭くまずいので、リンゴなどと一緒にミキサーでジュースにして飲むことをお勧めします。

ジャガイモは皮が付いていてもかまいませんが、**根は毒なので、必ず除く**ことを忘れないで下さい。

植物栄養素は健康社会の主要な柱

日本医学の療法は、血液循環をよくして、外から細胞（**ミトコンドリア**）を元気にする方法ですが、各種の植物栄養素は、抗酸化、抗糖化反応などで、細胞の内外から細胞（**ミトコンドリア**）を元気にします。

つまり、**植物栄養素は健康維持および老化抑制に有効なものが少なくありません**。従って、植物栄養素は食薬の主成分であり、健康社会を支える主要な柱になります。

筆者は、１９９０年代に植物成分に着目して、抗酸化作用としての効能を追い求めていたことがあります。その頃は、植物栄養素という言葉は使われていませんでした。

それから20年あまりが過ぎましたが、日本では、未だに植物栄養素は、ビタミン・ミネラルに比べると影の薄い存在です。従って、植物栄養素の効用といっても、実感のない人が多いだろうと思います。

しかし、医療制度に問題のある**米国では、代替医療としての植物栄養素が脚光を浴びています**。

米国は、食に関して、遺伝子組み換え、農薬、人工甘味料、甘すぎる（カロリー過剰の）飲食物、大量の化学添加物など、様々な問題を抱えており、私たちにとっても、人ごととは思えません。中国は別格としても、食に関する諸悪の根源は、米国にあるといいたくなる状況にあります。

しかし、そのような米国であるからこそ、明確な理念を持つ企業も存在します。

例えば、効能別に有効な各種のエッセンシャル・オイルをつくっている**ヤング・リビング社**、多様な植物および希少果物などからの抽出混合液をつくっている**エクスフューズ社**などです。これらの企業がつくる製品は、植物栄養素の大いなる可能性を示唆《しさ》しています。

同時に、これらの企業は、原料植物の無農薬栽培から生産に至るまで、品質管理が徹底しています。特に前者の企業は、各地の自社農場や契約農場をもち、原料植物の生産には強いこだわりがあります。

また、後者の企業は、世界中の恵まれない子供を救うことが会社の設立動機になっています。筆者は、製品の特徴や品質もさることながら、このような企業の姿勢やこだわりに共感しています。

以前に、中国農産物の安全性が問題になったとき、Ｓ社の技術者による「しかし、中国の農産物なしではやっていけない」とのコメント記事を読み、愕然《がくぜん》としたことがあります。（S社の姿勢かもしれませんが）この技術者は、企業活動の意味が全く分かっていません。食品を扱う企業にとって、その**商品の安全性は**、最優先課題であり、**生命線のはず**です。彼は、会社の存在理由を否定していることが全く分かっていないのです。

ビジネスではありませんが、筆者も強いこだわりを持って、西洋医学で治せない病を快復させる奉仕活動をしています。そのため、右記の米国企業を筆者に紹介してくれた人に、生意気にも、「**奉仕活動もビジネスも、その本質は同じです。大事なことは、人や社会の役に立つこと、歓迎されることです。**そうでなければ、活動する意味も企業の存在理由もありません」と講釈をたれたことがあります。そのとき、「（米国企業の日本支）社長も同じことをいっています」といわれて驚きました。当然のことをいわれて驚くのも変な話ですが、筆者には、それほど市販の食品に不満があります。

現在の日本では、バブル期などを経て、金儲けに翻弄《ほんろう》される人への違和感が薄まっている気がします。金儲けは、目的があれば、それを達成し、維持する手段として、極めて重要であり必要です。従って、筆者には金儲けを否定する気はありませんし、軽べつする気など毛頭ありません。しかし、**金儲けが目的化**すると**話は別です**。そうなると、**人は際限のない欲望の地獄に落ちてしまいます**。

日本のように、長い商《あきな》いの伝統をもつ国では少ないとは思いますが、そこには、安らぎも、人間としての尊厳もありません。そのような商いは、社会にとって迷惑なだけです。本人も幸福とは思えません。

我が国には、松下幸之助氏や本田宗一郎氏などの名前を出すまでもなく、夢を持ち、社会に役立つ事業に生涯をかけた人は少なくありません。

例えば、あまり知られていない人では、**阪急電鉄の創業者である小林一三《いちぞう》氏**がいます。氏は、鉄道経営を安定させるために阪急百貨店や宝塚歌劇団などをつくり、鉄道の利用客を増やすとともに、沿線一帯を高級住宅街として発展させました。

中産階級という意識がない時代に、小林氏が目指したもの（夢）は、大衆が主人公の社会でした。だからこそ、**小林氏は、借家が当たり前の時代に、持ち家が中心の住宅街を発展させる**という発想を持ち得たのでしょう。ただ、幼くして母を亡くした氏は、叔父の家庭で育てられています。従って、氏のビジネス構想の根底に、家庭の団らんや温かさに対するあこがれがあった可能性があります。

今日、**私たちは、街の明かりや家庭の温《ぬく》もりに対する特別な思いが薄まっています**。しかし、私たちにこの思いがある限り、本来の活動目的を見失うことはないはずです。

21世紀は健康社会の時代

残念ながら、我が国の医者を増やす政策は、21世紀になっても健在です。

しかし、**私たちは、医者を増やすのではなく、病人を減らすことを考えなければなりません**。病気社会は、医者の望む社会ではあり得ても、私たちの目指す社会ではないからです。

▽私たちの望む社会は健康社会

私たちの多くが、死ぬまで健康で暮らせる社会、それが健康社会です。そのような社会では、医者も薬もほとんど不要になります。医者や薬が増えれば病人が増える病気社会では、医者や薬はいくらでも必要になってきます。

そして医薬業界が際限なく肥大化すれば、国家財政のみならず、国を滅ぼしかねません。すでに米国でその兆候が現れていますが、このままでは、医薬業界は国家のがんになってしまいます。

何より、私たち自身が病気や障害で苦しむことになります。

▽健康社会への道 ― 健康社会は簡単に実現できる ―

医業がビジネスである以上、医者や病院にとって、病人はなくてはならない存在です。常識的には、何人も健康社会の到来を信じられないでしょうし、想像すらできないはずです。しかしそれは、現在の西洋医学が病気の本質や健康の概念を取り違えているからに過ぎません。要するに、現在の西洋医学に治療のすべてをゆだねる限り、病気社会から抜け出すことは不可能です。すでに説明したように、西洋医学が病気社会をつくりだしているからです。

しかし筆者は、21世紀が健康社会になることを確信しています。また、そうしなければなりません。**病気社会を健康社会に変えるのは極めて簡単です。各人が慢性炎症を防げばよい**のです。つまり、局所的な血流の停滞（免疫力の低下）が長期にわたるのを防げば、病気になりません。ただ、実際問題として、大部分の人に慢性炎症があり、本人はそのことを知りません。これが病気社会です。

しかし、本章で説明した各急所を確認すれば臓器などの異常が分かり、それらを改善できます。基本的に自分でできますが、日本医学（場の医学）は、慢性炎症などに有効に対処できます。

繰り返しますが、私たちの身体に異常があれば、本章で説明したように体の各部にその兆候が現れます。その兆候にできるだけ早く気づき対処すれば、簡単に快復して医者も薬も不要になるわけです。

西洋医学は、長年にわたって、私たちに壮大な虚像を見せてきました。自然は過酷な世界であり、細菌、ウイルス、がん細胞など、様々な敵がひ弱な私たち人間を襲い、苦しめる。そして、それらの敵に敢然と立ち向かう、唯一無二の頼れる味方が西洋医学であるという虚像です。

ところが、これらの敵と実際に戦っているのは私たちの体であり、西洋医学はただ傍観しているだけです。

さらに、私たちの本当の敵は慢性炎症です。その慢性炎症は、たいてい私たちの体の中でくすぶり続けています。それがたまたま燃え拡がり、ようやく表面化したときに西洋医学の派手な出番になるわけです。

しかし、**もし西洋医学が早期に慢性炎症を発見でき、また慢性炎症を治すことができれば、私たちは病気と一生付き合うことも、病気によって命が尽きることもないはずです。**

従って、長年にわたり慢性炎症を見逃してきたお医者さんが、病気で追い詰められた患者さんに、ピカピカの部屋で高価な薬や難手術を勧める姿は、時代劇の定番である「越後屋と悪代官」の姿に重なってしまいます。

ところで、**病気と老化を抑制するには、炎症以外に酸化と糖化反応を抑える必要があります。**そのために必要な、もう一つの強力な武器が植物栄養素です。

植物栄養素には、抗炎症、抗酸化、抗糖化反応などに優れた効能を示すものが少なくありません。例えば、抗酸化作用を持つ植物栄養素には、目あるいは肝臓などに集中的に集まる栄養素など、極めて多様な種類があります。

いい換えると、**健康を維持し老化を抑制するには、様々な種類の植物栄養素が必要**になります。そのため、多様な有効成分を含む植物栄養素の濃縮液などが薬やビタミン剤などに代わって常用されるようになるはずです。当然、シワが消えるなど、美容目的の植物栄養素商品が多数現れることも予想されます。

西洋医学がつくりあげた虚構は、決して強固ではありません。

慢性炎症の問題はもとより、私たちが薬剤やビタミン剤などに使っている金額の10％以上を有効な植物栄養素に使うようになるだけで、病気社会は大きく揺らぐでしょう。そして、炎症や植物栄養素などに対する認識が拡がれば、**医療の世界でパラダイムシフトが起きるはずです**。

健康社会では、寿命は自分で決められる

昔から、「医者を選ぶも寿命のうち」といいます。しかし、今や私たちは、病気になる理由および病気予防の方法を理解しています。

また、内臓の異常など、症状のない病気を察知する方法や快復させる方法も知っています。従って、（病気にならないようにすることが理想ですが）基本的に、病気になっても快復可能です。ほとんどの場合、遅すぎるということはありません。しかし、内臓障害などになる前に、それを防ぐ生活の実践が望ましいことはいうまでもありません。

要するに、私たちにとって、恐怖の的である、**がん、脳卒中、心臓マヒは防げます**。また、慢性炎症などによる寿命の短縮も防ぐことが可能であり、改善できます。従って、長く生きられるように、生活習慣を律するか、短くとも、自由奔放な生活を望むか、それは、本人次第になります。もし死ぬまで健康に生きたいのであれば、必要なことを実践するだけです。

結局、私たちは、基本的に**自分の寿命は自分で決められます**。

それが健康社会です。

健康生活の基本

- 日常的に腹式呼吸をする（**瞑想を日課に取り入れる**ことは、健康維持と能力向上に大変有効）。
- **足と肩周辺を冷やさない**（寝るときも靴下をはく）。ときどき冷えの急所を確認、調整する。
- 酸化ストレスをため込まない（熟睡できればストレスは無害、**泣くことはストレス消去に有効**）。
- 寝付きの悪い人は、家族に眠りの急所を触ってもらう（**脳卒中などの予防にも有効**）。
- たまに、腕にある炎症の急所（図７）を押さえて、異常の有無を確認・調整する。
- ときどき骨盤調整を行う。
- 猫背を直す（特に、首を前に出す姿勢は、突然死などを招く）。
- 激しい運動などをしない。ある程度の運動は必要だが、自動運動が理想。
- 甘すぎるもの、冷たすぎるものをなるべく避ける。
- アルコール類、薬剤、化学添加物は控えめにする（**喫煙は論外**）。
- 食べ過ぎない（腹７分以下にする）。できれば、朝食を抜いた方がよい。ただし、成長期の子供は除く。
- 野菜をたくさん食べる（野菜は煮る＋ミキサーによる野菜ジュース＋旬の野菜）。市販の野菜ジュースは避ける。
- オメガ６系油の使用を大幅に減らし、オメガ３系油（**アマニ油、エゴマ油**）の使用を増やす。
- 高温調理の料理を避ける（焼き肉、天ぷら、カツなど）。
- 熟年者は、腎臓と副腎の急所、および心臓の急所（３１７ページの図39参照）に指を当てる（週1回、10分以上）。

第3章

和式生活は健康維持に適している

1 健康に優れた和式生活

昔の日本人の生活に欠かせないものとして、畳、和式便所、下駄・こっぽり・草履《ぞうり》、足袋《たび》、和服、お茶、和食などがあります。これらは、下半身を充実させる、足を冷やさないなどの効用がありました。そして、和食はバランスのとれた自然食です。

また、猫背はだらしないという社会通念があり、多くの人は背筋を伸ばして生活していました。

和式便所と畳の生活

畳に代表される生活は、重心が低い生活です。立ち上がるときに大きなエネルギーが必要になるため、足腰が鍛えられます。そして、日常的な動きなので、そのような動作に全く違和感がありません。また、和式便所は何分もしゃがんだ姿勢でいます。これは下半身を鍛《きた》え、骨盤の歪みを防ぐ効果があります。ただ、和式便所の使用は痔主を増やす傾向があり、また気張るので、一時的に血圧を上げる弊害はあります。もっとも、日本医学では、この二つの欠点は調整できます。

一方、椅子やソファーを使うと、下半身が衰えます。また、歩くことがおっくうになります。脚(特にふくらはぎ)は第二の心臓といわれるように、脚が丈夫であれば、血流がよく、体温も高くなり、病気になりにくい体になります。また、ソファーなどを使うと腰猫背になる傾向があります。

〈よもやま閑話〉**大相撲における日本人力士のひ弱さの一因は、洋式便所にある**

筆者はテレビを見ないので、今の大相撲について詳しくはありません。しかし、日本人力士の横綱がいないこと、モンゴル出身の力士が活躍していることは承知しています。このような事態が起こることは早くから予想していましたので、*筆者はそのような観点から大相撲に興味を持っています。

強い日本人力士がいなくなった主な理由は、二つあります。

一つは、力士希望者の減少です。スポーツの多様化が進み、力士を目指す人が大幅に減少し、相撲界が人材不足になっています。少子化の影響もあるでしょう。

また、力士に適した人が相撲を敬遠する理由として、相撲界の古い体質も考えられます。

二つ目は、日本の若者の足腰が弱くなったことです。

自動車の普及と洋風スタイルの生活は、確実に日本人の足腰を弱くしています。じゅうたんと椅子・ソファーおよび洋式トイレの生活は、足腰を弱くします。しゃがめない人までいます。そして、自動車の普及が、歩かない人間を増やし、姿勢を悪くさせました。これでは、日本人力士が弱くなるのも当然です。特に、和式便所の衰退が致命的です。

＊本当は、もっと早く日本人力士がだめになることを予想していましたが、大横綱であった貴

乃花親方の登場で、見かけ上、日本人力士の軟弱化が予想より遅くなりました。

下駄・草履《ぞうり》・こっぽりと足袋《たび》をはく生活習慣

下駄・草履・こっぽりなどをはくことの効用はすでに説明しましたが、要するに、足腰のバランスを整えること、内臓の冷えを防ぎ、内臓を活性化することです。

昔の日本では、下駄やこっぽりをはくことは、当たり前のことでした。このような生活習慣は、昔の日本人の健康を保つことに貢献していたはずです。

野口療法を創始した野口晴哉氏は、外出するときには必ず下駄をはいていました。従って、氏は、(当然ですが)下駄の効用を十二分に理解していたことが推察されます。日頃、このような履物《はきもの》をはいていれば、脚、腰、膝などの痛みや、杖がないと歩けない、あるいは全く歩けない、立てないなどの**機能的障害**は、少ないだろうと考えられます。

しかし日本では、今後さらに機能的障害を持つ人々が増えることが予想されます。これは社会問題です。

和服(着物と帯)

和服の場合、男性は腹の下で帯を締め、女性は腹の上で帯を締めます。そうすると、腹式呼吸が楽にできます。ところが、現代人はお腹を締める服装をするので、胸式呼吸が中心になりました。

また、**呼吸は下でするほど健康**になります。そして体の具合が悪いと肩で息をします。口で息をするようになると重症です。鼻（だけ）で呼吸をすると死ぬ間際になります。腹式呼吸の詳細は、第三部で説明しますが、**腹式呼吸は、健康と長寿に必要な基本動作**です。また、帯を締めると、体の姿勢がくずれにくいので、腰や膝を痛めることはあまりありませんでした。

和食と精進料理

和食の特徴は、生ものが多いことと、煮たものはあっても焼いたものが少ないということです。**糖化反応は老化の主な原因の一つ**ですが、和食は体内の糖化反応を遅らせます。

また、精進料理は、野菜やタンパク質から食べ始め、最後にご飯などの炭水化物を食べます。量も大変少ないので、**精進料理は、（値段を無視すれば）理想的な健康食**といえます。

精進料理は正真正銘の**粗食です**。この精進料理を高級料理扱いすることに疑問を感じています。欧米人の食事は和食とは正反対です。量が多く、こってり焼いた食べ物や長く煮た食べ物が多いために、カロリー過剰であり、また糖化反応を早める食生活になっています。

一般に、欧米人が日本人より老けて見える原因の一つに、食生活の違いがあると考えています。また、米国では大量の果糖を消費しているので、これも糖化反応を早める原因になっているはずです。最近は、日本の清涼飲料水も米国の影響を受けているので、非常に問題があります。

また近年、欧米で野菜消費量が増える一方で、**日本人の野菜消費量が非常に減っています**。

非科学的という言葉がありますが、私たちの生活を支える様々な事柄について、科学的に実証されていることは、極めてわずかです。しかも、実証方法に問題のある場合が多々あります。従って、実証されていないことをすべて非科学的として否定すべきではありません。このような考え方こそ、非科学的です。

体によい悪いは、まず経験則に基づくべきです。実証科学は、そこから始まります。

知識人を中心とした瞑想習慣

戦前の日本では、瞑想は珍しい習慣ではありませんでした。朝起きてすぐ瞑想をすることが習慣になっていた人も少なくありません。**瞑想をする習慣は、心の病を防ぎ、ストレスによる影響を少なくすることに役立つ**はずです。

瞑想は、健康維持に役立つだけでなく、積極性、実行力、創造力の向上など、様々な効果があります。

なんば歩き

明治のはじめに、軍隊でフランス式の歩き方を導入するまで、日本人はなんば歩きをしていました。このなんば歩きは上半身をねじらない歩き方です。歩くときに手は振りません。従って、右手と右足、左手と左足を同時に出して歩くわけではありません。

昔の人は、なんば歩きのおかげで、５００㎞から８００㎞程度の道のりであれば、1～2週間で行き来していました。中には、１５０㎞から２００㎞の道のりを1日で駆け抜ける人がいたようです。

全国からお伊勢さん参りに行くなど、江戸時代には観光旅行が大変盛んになりましたが、これらの旅のほとんどは、海路ではなく、陸路でした。その行程の多くは数百キロメートルから１０００㎞近くあり、現在では歩いて行くことなど、想像すらできません。当時の日本で、多くの人がこのような長距離を気楽に旅したことは、なんば歩きが大変優れた歩き方であったことを示しています。**世界で最初に観光旅行が行われるようになり、また大衆化したのは日本ですが、その背景にはなんば歩きがあった**からだろうと考えています。

このように、**なんば歩きのおかげで、昔の日本人はよく歩き、下半身が強く、血液循環がよかった、**つまり免疫力が高かった（体温が高かった）ことが推察されます。

ただ、**現代人は、なんば歩きで昔のように長距離を短期間で歩くことはできない**はずです。理由は履物《はきもの》です。昔は、わらじをはいていました。わらじをはいて歩くと、先に述べたように、脚全体にバランスよく力がかかります。従って、脚が疲れないのです。

せんべい布団も健康によい

現在は、厚みのある布団で寝ているご家庭が多いと思います。さらに、洋風のベッドやマットレスの上に布団を敷いて寝ている家庭も少なくないはずですが、これは、健康面からいえば、最悪です。厚みのある布団で寝ると、猫背など飛び出た部分は深く沈み、その姿勢が維持助長されるので、体の歪みが矯正されません。また重いお尻などはより深く沈むので、腰を痛めやすくなります。

寝返りをする場合、体を沈んだ場所から高い位置に動かすわけですから労力がいります。従って、寝返りができにくくなるので、体の歪みが固定されます。

結局、**厚みのある布団では、体の歪みが矯正されず、逆に歪みを助長します。**

また、体がめり込んでいるため、ほとんど**寝返りができません。**

一方、せんべい布団であれば、背骨に直接力がかかり、寝返りをすることによって圧力のかかる部分を変えられます。従って、寝返りは、背骨と骨盤の矯正を行い、背骨と骨盤を活性化します（背骨と骨盤に弾力をつけます）。

寝ている間に、無意識が体の不具合を調整しますが、体が深くめり込む布団では、背中に一様な圧力がかかります。このような布団では、寝返りする意味がなく、無意識の働きである恒常性維持機能の作用する余地がありません。これでは、人は、ひ弱で不健康な体にならざるを得ません。

もっとも、深みのある布団に慣れた人がいきなりせんべい布団で寝ることは難しいと思います。無理して寝ても、背中などを痛める可能性があります。もし薄い布団の効用に目覚めたのであれば、徐々に布団を薄くするようにしてください。

いずれにせよ、「大事な赤ちゃんや子供を薄っぺらな布団で寝かせるなど、もっての外」とお考えの人は、考えを改めることをお勧めします。とりわけ、赤ちゃんや子供は、効果的な寝返りが必要です。

元々、**陸上の動物は、体がめり込むようなものの上で寝ることを想定してつくられていません。**自然の世界で、そのようなものを見いだすことがほとんど不可能だからです。

従って、二足歩行で体の歪みやすい人間が、体の歪みを助長する厚布団で寝ることは、愚の骨頂といわざるを得ません。

2 なぜ昔は短命だったのか

講演などで右記のような話をすると、「昔は寿命が短かった。寿命が延びたのは（西洋）医学のおかげではありませんか」などの質問（というより反論）をされることがあります。

確かに、寿命が延びたのは、栄養事情の改善と現代医学のおかげです。特に、感染症に打ち勝ったこと、乳幼児の死亡率が極端に下がったことが主な原因です。

例えば、ある年に70歳、80歳、90歳で亡くなった集団の平均寿命は80歳ですが、70歳、80歳、0歳で亡くなった集団の平均寿命は、一気に50歳まで下がります。逆にいいますと、昔の人の寿命が短かったのは、結核などの感染症で亡くなる人が多く、また、幼い命がたくさん失われたからです。

ただ、生活水準の向上（栄養事情の改善、交感神経過緊張状態の減少）も大きいと思います。特に、**戦前に比べて野菜をたくさん食べるようになったことが、老化を遅らせている**はずです。戦前は、50歳過ぎで殺された女性を老婆と報道したように、今より老化が早かったようです。

このように、他の国と違う日本独特の生活習慣がありましたが、日本人も短命でした。その理由は、日本の生活習慣の長所が一般に理解されず、その長所を活用しない人が多かったからだろうと考えています。

▽栄養不足、過労、足の冷えが問題

昔の人が、感染症にかかり易かった原因は、栄養不足、過労、冷えです。**特に、足の冷えが問題**です。現代でも、何も知らずに足を冷やす人が少なくありません。

しかし、昔の衣と住の環境では、足を冷やす人は、極端に冷えていたことが予想されます。

感染症などの病気は、足の冷えの影響が一番大きいはずです。冬でも、平気で裸足でいた人が多かったのではないかと考えています。

▽高い枕で寝る人が多かった

江戸時代は、非常に高い枕で寝る人が少なくありませんでした。高い枕は日本の悪しき習慣です。このような枕で寝ると、日常的に首が前に出た首猫背の姿勢になります。

この姿勢は、すでに説明したように、心臓や脳の病で倒れる可能性を大きくするので長生きできません。

▽ふすまと障子の家も問題

日本の家屋は、夏の暑さには適していますが、冬の寒さをしのぐには不適切な構造です。日本の多くの地域では、冬でも極端に寒くなるわけではありません。従って、日本人は、寒さを防ぐ意識に乏しく、寒さを我慢する習性が身についています。

そのため、体の冷え、特に足と肩の冷えを招く人が多かったであろうことが推察されます。

▽粗食を美風とした（粗食過ぎた）ことも原因

江戸時代は武士の時代なので、贅沢《ぜいたく》を戒《いまし》める風潮がありました。また、貧しさから十分な栄養がとれなかったことが予想されます。諸般の事情を考慮するとやむを得ない面もありますが、不健康の極みです。だからこそ、日本人の身長は減少し、大型化したヨーロッパ人と逆転して大きな差がついたのです（少なくとも2千年前は、日本人の方がヨーロッパ人より高身長でした）。

特に、精米技術の発達は栄養面では悲劇です。**白米はお米ではなく、お米の抜け殻**だからです。

▽我慢することが美風（ストレス社会）であったことも病気を招く要因

我慢は交感神経を高めますが、度が過ぎると酸化ストレスを生じ、交感神経過緊張になります。これが冷えを生み、継続的な血流不足で慢性炎症を発生させて、様々な病を招きます。

昔は、家や身分などの束縛がありました。また、大家族が主ですから、個人に現代ほどの自由がなく、嫁姑の問題など、現代社会よりはるかに大きなストレスを生じる要因がたくさんあったはずです。交感神経過緊張状態は、酸性体質を招き、酸化ストレスを増やすので病気になりやすくなります。

その他、白粉《おしろい》による鉛中毒、生魚などによる**回虫の寄生**なども短命の一因です。

以上、現代の健康を考える上での参考として、持論を書かせていただきました。

第一部と第二部のまとめ

本書は健康法と健康学のバイブル

①西洋医学は体にダメージを与える治療が多く、その治療によって早死にする傾向がある。
②つまり、病気を治せる真の医者は自己治癒力であるが、西洋医学はその作用を阻害する傾向がある。
③西洋医学の高度な検査技術は大病発見には役立つが、体内の病気の種（炎症）の発見には適さない。
④従って、西洋医学は手遅れ治療が中心であり、病気予防や病気の完全回復には適していない。
⑤そのため、私たちの社会は、医者や薬が増えても病人が減らない病気社会になっている。
⑥西洋医学から離れると、「すべての病気は血液の病気であり、血液異常（免疫力低下）によって発症する」という自明の理に気がつく。つまり、血液異常である免疫力低下が続けばその部位で炎症が発生し、それが慢性炎症になる。
⑦慢性炎症が体内でくすぶり続けると、数十年後に、がんや動脈硬化など、様々な病気を誘発する（がんは偶然ではなく不摂生でできる。免疫力の低下した部位で発生したがん細胞ががんになる）。
⑧結局、病気の原因は慢性炎症である。
⑨従って、慢性炎症を防ぐか、鎮めれば病気にならない。それが、日本医学（場の医学）である。
⑩なお、病気や老化を防ぐ砦として、ミトコンドリアは極めて重要な役割を果たす。
⑪健康とは、体の揺らぎが自己治癒力で元に戻せる状態にあること。
⑫病気（体を元に戻せない状態）は、血液異常（免疫力低下）が続いている状態である。
⑬体がそのような状態になる原因として、精神的ストレス、冷え、疲労、食べ過ぎなどがある。
⑭血流低下（免疫力低下）を招く要因として、交感神経の長期的異常がある。

⑮交感神経の過緊張が続くと、胃、腎臓、肝臓のグリコーゲンや脂肪の合成などの働きが低下する。
⑯交感神経の不活性が続くと、脳、心臓、肝臓のグリコーゲンや脂肪の分解などの働きが低下する。
⑰つまり、交感神経や副交感神経の緊張状態が続くと、臓器の血流低下で炎症が発生する。
⑱この臓器に発生した炎症の慢性化が病気の主な原因である。
⑲例えば、交感神経過緊張の人は胃や腎臓が悪くなりやすく、脂肪合成能力の低下で痩せ気味になる。
⑳副交感神経過緊張の人は静脈・リンパの流れが悪く、体内に毒素がたまりやすい。従って、腎臓の排泄機能や肝臓の（脂肪などの）分解能力が低下して、アレルギーになりやすく、また太り気味になる。
㉑また、心の病やアレルギー症などの急増は、副腎の機能低下に起因すると考えられる。
㉒猫背は、長期的に万病の原因になるが、特に首猫背は、脳梗塞や心筋梗塞などを招きやすい。
㉓足の冷えは万病を招く。例えば、足を冷やさなければがんにならない。腎臓病は足の冷えが原因。
㉔腹式呼吸は、内臓の活性化や酸化ストレスの軽減に有効な健康法である。
㉕風邪やインフルエンザは、足湯や脚湯で簡単に治せ、また防げる。
㉖睡眠障害は、睡眠の急所を人に触ってもらえば、その晩から改善される。熟睡は万病の予防法である。
㉗腕のA点、B点（図7）の痛みの有無を調べれば、体内の炎症が分かり、その調整で炎症を消せる。
㉘老化と病気の主犯は、慢性炎症、酸化、糖化反応である。
㉙これらを抑えて、老化を抑制し、健康を保つ強力な武器として様々な植物栄養素がある。
㉚このように、我々は、（炎症を早期に発見して）病気を防げる健康社会の実現が可能である。

病気社会から健康社会へ

私たちはたいてい臓器の慢性炎症を抱えています。熟年者は、胃か肝臓、腎臓（副腎）、そして心臓の異常が目立ちます。通常、症状として現れませんが、**顔のむくみ**、頻尿、ひどい**物忘れ**、**歩く速さの低下**、歩くときの**脚や膝の痛み**、足のつりやすさ、足の裏の痛み、ケガの治りの悪さなどは、臓器の異常を示しています。

私たちは、これらを老化と考えてきました。当然、西洋医学で改善は期待できません。しかし、私たちの**老化的兆候の多くは、臓器異常（慢性炎症）などによる症状です**。従って、**それらは改善可能です**。

本書で紹介した身体の異常を知る方法は一部に過ぎません。それでも、脇腹やお腹、腕のA点やB点で臓器の異常が簡単に分かり、また改善できます。そして、**健康を保つ三原則は、熟睡、少食、足の冷えの防止**ですが、眠りの急所で酸化ストレスを防いで熟睡させ、冷えの急所で足の冷えを解消します。このようにして、**私たちは、がん、脳卒中、心臓マヒ、糖尿病などの大病を防ぐことができます**。

一方、西洋医学は大病を防げず、適切な健康指導すらできません。例えば、「**食事は、1日3回、定時にする**」という考えは、がんなどの大病を招く指導です。**体は、排泄の重要性**（ため込みが体によくないこと）**をよく理解しています**。従って、**食事は、定時ではなくお腹がすいた時にすればよい**のです。

私たちは、自由で豊かな社会に住んでいます。しかし、病気社会は、決して私たちの望む社会ではないはずです。大昔の人々は、不自由で貧しい生活をしていましたが、現代社会を求めませんでした。自由で豊かな社会が可能とは思わなかったからです。同様に、これまでの**私たちは**、現状に不満があっても**健康社会を望みませんでした**。健康社会が可能とは思わなかったからです。しかし、**これからは違います**。

第三部　理論編

病気のメカニズムと日本医学（場の医学）

序

本編は、健康に強い関心のある方、少し専門的な知識のある方などを想定した内容になっています。そのため、少し読みづらいところがあると思いますが、適当に飛ばしてお読みください。

最初に、これまでの内容を確認しておきます。

日本医学は、血液循環（体液の流れ）を重視します。血液循環の乱れが体の変調を起こすと考えます。つまり、**病気は、血液の異常（免疫力の低下）によって生じます。**

従って、胃かいよう、胃炎、腎不全、肝硬変、心臓発作や脳卒中などの病気は、臓器の病ではなく、臓器で血液（血流）の異常（免疫力の低下）が続いた結果、生じる病です。糖尿病や高血圧症、アレルギー症、心の病など、すべて血液異常（免疫力低下）の結果です。がんも同じです。臓器の病ではなく、血液の病です。

病は、すべて血液の病です。また、免疫力と心（感情）は直結しており、体の病は心の乱れから生じ、心の病は体の乱れ（血液の乱れ）から生じます。要するに、**心の病も体の病も、すべて血液の病**です。要するに、病は、すべて慢性炎症、あるいはそれが元になっています。

第一部、第二部から、日常生活と病気との関わり、心と病の関わりなどが理解でき、**新しい健康観**と**健康社会**、および**新しい医学（日本医学）**が見えてきたことと思います。同時に、西洋医学は、家が燃えだしてから治療するため、家の半焼や全焼などの重大な被害をもたらすことがお分かり頂けたはずです。

本編の内容が、代替医療での治療法を理解・改善するための指針となることを期待しています。

第1章
自己治癒力・免疫力と炎症

1 自己治癒力

自己治癒力はケガや病気などから自然に快復する力（機能）ですが、もう少し具体的に考えます。

体には、体の働きを正常に保つ三つの機能があります。

一つ目は再生機能で、古い、または傷ついた細胞（タンパク質など）を修復し、再生する機能です。

二つ目は防衛機能で、病原菌やウイルス、がん細胞などを攻撃して、内外の敵から体を守る機能です。この機能は免疫力の源ですが、**防衛機能の主体は炎症**です。なお、**腸内菌も免疫力の一部**です。

基本的に、この二つの機能が自己治癒力の主体になります。

三つ目は恒常性維持機能で、**体温や血圧・脈拍**、体液のｐＨ（水素イオン濃度）などを一定に保ち、体を正常に保つ機能です。**ホメオスタシス**ともいいます。

また、体は意図的に？病気（炎症）を誘発して、健康を快復する場合があります。

例えば、発熱、頭痛、下痢《げり》、肩や首のこり、風邪（炎症）などです。これらは、より深刻な病の防止、あるいは体の不具合解消のために発症すると考えられます。

このように、**病気に対する体の柔軟さ（炎症の誘発など）も、体を守る機能**です。

▽拡大解釈した恒常性維持機能

恒常性維持（ホメオスタシス）の機能

細胞（DNA、タンパク質など）の修復・再生機能

体の防衛機能（免疫力）：免疫力は自己治癒力の一部

病気に対する柔軟さ（炎症の誘発）――病気経過による免疫力の回復

これらの機能はすべて恒常性維持機能と考えることができます。従って、この**拡大解釈した恒常性維持の機能が自己治癒力**（の主体）になります。

次に、自己治癒力の修復機能について考えます。

生体には、障害のある状態を正常な状態に快復する能力（機能）が備わっています。そのような能力として、DNA損傷および細胞損傷の修復、そして組織細胞の再生と機能回復があります。

自己治癒力はこれらの修復能力を総合したものになりますが、通常、私たちが認識している自己治癒力は、体の快復、傷の治癒などです。この主体が損傷電流になります。

自己治癒力の主体は損傷電流

生命活動を支えているのは、体液の流れです。体液が原料、燃料、そして情報となる物質を必要なところに運んでいます。細胞内でも原形質流動という形で流体が流れています。

この体液の流れには、生命活動に欠かせないイオンの流れがあります。イオンの流れは電気の流れですから、**生体には微弱な電流（生体電流）が存在する**ことを意味します。この生体電流は、生命活

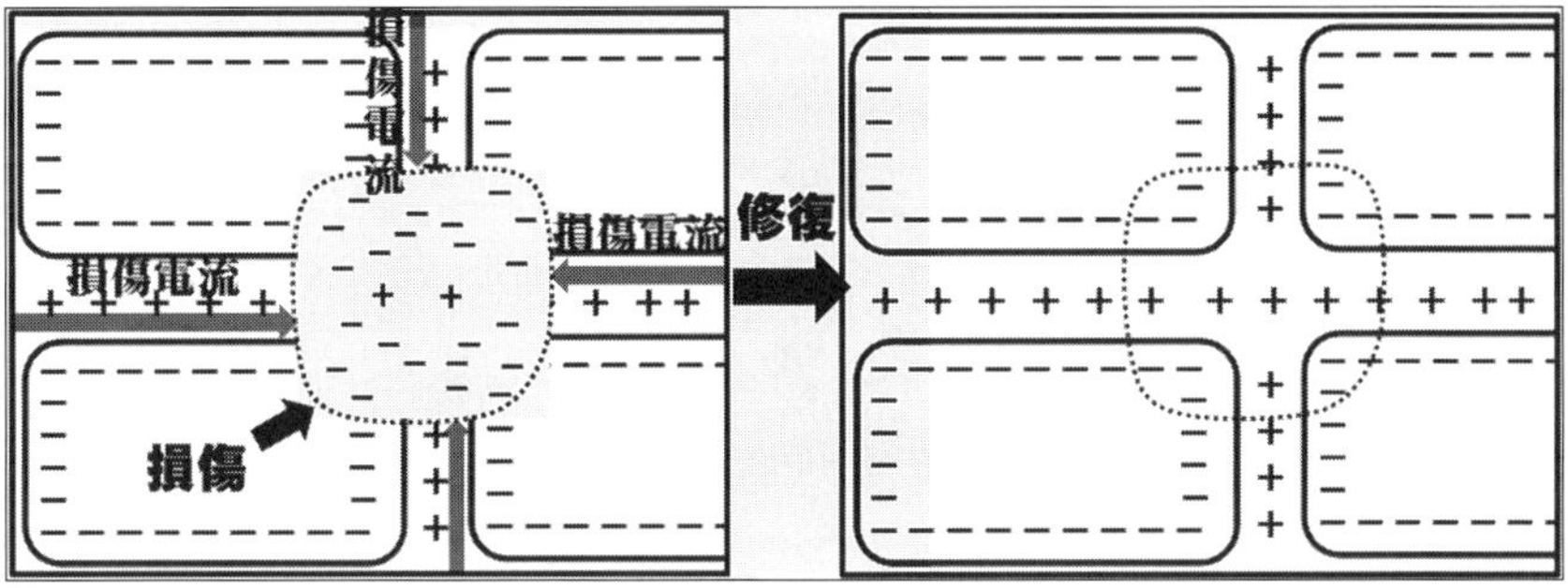

動の証しともいうべき存在です。そして、この**生体電流の源は細胞**になります。つまり、生きた細胞は、（生体）電流を発生しています。正常な細胞では、細胞内より細胞外に多数の＋イオンが存在します。そのため、相対的に細胞内がマイナス、細胞外がプラスになっています[*]。

細胞が損傷すると、損傷部分は細胞の内外でマイナスの電気を帯びます。すると損傷細胞の周辺から損傷部分にプラス電気が流れて来ます。その結果、損傷細胞の損傷部の外側は正常細胞と同じプラスになり、損傷部分が修復されます（上図参照）。

損傷細胞の周辺から損傷領域に流れる電流を損傷電流《そんしょうでんりゅう》といいます。この**損傷電流が狭義の自己治癒力**になります。

一般に、細胞が刺激を受けると、細胞外のプラスイオン（Na^+）が細胞内に流れ込み、細胞はプラス側に、細胞外はマイナス側に動きます。これが細胞の興奮です。興奮した細胞は、すぐに興奮が収まってプラスイオンの排出が行われ、正常なマイナス電気の状態に戻ります。そして、この興奮（プラスマイナスの変動）が周辺細胞を刺激して、それらの細胞に同じような興奮を呼び起こし、それが次々に伝わっていきます。つまり、**細胞が興奮すると**、その周辺細胞との間で電気的なプラスマイナスの違い（電位差）が生じて、**電気が流れる**ことになります。

興奮細胞はマイナス電気をもらって、正常細胞に戻りますが、電気を与えた周辺細胞はその分、マイナス電気が減り、プラス電気が増えます。

従って、周辺細胞は興奮状態になります。このようにして、細胞の興奮が拡がり、電気が流れていきます。

なお、絶縁体でもこのような興奮状態が起こり、極めて微弱な局部電流が生じます。

例えば、分子の結晶では、結晶内分子のこのような興奮状態を（フレンケル型）励起子といいます。

結局、**体液の流れは、電気の流れ**でもあるわけです。

また、筋肉組織は、電気的な刺激によって収縮します。このことは、筋電図、心電図、脳電図からも分かります。これらの電図は、それぞれ、筋肉、心臓、脳の活動を反映しています。

神経細胞には電気信号が流れているので、脳の活動は、計算機のCPU（中央処理装置）と同じく、電気信号のやりとりで行われます。マイコン制御という言葉がありますが、人間も同じです。ちなみに、脳に微弱な電流を流すと、遠い過去の記憶が甦ることなどが報告されています。

要するに、**人体には微弱な電流が流れています**。

水は電気を通しませんが、食塩（電解質）を少し溶かすと電気を通します（**電解質溶液**）。

このように、体液は電気を通すので、**人体は導体です**。なお、導体は、電気が流れる素材のことです。ただ、**細胞は**、細胞内溶液と細胞外の組織液との間に細胞膜があるので、**半導体**的性質があります。従って、神経細胞などで電気が信号の役割を果たせるわけです。ただし、電圧が高くなると導体になります。

また、皮膚（死細胞）があるので、人体は**絶縁体**（電気を通さない素材）に見えます。しかし、汗や水分があると、皮膚の絶縁効果が弱まり、人体は半導体になります。

なお、電流は電子の流れですが、**生体電流はイオン（電気的に中性でない原子分子）の流れ**です。

このように、**生体には**、（イオンの流れがあるので）**電磁場が生じています。**

また、低エネルギーモードの原子分子の動き（微小振動、回転）が予想されます。さらに、熱エネルギー程度の電子の励起状態などもあり得ます。それらによる電磁場も考えられます。

また、細胞内の原形質流動は、（イオンの流れでもあるので）**生きた細胞は磁石**になっていることが予想されます。

＊体内にあるイオンとして、ナトリウムイオン（Na^+）、カリウムイオン（K^+）、カルシウムイオン（Ca^{2+}）、塩素イオン（Cl^-）などがあります。正常な細胞では、細胞内より細胞外にナトリウムイオン（Na^+）が多く存在しますが、主にこのNa^+が、細胞内に流れ込むことで細胞内のプラス電気が増えます。これが細胞の興奮です。次に、Na^+が、細胞外に出て正常細胞に戻ります。細胞の興奮にはNa^+だけでなく、K^+などのイオンも関係しています。
なお、動物実験での損傷電流は数十mAになります（生体電流は、せいぜい1mA程度です）。

免疫力

免疫力《めんえきりょく》は、体内に入った病原体や異物などから自分の体を守る力のことです。

本来、免疫は、一度感染症にかかったら、二度とかからない現象を意味します。

しかし本書では、免疫力を、疫《えき》を免《まぬが》れる力、つまり、体内の病原体などを排除して、病気になるのを免れる働きという意味で使用しています。

生まれつき持っている体の防衛力を自然免疫といいます。狭い意味での自己治癒力のことです。例えば、細菌などに感染すれば、免疫細胞が細菌を排除します。ケガをすれば、損傷組織が再生され、やがて傷は修復されます（血液の流出は、血小板が防ぎます）。

また、ウイルスなどに感染した場合、その情報を記憶して、次回からその種のウイルスに感染しないようにします。これを**獲得免疫**といい、ワクチンは獲得免疫を利用した予防法です。

これらの免疫力の主な担い手は、血液中の白血球です。[*1] 免疫細胞である白血球の主体は、顆粒球《かりゅうきゅう》、リンパ球および単球になります。

顆粒球は、細菌などの大型の病原体を（食べることで）排除します。
リンパ球は、敵（異物）に対する抗体反応などで外敵を排除します。
単球は、顆粒球で排除できない細菌などを排除します。

一般に、一番多い外敵が細菌なので、その排除を担当する顆粒球が量的に一番多くなります。顆粒球の標準的な割合は約六割です。なお、ウイルスなどの小さな外敵はリンパ球が担当します。また、単球が血管内に存在するのは数時間から数日程度で、その後、血管から出て**マクロファージ**になります。[*2] 従って、炎症としての免疫を担っているのは、単球ではなくマクロファージです。

血液循環は、細胞に酸素や栄養素を運び体温を維持することによって、細胞の機能を維持しています。また、**外敵から細胞を守り、**傷ついた**細胞の修復などを手助け**しています。

従って、血液循環の停滞があると、

組織細胞の機能低下、壊死《えし》　↓**炎症**（↓様々な臓器・腺などの異常）
（免疫力低下による）**病原体の繁殖**↓**炎症**（↓様々な臓器・腺などの異常）

（免疫力低下による）**がん細胞の増殖**
（本態性）**高血圧・pＨの低下**

などの異常が発生する可能性があります。

なお、人体は皮膚によって有害物質や病原体などから守られています。さらに、内側の粘膜は病原体を防ぎ、また胃の消化液などには殺菌作用があります。

また、尿や涙は病原体などを洗い流す作用があり、体は他にも様々な防衛機能を持っています。

結局、**免疫力は、このような一次の防御網を突破した病原体などに適用されます。**

＊1　血液は、液体の血しょうと、その中に浮かぶ赤血球、白血球、血小板で構成されます。なお、赤血球は酸素と二酸化炭素の運搬、白血球は免疫作用、血小板は血液の凝固を担当します。
＊2　単球は、マクロファージだけでなく、樹状細胞やランゲルハンス細胞にも分化します。

免疫力と体温、pＨ（ペーハー）

免疫力低下の要因は様々ですが、基本は血流の低下です。その意味をもう少し掘り下げてみます。

交感神経が緊張すると、対応する動脈が収縮して血流が増加します。しかし、その状態が長期間続くと、筋肉が硬くなって血管を圧縮するために血流が悪くなります。血流が悪くなると、その部位に冷えが生じます。

ところで、毛細血管が収縮すると、毛細血管の穴が小さくなり、また穴の数が減少します。従って、毛細血管の穴から組織液に移動する免疫細胞の数が減少します。これが免疫力低下の主要因です。例えば、体温が1度下がると、毛細血管から組織液に移動する免疫細胞は2割から3割減少します。同じことは、乳酸が増えて（ｐＨが下がって）、筋肉が硬くなった場合にも起きるはずです。この場合、毛細血管が収縮するので、毛細血管から組織液に移動する免疫細胞数の減少が予想されます。

従って、**酸性体質の人は、免疫力が低下している**と考えられます。

なお、酵素反応など、体内活動が最も活発な温度は37度くらいと考えられています。

2 炎症

体が病原体などによって浸食を受けると、その部位で炎症が起こります。炎症は、体に生じた異変を解消するために生じる防衛反応です。

まず、感染部分から各種のタンパク質（サイトカイン）が放出されて炎症が起こります。炎症が起こると、免疫細胞である白血球が感染部分に呼び寄せられます。

1　感染部分が拡がらないように、患部を遮断します。
2　免疫細胞が病原体を滅ぼします。
3　死滅した細胞、損傷組織を取り除きます。
4　組織の修復が行われます。

これが炎症の一般的な過程になります。

感染部位では血流が増え、毛細血管にある穴が増えるので、白血球や体液がたくさん漏れ出てきます。その結果、炎症部位の体温が上がり、炎症組織は、（体液の増加によって）腫《は》れてきます。

しかし、血液供給が十分でない場合や、病原体や有害物質の絶え間ない浸食があると、炎症は簡単に治まらず、長期間続きます。これが**慢性炎症**です。また、炎症で腫れた部位に**しこり**が生じます。

そして年をとると、慢性炎症によるしこりは、多くの内臓にできていることが予想されます。

血流の異常は炎症を伴う

血液の流れが悪くなると、その部位で細胞の劣化や病原体などの繁殖が起こります。従って、このような異物を排除するために、免疫細胞（白血球）が異物と戦います。この戦いが炎症です。

つまり、**炎症は、体内に現れた異物を破壊して除く、免疫（防衛）反応です**。炎症を起こすために、単球などから炎症性**サイトカイン**[*1]という物質がでますが、このサイトカインは組織細胞を崩壊させます。なお、炎症性サイトカインには、炎症を鎮めるものもあります。

通常、炎症反応が起きている部位は、熱を持ち、赤く腫れたり、痛んだりします。また、病原体が免疫細胞に退治されると、膿《うみ》になって排除されます[*2]。

炎症は体の防衛反応ですが、多くの**病気は炎症の慢性化です**。血液循環の異常が改善されなければ、炎症はいつまでも続き、組織細胞の障害が拡がります。その結果、内臓病などに移行します。さらに長引くと、がんなどになる可能性が高まります。

炎症が慢性化すると、炎症性サイトカインが病気を深刻化させます。

例えば、関節リウマチなどでは、炎症性サイトカインが症状を悪化させます。

慢性の炎症は、がんや動脈硬化などの生活習慣病、老化などを促進します。

また、体内に侵入した異物に過剰反応して起こす炎症が**アレルギー症**であり、体の組織を異物と間違えて起こす炎症が**こうげん病**です。

従って、**血液循環の異常は炎症を起こし、（それが長引くと）各種の病を招きます。**

結局、病気の原因は血液の異常（免疫力の低下）です。


つまり、病気は炎症から生じます。

アルツハイマーなど、脳の病気も炎症の結果であり、がんも慢性炎症が誘発すると考えられています。

＊1　炎症性サイトカインは、免疫細胞から放出される（情報を担う）タンパク質の総称です。サイトカインという名称の物質があるわけではありません。サイトカインの種類はたくさんあるので、その働きは炎症や免疫に関係するものだけでなく、細胞増殖や細胞死、傷の治癒に関係するものなど、様々です。

＊2　死滅した免疫細胞も膿《うみ》として排泄されます。

〈注〉「血液循環」と「免疫力」という言葉について

本書では、「血液循環をよくする」、「免疫力を上げる」という、極めて当たり前のことを主張していますが、世間で認識されている言葉と大きく異なるのは、「局部の血液循環」、「局部の免疫力」についてべていることです。これが、炎症、つまり病気と強い関わりがあります。そのため、「**血行**」

という言葉を避けています。従って、本書の血液循環や免疫力という言葉は、抽象的な意味ではなく、具体的な意味を持っています。

3 健康とは

１９４８年のＷＨＯ憲章では、健康について、「**健康とは、単に病気ではない、心身が弱っていないというだけではなく、肉体的、精神的、そして社会的に完全に満たされた状態にあること**」「**……最高水準の健康に恵まれることは、……すべての人々の基本的人権のひとつである。**」と定義されています。しかし、この健康の定義では、この世に健康な人は存在しない恐れが強く、また、あいまい過ぎます。

特に、「社会的に完全に満たされた状態」に至っては、「完全に医学の手が届かない状態」です。しかも、誰もが社会的に満たされた状態は、どのような社会体制で可能なのか想像すらできません。

本来、社会的に満たされた状態の多くは、個人の心の持ち方に帰すべきです。

（本書と関係のない、古い宣言文の批判は避けたいのですが、現実感の無い教育の弊害を認識して頂くために、実例として敢えて書いています。また、古い宣言のため、特定の人々の批判にならないことを前提にしています）

この宣言の原文は、草案作成に関わった人たちの意気込みと高揚感、さらに格調の高さを感じさせます。しかし、定義のあいまいさは、きれい事に終始し、現実を直視せず、**現実逃避の姿勢を如実に示しています**。従って、すべての人々を健康にしようとする真摯《しんし》さに欠けています。要するに、無責任です。

そもそも、健康が医学的に定義できなければ、その**医学は人を健康にする処方箋を持っていないこ**とを告白しているようなものです。

従って、第一部で説明しましたが、もう少し現実的、つまり医学的な健康の定義をしておきます。

私たちの生活環境は、季節などによって、常に変化しています。例えば、真冬と真夏では、外部環境が体に与える影響は大きく異なります。

また、私たちの生活には、食べ過ぎ、飲み過ぎ、夜更かし、対人摩擦、ケガなどがつきものです。私たちの体や心は、常にこのような内部および外部の環境変化にさらされています。従って、**心身の状態は常に揺《ゆ》らいでいます**。その揺らぎの源として骨盤があります。

しかし、恒常性維持機能によって、心身の状態が揺らいでも常に元に戻る力が働きます。つまり、私たちの体は常に変化していますが、その揺らぎに対する復元力があります。

健康な心身には、（内外環境の変化による）**心身の揺らぎに対する復元力があります。**

逆に**復元力が低下して、心身の揺らぎを元に戻せないときに病気になります。**

結局、**健康とは、自己治癒力による原状快復が容易な心身のこと（状態）**です。

なお、**心身の復元力が自己治癒力**です。従って、たとえ下痢や発熱、風邪などの炎症を起こしても、原状快復できる体は健康です。復元力があるという意味で、**健康な体は弾力のある体**ともいえます。

第2章　自律神経

1　生命体は流体である

生命体は、すべて形を持っています。しかし、その内部には流体が流れています。**生命活動とは外部と物質交換すること**です。私たちの場合、外部から酸素と栄養素を取り込み、それを生命活動のエネルギーと生命維持に使い、老廃物と二酸化炭素を排出します。

つまり、**生命活動には、エネルギー、物質、情報の流れとその制御が必要**になります。その生命活動を支える場として、流体が必要です。

体液は人体における流体であり、様々な種類があります。[*] 細胞内の液体を除くと、体液は、血液、リンパ（細胞間の組織液を含む）などに分かれます。原形質流動と体液の流れが、生命活動を支える生命線（**生命場**）になります。そして、**体液の流れを制御しているのが自律神経**です。

従って、**生命活動の根幹は、血液・リンパと自律神経であると**考えてよいでしょう。

＊血液・リンパ以外の体液として、組織液、髄液、関節液などがあります。また、消化液、汗、涙、尿なども体液と見なされることがあります。通常、細胞内液は、体液に含まれません。

2 血液循環

体液の流れを担う主要なシステムが循環器系です。循環器系は、血液を送り出す心臓と血液の通り道である血管で構成されています。

心臓と各臓器間の循環（体循環）を考えますと、この系は、酸素・栄養素の豊富な血液を各臓器に巡らせ、二酸化炭素や老廃物を運び去ります。この系（体循環）で、**心臓から各器官に送り出される血液の通路が動脈**で、**心臓に戻る血液の通路が静脈**になります。

〈注〉血管には、動脈、静脈、毛細血管の3種類あります。

動　脈：心臓から各組織細胞に酸素や栄養素を運ぶ血液の通り道

静　脈：心臓に戻る血液の通り道

毛細血管：動脈、静脈とつながった細い血管で、細胞間の組織液と物質交換をする

さらに、**細胞から排出された老廃物を運ぶ体液がリンパ**で、その通り道がリンパ管です。

このように、体液である**血液やリンパが体中を巡り、体を構成している細胞の活動を支え、体の変動を防ぐ**役割を果たしています。また、**血液には、体温を保つ役割**もあります。

3 自律神経

体内器官は、脳（間脳）にある視床下部からの指令で、統一的に動いています。その指令回路が自

律神経であり、**体内は自律神経が調節**しています。[*1]

自律神経は、交感神経（系）と副交感神経（系）からなり、これらの神経には多くの種類があります。

この二つの自律神経は、臓器や腺などを制御して、それらの機能を一定に保つようにしています。**多くの臓器は、交感神経と副交感神経の両方に支配されています**が、一方の自律神経が優勢のときは、臓器の働きが活発になり、他方が優勢のときは、臓器の働きが抑制されます。

例えば、胃の働きは、交感神経優位のときに抑制され、副交感神経優位のときに活発化します。

なお、臓器を活性化したり抑制したりする信号は、自律神経の末端から放出される**神経伝達物質**が担っています。神経伝達物質は、交感神経では**ノルアドレナリン**、副交感神経では**アセチルコリン**になります。[*2]

＊1　自律神経は、臓器、（分泌）腺、血管などの働きを調節して、体内環境を一定に保ち、生命を維持する働きをします。つまり、自律神経は、血液循環、呼吸、消化、血圧、体温（発汗）、代謝、内分泌などを調節しています。
＊2　自律神経の神経伝達物質は、基本的にアセチルコリンですが、交感神経の末端ではノルアドレナリンが分泌されます。ただし、汗腺では交感神経の末端もアセチルコリンが分泌されます。

4 交感神経は、脳活動、心臓、呼吸などを活発化し、内臓の働きを抑える

交感神経は、昼間の活動時に優勢になる神経で、**意識（感情）の影響を受けやすい**神経です。自律

神経は意識から独立していると考えられていますが、交感神経は意識の影響を強く受けます。

交感神経が優位になると心拍数が上がり、血圧と体温が上昇します。呼吸回数が増え、気管支も拡がるので、酸素をたくさん取り込めます。そのため、脳活動が活発化して活動的になります。

一方、皮膚表面の血管は収縮し、出血しにくくなりますが、痛みなどの感覚は鈍感になります。

また、内臓の働きが抑制されるので、食欲が抑えられ（飢えに対する対応）、**排尿・排便などが抑制されます**。* 従って、**緊張していると便秘になりがち**です。

交感神経優位の状態では、主に対外（意識に支配された）活動にエネルギーが使われます。

従って、**交感神経優位の状態は、エネルギーを消費する状態ともいえます**。

交感神経優位の状態で活性化される主な器官

心臓、気管支・胸郭、大脳、副腎髄質、肝臓など

交感神経優位の状態で抑制される主な器官

胃、小腸・大腸、すい臓、胆のう、腎臓、肝臓など

なお、**臓器の働きが抑制され続けると、臓器に異常（炎症）が生じます**。

＊副腎（髄質）は、交感神経が緊張すると、アドレナリンを分泌して、緊張状態を生み出します。また、肝臓は、交感神経が緊張すると、グリコーゲン（ブドウ糖の高分子）を分解して、エネルギー源（ブドウ糖）を多く産生します。

5 副交感神経は、内臓の働きを活発化させ、大脳や心臓の働きを抑える

副交感神経は夜間や安静時に優勢になる神経で、無意識に支配されています。副交感神経が優位になると心拍数が下がり、血圧と体温が低下します。呼吸回数が減り、気管支も狭まるので、**脳活動が低下**します。

一方、**内臓の働きが活発**になるので、食欲が強くなり、排便・排尿などが促進されます。また、痛み・かゆみなどの**感覚は鋭敏**になります。

副交感神経優位の状態では、主に体内（無意識に支配された）活動にエネルギーが使われます。交感神経は体外活動にエネルギーを消費しますが、副交感神経は体内活動にエネルギーを消費します。その体内活動には、エネルギーを脂肪などの形でため込む活動があります。

従って、**副交感神経優位の状態は、エネルギーを蓄える状態**という側面があります。*

副交感神経優位の状態で活性化される主な器官

消化器系、泌尿器系、肝臓（グリコーゲンや脂肪の合成など）、胆のうなど

副交感神経優位の状態で抑制される主な器官

心臓、気管支・胸郭、大脳、肝臓（グリコーゲンや脂肪の分解など）、腎臓（レニン産生）、副腎など

＊副交感神経優位の状態では、肝臓はグリコーゲンや脂肪を蓄積して、エネルギーを蓄えます。

6 交感神経と副交感神経の関係

自律神経の働きは、交感神経と副交感神経の釣り合いで行われます。両神経の二重支配を受けている臓器では、この二つの自律神経が拮抗《きっこう》した状態にあります。

例えば、二重支配の場合、交感神経6割、副交感神経4割のような状態はあっても、交感神経10割、副交感神経0割のような状態はありません。

ただし、一方が極端に優位になることはあります。**過緊張状態**です。

例えば、交感神経の割合が非常に大きいとき、交感神経が過緊張状態にあります。**自律神経が正常である場合**、交感神経優位の状況になれば、自動的に交感神経優位になり、**副交感神経優位の状況が生じた場合、自動的に副交感神経優位になります**。

ただ、**交感神経と副交感神経が競合すると、必ず交感神経優位になります**。

例えば、食事の後は自動的に副交感神経優位になります。しかし、精神的な緊張状態にある人は、交感神経優位の状態が続いているので、食事をしても副交感神経優位にはなりません。

交感神経は、副交感神経（の後）から進化した神経ですが、支配権は交感神経が握っています。その理由として、筆者は、脳が内臓を支配していることと関係があると考えています。交感神経には大脳を活性化する働きがありますが、副交感神経にはその作用はありません。従って、大脳が緊張状態にあるときには、（副交感神経によって）その緊張を静められないので内臓の働きは抑制されます。

結局、脳を緊張させる**交感神経は、内臓を活性化させる副交感神経より優位**になります。

また、交感神経の働きが弱っていると、見かけ上、副交感神経が優位になります。この場合、**（擬似的な）副交感神経過緊張**の状態です。

一般に、交感神経優位の人と副交感神経優位の人がいます。俗にいう、**肉食系人間は交感神経優位型（積極型）、草食系人間は副交感神経優位型（消極型）**と考えてよいでしょう。

ところで、自律神経に関して、日本では、阿保－福田理論が代替医療の説明でよく使われています。しかし、本書では、主に自律神経の緊張によって対応する臓器の働きが抑制されることに注目しています。

つまり、**臓器の異常は**、主に**臓器の働きが継続的に抑制されて慢性炎症化した状態です**。

また、顆粒球やリンパ球の増加によって病気になるという彼らの考え方は大変興味深いのですが、筆者は、**顆粒球やリンパ球の増加は結果であって、病気の原因ではない**という立場をとっています。例えば、交感神経不活性（副交感神経優位）の状態では、肝臓の脂肪分解作用などの働きが抑制されます。そして、満腹中枢の働きが低下して食べ過ぎを抑制できないので、食べ過ぎる傾向があります。さらに、この状態では骨格筋の動きが減少するので、静脈とリンパの流れが悪くなり老廃物が滞ります。そのため、血中に栄養素や有害物が増えます。その処理のためにリンパ球が増えると考えています。なお、この状態が続くと肝臓の解毒能力と腎臓の排泄能力が低下して、各種アレルギー症状などになります。

7 自律神経と臓器

交感神経は血管のほとんどを支配していますが、副交感神経支配の血管は男根など一部だけです。

従って、**主な体内器官への血流配分は交感神経が決定**します。**交感神経は**、意識活動に必要な臓器の血流を増やして働きを高め、**体内環境を整えるのに必要な臓器（内臓）の血流を下げます**。従って、血流の下がった臓器の働きは低下します。**副交感神経は**、（意識活動を低下させるので）**意識活動に必要な臓器の働きを抑制します**。

一方、体内環境を整えるのに必要な臓器（内臓）の働きを高めます。非常に大ざっぱないい方をすると、

交感神経は、胸から上の臓器の働きを高め、胸より下の臓器の働きを抑える。
副交感神経は、胸から上の臓器の働きを抑え、胸より下の臓器の働きを高める。

となります。もちろん、個々の例外はあります。要するに、気が高ぶると胸から上が熱くなります。重要なことは、**自律神経の状態によって、血流の低下する臓器があるということです**。交感神経優位では胃腸や腎臓などの血流が低下しますが、これらの臓器は働いています。従って、**交感神経優位状態が続くと、消化器系や泌尿器系の血流不足が続き、炎症が発生します**。この状態が長期間続くと、炎症が慢性化して内臓病になります。慢性炎症がさらに続くと、がんを誘発する可能性が高くなります。

同様に、副交感神経優位状態が続くと、心臓や気管支、肝臓、腎臓、副腎などの機能低下を招きます。いずれにせよ、臓器の病は血流不足（免疫力の低下）によって起こります。

結局、**（副）交感神経過緊張の状態が続くと、働きが抑制される器官に炎症が生じます**。これがストレスによる臓器異常の原因です。病気の原因は血流低下ですが、主要な血流は交感神経が制御して

います。

従って、**病気は**自律神経の異常ですが、本質的に**交感神経の異常（過緊張、不活性）によって生じます**。

▽肝臓の特殊性

交感神経と副交感神経のどちらが優位であっても活性になる臓器があります。例えば、腎臓は、交感神経優位の状態では、レニン産生が活発になり、血圧が上がります。しかし、肝臓は特別です。**肝臓は、副交感神経優位のとき、グリコーゲンや脂肪を合成してエネルギーを貯蓄**します。一方、交感神経優位のとき、肝臓は、グリコーゲンや脂肪を分解して、体が必要とするエネルギーを産生します。

従って、**副交感神経優位が続くと脂肪の蓄積が増えて太り、交感神経優位が続くと、脂肪の消費が増えて太らない**ことになります。つまり、肝臓は、副交感神経優位ではエネルギーを蓄え、交感神経優位のときはエネルギーを消費します。

重要なことは、**交感神経過緊張が続くと、**肝臓の脂肪などの蓄積能力が衰え、**痩せ細る**ことです。逆に、**交感神経不活性が続くと、**脂肪の合成は活発になりますが、肝臓の脂肪分解能力が衰え、**太ります**。つまり、太った人で**肝臓に異常があれば、ダイエット効果はありません**。そのような人が多いのです。

実際、長期的に太っている人の多くは、心臓、肝臓、腎臓に問題があります。しかし、西洋医学は太っていることのみを問題にしています。

第3章

血液と病気

生命活動には、流体の絶え間のない流れが不可欠です。この流れが、食料とエネルギー（アミノ酸などの栄養素と酸素）および情報（分泌物）などを必要なところに運び込み、排泄物を運び去ります。人体では、体液である血液・リンパなどの流れが、生命活動、つまり健康を支えています。自己治癒力やその限定的な意味での免疫力は、この血液・リンパの流れが源になっています。

すでに述べましたように、日本医学では、

すべての病気は、血液の病気、つまり血流異常（免疫力低下）

という考え方をしています。

また、血流を制御しているのが自律神経なので、血液循環と自律神経が本章の主題になります。

さらに、自律神経の異常は骨格を歪ませます。逆に、骨格の歪みは自律神経の異常を誘発します。従って、血管（血液循環）、自律神経、そして骨格は、相互に関連しています。

まず、動脈と静脈、そしてリンパから説明します。

1 動脈の血流停滞による症状

心臓を出た血液は、**大動脈**を通り、枝分かれしながら、中、小動脈を通り、最終的に毛細血管を通って、静脈に流れて心臓に戻ります。また途中の毛細血管の穴から酸素、栄養素などが、細胞間の組織液を通じて細胞に運び込まれます。毛細血管と接続する動脈が**細動脈**ですが、**血流が悪くなるところは細動脈と毛細血管**です。

酸素、栄養素などの流れ

大動脈→中動脈→小動脈→細動脈→毛細血管→組織液→組織細胞

もし、動脈の流れが滞ると、その部位の組織細胞では酸素や栄養素の供給が不足します。従って、その周辺の組織細胞は、機能低下、細胞死などを起こします。そのため、顆粒球（好中球）や単球（マクロファージ）による炎症が発生します。なお、慢性炎症の場合は、リンパ球などが炎症の主体になります。

また、病原体の繁殖（炎症）、慢性炎症、がん細胞の発生と増殖などが起こりやすくなります。

結局、動脈の血流停滞によって、以下のような症状が起こります。

動脈の血流停滞→細胞死、病原体繁殖→炎症→慢性炎症→生活習慣病など

② 静脈およびリンパの流れが停滞したときの症状

静脈内の血液やリンパは、動脈と異なり、周りの**筋肉が動かないと流れません**。

また、静脈内の血液やリンパは老廃物を運ぶ体液です。特にリンパは多くの老廃物を含みます。従って、**静脈・リンパの流れが停滞すると**、**老廃物がたまります**。このような老廃物が血液・リンパで増えると、リンパ球が異物（敵）と判断します。

その結果、免疫反応が起こりますが、副作用として、様々な異物に反応して（過敏になり）アレルギー症状や（免疫細胞が身内の細胞を攻撃する）自己免疫疾患《しっかん》などの症状を示しやすくなります。このような症状を示す理由は不明です。

ただ、血液・リンパ中に不要物が増えると、それを排除するために、予定外の労働をリンパ球に強いることになります。この場合、リンパ球の劣化が予想されますが、体はリンパ球を増やすことによって対応するはずです。これが長期になると、免疫器官の過労（機能低下）が予想されます。筆者は脾臓の異常を考えています。

その結果、敵を正確に見極められないリンパ球が増えて、過剰反応するために、アレルギー症状や自己免疫病を招きやすくなる可能性があります。なお、免疫細胞の教育は胸腺で行っています。

結局、**静脈・リンパの流れが停滞すると、アレルギー疾患やこうげん病が生じやすくなります**。このような症状の根底には、内臓（肝臓の分解能力、副腎、腎臓、脾臓）の機能低下が考えられます。

3 交感神経の過緊張状態（精神的過緊張）と病気

主要な臓器の血管は交感神経が調整しています。

交感神経優位のとき、内臓（消化器系や泌尿器系）の働きが抑えられますが、同時に、内臓の細動脈が狭められ、血流減少を伴います。通常、内臓が活発化する必要があれば、副交感神経優位の状態に変わります。生きていくためには、内臓の働きは不可欠なので、そのために必要な酸素や栄養素の供給が欠かせません。

もし交感神経過緊張の状態が続くと、内臓で酸素不足などになる組織細胞が出てきます。そのため、機能不全に陥った細胞を除去するために炎症が発生します。

従って、動脈の血流停滞の項で説明したように、**交感神経過緊張の状態が続くと、消化器系や泌尿器系、あるいは肝臓などで動脈の血流不足が発生し、炎症などが起きやすくなります。**

このことを裏付ける臨床結果があります。つまり、40歳以上の人には、たいてい、各臓器に多数の微小がん（マイクロがん、ミリがん）のあることが分かっています。これは、その部分の血流不足、つまり免疫力が低下したために、そこで発生したがん細胞が撲滅《ぼくめつ》されずに（免疫力の弱い領域内で）増殖した結果ではないかと考えられます。

また、酸素不足は炎症を招き、がん細胞を増殖させる傾向があります。

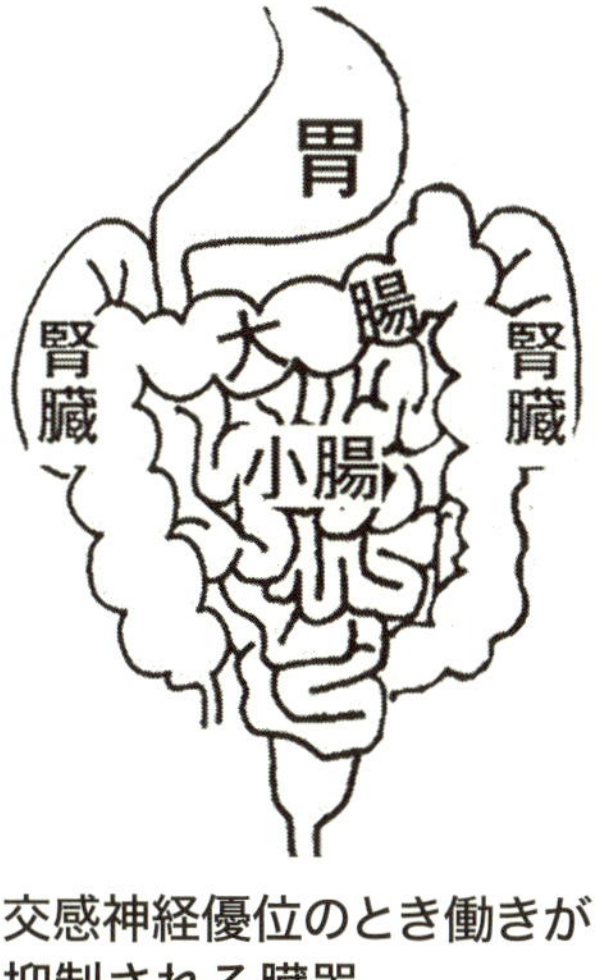

交感神経優位のとき働きが抑制される臓器

結局、**交感神経過緊張が続くと、炎症性の病気、内臓の病気、がんなどを招きます。**

また、交感神経過緊張は血圧を高くするので、**高血圧症を招きやすくなります**。同時に、交感神経過緊張は、過剰ストレス、つまり酸化ストレスを生じます。食べ過ぎは胃を悪くしますが、これは、交感神経優位で胃の働きが抑制されているときでも、胃が働かなければならないからです。このとき、胃は血流不足下で動いています。結局、抑制時に臓器異常が起こります。

交感神経過緊張は体を酸性体質にする

交感神経過緊張のもう一つの問題は酸性体質を招くことです。免疫力低下の大きな要因になります。まず、交感神経過緊張が続くと、内臓などの血流が悪化してミトコンドリアの機能低下を招きます。その結果、乳酸が増えてｐＨが下がり、筋肉が硬くなります。そのため、血管が狭められて、さらに血流が悪くなります。血流の悪化は冷えを招きますから、ミトコンドリアは、酸素不足と冷えの二重苦によって衰えます。そうすると、乳酸の消費が減少して、さらに乳酸が蓄積されます。従って、酸性体質になります。結局、**交感神経過緊張は、酸化ストレスだけでなく、酸性体質を招き、内臓異常**や**高血圧症**になりやすくなります。

④ 交感神経不活性状態（無気力・脱力状態）と病気

交感神経の働きが弱いということは、（擬似的）副交感神経過緊張であることを意味します。

交感神経の働きが鈍ると、脳の視床下部にある**満腹中枢**の働きも弱ります。満腹中枢は食べ過ぎを抑制するので、この機能が鈍ると、**食べ過ぎる傾向**があります。

交感神経の働きが弱ると、心臓、気管支、脳、骨格筋などの細動脈が細くなり、これらの組織細胞に運ばれる酸素などが少なくなります。そのため、これら臓器などの働きが低下します。従って、**交感神経不活性**（副交感神経過緊張）状態が続くと、

心臓の機能低下
大脳の機能低下（無気力、うつ病、ぼけ、アルツハイマーなど）
肝臓の分解（解毒）機能の低下および**副腎の機能低下**（腎臓の機能低下を招く）
低体温（新陳代謝の低下）
ぜんそく（気管支が狭まるため）
風邪をひきやすくなる（気管支などの血流が低下して、免疫力が下がるため）

などの障害を起こす可能性がありますが、さらに、

アトピー性皮膚炎などのアレルギー症状、肥満、内臓の病、
糖尿病、がん（肺がんや肝臓がんなど）

などの病を招きやすくなります。その理由を次に説明します。

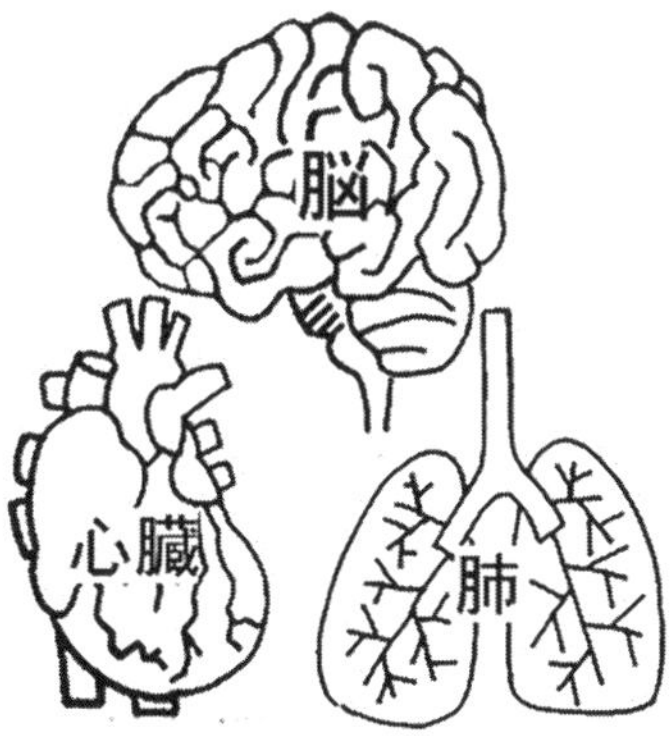

副交感神経優位のとき働きが
抑制される臓器

副交感神経過緊張の状態では、骨格筋の動きが悪いので**静脈・リンパの流れが悪くなります。**本来、副交感神経優位の状態では、**心臓の働きが低下して（抑制されて）全体の血流は悪くなっています。**

さらに副腎の働きが低下し（抑制され）ます。そのため、腎臓などを悪くします。従って、静脈、リンパの流れの悪化と相まって、毒素の排出が悪くなり、炎症を起こしやすくなります。その結果、**アトピー性皮膚炎などのアレルギー症状を生じやすくなります。**

一方、内臓（消化器系、泌尿器系など）の働きは活発化するので、対外排出が盛んになります。つまり、**尿、便、涙、鼻水などが出やすくなります。**涙が出やすいということは、**感受性が高くなること**を意味します。

また、知覚を抑える交感神経の働きが低下しているので、**知覚過敏**になります。この状態では、**新陳代謝が低下**しているので、**エネルギー消費が少なくなります。**従って、食べ過ぎはエネルギー過剰を招き、**肥満になる傾向**があります。**肝臓の脂肪分解能力の低下も肥満の原因**です。

食べ過ぎは消化器系などの過労を招き、内臓病に移行することがあります。そして長期化すると、**糖尿病やがんになる可能性を高めます。**

がんなどになる理由は、食べ過ぎが免疫力の低下を招くからです。

まず、食べ過ぎると、栄養分の分解に時間がかかり、血液中の栄養分の量が増えます。従って、免疫細胞がその栄養分の処理に回されるために、本来の免疫機能が削がれ、免疫力が低下します。消化器系の過労と相まって炎症が慢性化すると、がんを誘発することになります。

また、交感神経の不活性が続くと、肝臓の脂肪などの分解機能が低下します。従って、その状態の長期化は、肝臓の機能低下を招き、肝臓病、肝臓がんに発展する危険性があります。

なお、太りすぎると体重増加のために、副交感神経優位の状態から交感神経優位状態になります。

従って、「副交感神経を常に優位にしておけば病気にならない」という説がありますが、危険な誤解です。体の状態は自律神経が管理しています。主な血流の管理は交感神経です。

つまり、**万病は自律神経（主に交感神経）の異常**（の結果）です。むしろ、「**交感神経を活性化しておけば、病気にならない**」の方が適切です。交感神経が活性化していれば、必要なとき、自動的に副交感神経優位に切り替わるからです。ただ、睡眠の妨げになる交感神経過緊張は避ける必要があります。副交感神経過緊張も睡眠の質を下げます。**熟睡が健康のバロメーター**です。

交感神経が主要な血流を支配しているので、**万病は交感神経の異常によって生じる**といえます。

臓器の炎症は、臓器の働き過ぎより、血流が抑制されているときの無理な活動によって発生します。

つまり、**臓器の炎症は、主に自律神経によって働きが抑制されているときの活動で生じます**。

なお、肝臓は、交感神経優位のときにグリコーゲンや脂肪を分解して、エネルギーをつくります。

そして、副交感神経優位のときにグリコーゲンや脂肪を合成して（エネルギーを）蓄えます。また、副腎（副腎髄質）は、交感神経優位のときに活動が活発になります。

なお**副腎は、交換神経と副交感神経のどちらが過緊張状態でも機能が低下する**はずです。

5　血液循環の停滞は停滞部位で冷えを生じる

ところで、血液には体温を保つ役割があります。これも恒常性維持の一環です。

例えば、体の一部が冷えていれば、そこにたくさんの（温かい）血液を流して、冷えている部分の温度を高くします。従って、血液循環の停滞があれば、その部分は冷えていることになります。炎症を起こしている場合には、そこで体温は上がりますが一時的です。

要するに、血液循環の停滞は、一般に、冷えを伴います。血液循環の停滞とは冷えのことであるといってもよいでしょう。

本書では、「血液循環の停滞」、あるいは「血流の低下」という言葉を使いますが、「冷え」という言葉も同じ意味になります。

冷え＝血液循環の停滞（血流不足）

従って、本書で使用する冷えは、一般に認識されている冷えとは少し意味が違います。

日本医学で使う「冷え」は、非常に「**局所的な冷え**」、「**患部の冷え**」**を意味します。**

血流の低下した部位は冷たいので分かります。要するに、**冷えは血流低下のマーカー**です。

そして、冷えのある部位では、酸素不足と相まって、ミトコンドリアの機能が低下しています。従って、そこでは乳酸が増えて、細胞周辺のｐＨが低下（酸性化）しています。

冷え、冷え性（症）、寒がりの違い

▽一般的な冷え

一般的な冷えは、本人が感じることのできる冷えで、ある程度の広がりのある冷えです。例えば、体が冷えている、足が冷えている、肩が冷えているなどです。

これに対して、本書で定義している冷えは、本人には感じられない冷えを含みます。血流の停滞している部位のことですから、軽微な場合は非常に狭い領域になります。しかし、内臓異常やがんなどになると、ある程度の拡がりを持つので、その部分に手を近づけると冷えが分かります。

▽冷え性（症）

冷え性は、一般的な冷えが続く体質を意味します。つまり、冷えやすい体質のことです。冷え性の人は、肩や下半身などの末端部分が冷えることが多く、その部分で冷えを感じます。

要するに、**冷え性は体の一部が冷えやすい体質**を意味します。

▽寒がり

寒がりは寒さに弱いか寒さに敏感な人のことです。**体全体に寒さを感じる**傾向が強い人です。

6 病気の原因は炎症

すでに説明しましたが、**炎症は体が有害な刺激を受けたときの免疫反応です**。

つまり、**炎症は**、異物を排除して損傷部分を修復する体の防衛反応であり、**恒常性維持機能の一つです**。

ある部位で血流が悪化すると、温かい血液の供給不足によって、そこで冷えが生じます。血流が悪いということは免疫力の低下を意味し、病原体が繁殖しやすくなります。

また、周辺細胞は、酸素・栄養素の不足で劣化、死滅していきます。

従って、このような体の異変を解消するために炎症が起こります。炎症は熱を発生するので、周辺が緩み、血液循環がよくなります。

通常、**炎症は防衛反応**なので、短期間（急性炎症）で治まります。しかし、冷え（血液循環の停滞）が長期間続く場合や、外敵が強力な場合には、**炎症も長く続く**ことになります。

炎症が長く続いている状態が病気です。

なお、冷えの程度がひどい（あるいは冷えが長く続く）場合は、その部分で免疫力が非常に下がっているので、病原体の繁殖力が強くなります。従って、冷えが長期間続くことと、外敵が強力であることは、基本的に同じ意味になります。

つまり、同じ病原体（細菌、ウイルスなど）が、免疫力の比較的良好な部位では弱い外敵であっても、免疫力が非常に低下している部位では強力な外敵になります。例えば、腸内菌は、通常おとなしいのですが、免疫力が低下すると凶暴になることがあります。

長期化した炎症である**慢性炎症**は、体の防衛反応であっても、立派な病気です。

病気は、（慢性）炎症そのものか、慢性炎症によって引き起こされます。

例えば、**肝硬変は、慢性炎症によって肝臓の細胞が燃え尽きようとしている状態**です。

また、動脈硬化などの生活習慣病は、慢性炎症が関係していることが分かってきました。がんも慢性炎症を起こしている部位で多く見いだされています。そして「炎症が発がんを促す」という研究報告が少なくありません。

さらに、ぜんそく、アトピー性皮膚炎などのアレルギー性の病気、また、関節リウマチ、クローン病、かいよう性大腸炎などの自己免疫性の病気などは、慢性炎症を伴います。

心の病も、炎症によって生じた（脳に行く）血流阻害の結果です。

従って、**病気は炎症によって生じます。**

7 神経、筋肉と背骨の関係

私たちの意識が支配している骨格筋は意思で自由に動かせます。しかし、骨格筋に流れる血流を支配しているのは交感神経ですから、**交感神経優位の状態でなければ身体能力を十分に発揮できません。**

つまり、落ち込んだ状態や無気力な状態では交感神経が劣位の状態にあるので、骨格筋に十分な酸素や栄養素を供給できず、思い通りに体を動かせなくなります。

試合前に気力を高める踊りをする外国のラグビーチームがありますが、これは無意識に働きかけて闘争本能を高め、交感神経過緊張状態（闘争モード）になって試合に臨むためです。すると、骨格筋や脳に十分な血液が供給されますから、能力通りの動きができます。従って、このような踊りは理にかなっています。

▽筋肉疲労

骨格筋には**屈筋**《くっきん》と**伸筋**《しんきん》があります。

筋肉が縮むと、その部分の神経は圧迫され、筋肉は硬くなります。この状態は、乳酸が増え、pHが下がった状態です。このpHの低下が筋肉を硬くします。この状態が続くと、血流の停滞が起こります。そのためしこりができることになります。

また、筋肉の伸びた状態が続くと、血管が細くなり、血流が悪くなります。従って、特定の筋肉を使い続けると、筋肉疲労を起こして炎症を生じます。これが痛みやしびれなどの原因になります。

逆に、筋肉を使わなさすぎても、血流が悪くなり炎症を起こします。

年をとると下半身の筋肉が衰え、血流が悪くなります。そのため、脚の筋肉に炎症が生じて、多数のしこりのある人が増えます。これが、**50歳代以降になると、脚が痛くて歩けない人や杖を突いて歩く人が増える**原因です。ただ、血流が悪くなる理由は、筋肉の衰えだけでなく、心臓と腎臓の機能低下があります。しこりを解消すれば、下半身の機能障害は快復しますが、根本的な完治には、これらの臓器の機能を向上させる必要があります。

▽体の歪み

体の歪みは背骨の歪みを意味しますが、その歪みは関連する筋肉と神経を緊張させます。従って、体の歪みは、冷え、つまり免疫力の低下を招き、炎症としこりを発生させます。

背骨は、人体において様々な役割を果たしていますが、健康面から見ると、主に、体の支えと神経の通り道としての役割が重要です。

▽背骨は体の支え

左図から分かるように、背骨は緩いS字カーブになっています。このS字カーブが、加重に対するクッションの役割を果たしています。

つまり、**背骨は、重力や運動による負荷を全身に分散する**ことによって生命活動を維持しています。

従って、猫背は、適切な負荷の分散ができず、しかも肺などの内臓を圧迫することになります。

特に、**頭を前に出していると負荷が首にきて、首の筋肉を硬直させます。**そのため、心臓と脳の間の血流が悪くなり、将来、心筋梗塞や脳卒中などになる可能性が高くなります。

▽背骨は神経の通り道

背骨には、脳の一部である脊髄中枢神経が通っています。従って、背骨の歪みは、この神経機構の障害を生じる原因になります。

また、歪みは、仙骨と頭蓋骨の間を循環している髄液《ずいえき》の流れに影響を及ぼすことがあります。従って、背骨の歪みは、様々な障害を生み出すことになります。

このように、万病は、背骨の歪みが原因であるといっても過言ではありません。

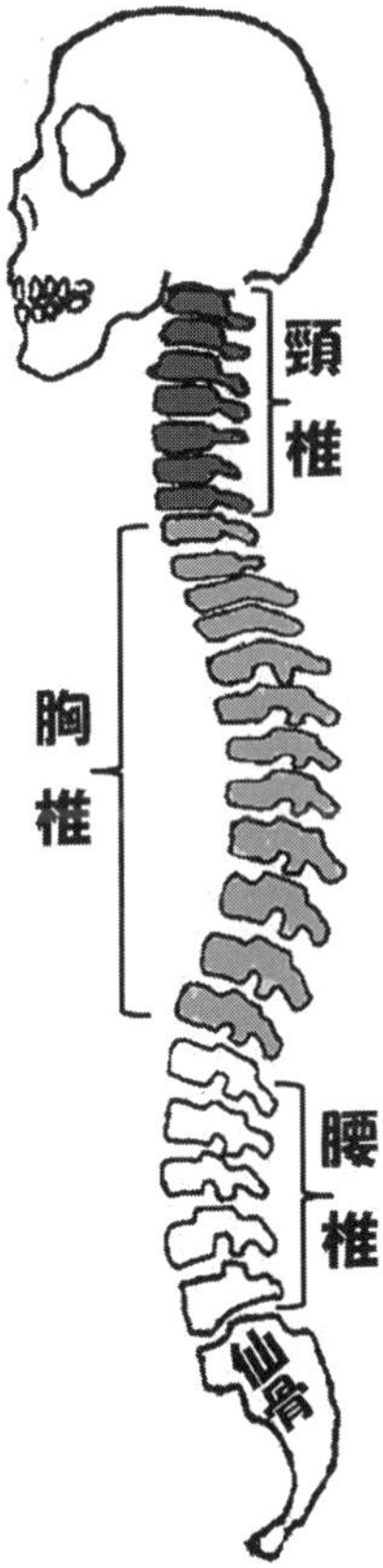

逆にいえば、病気は背骨の歪みを伴います。

例えば、**本態性高血圧では、多くの場合、背骨の8番（胸椎8番）が飛び出しています。**逆に、胸椎8番の突出をなくせば、血圧が下がることが少なくありません。

▽骨盤は健康の要《かなめ》

ところで、背骨を直接支えているのは、下図の仙骨です。その仙骨は、左右の腸骨で支えられています。

つまり、骨盤を構成する腸骨や仙骨には可動性があり、骨盤は変形します。そして、骨盤の歪みは、背骨の歪みを生じます。さらに、骨盤の歪みは、血流を悪化させます。

つまり、骨盤の歪みは、臓器に影響を与えます。

左骨盤は、主に肝臓、心臓、呼吸器、脳などと連動しているので、左骨盤の歪みはこれらの働きを低下させます。

右骨盤は、主に胃腸、肝臓、腎臓などと連動しているので、右骨盤の歪みは、これらの働きを低下させます。

骨盤の歪みは臓器などの異常を招き、逆に臓器などの異常は骨盤を歪ませます。

これが、骨盤調整によって体を整える主な理由です（**骨盤は血流を左右します**）。骨盤が歪んでいれば、健康な体

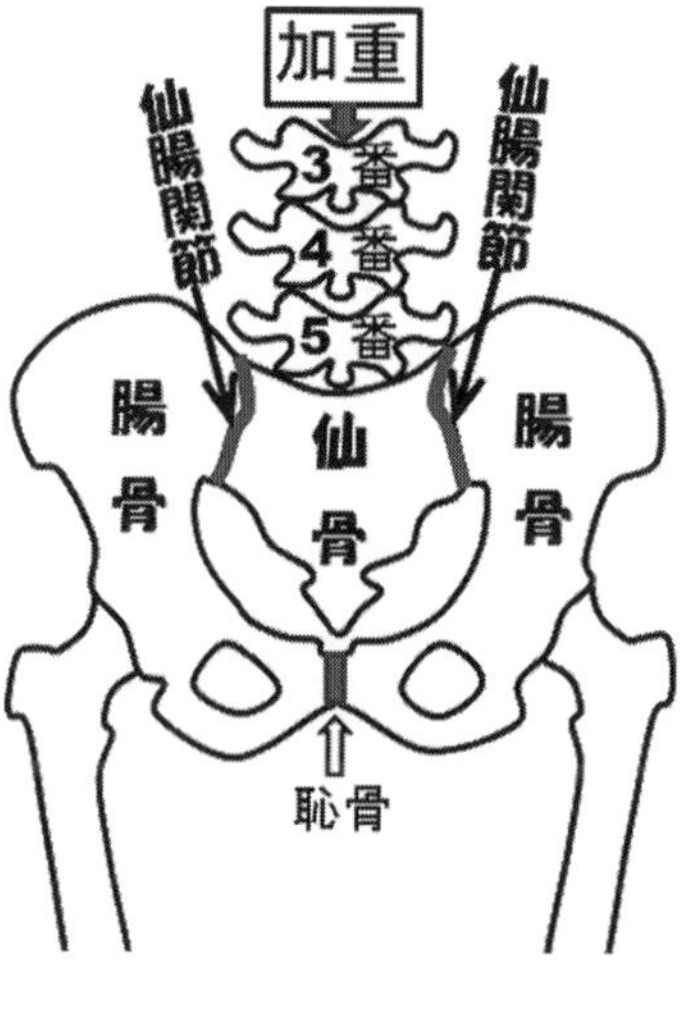

（弾力のある体）にはならないのです。

〈よもやま閑話〉人間の性はなぜ奇妙に進化したのか

進化生物学者であるジャレド・ダイアモンド氏が書いた『人間の性はなぜ奇妙に進化したのか』（草思社文庫）という和訳本があります。

ヒト以外の動物は繁殖期にだけ交尾しますが、ヒトはほとんどいつでも交尾しています。この本では、進化生物学者としての著者らしい語り口で、交尾器官の進化など様々な興味ある説明がなされています。ただ、筆者の期待した内容とは、残念ながら違いました。

そこで、「人間の性はなぜ奇妙に進化したのか」に対する筆者の考えを紹介します。

人間が一年中発情しているのは二足歩行のせい

むかし、本などで「動物は春しか発情しないのに人間は一年中発情している。」などの文章を何度か目にしたことがあります。そのような文章の前後に、「なげかわしい……」などのさげすみの感情が表現されていたように記憶しています。

しかし、人間が他の動物と違って一年中発情するのは、わけがあります。単に暇だからとか、変態的というわけではないのです（多分）。

四足歩行の動物は骨盤の負担が小さく、従って、骨盤自体が小さくできています。ところが、二足歩行である人間の場合、上半身の体重とその釣り合いが骨盤にかかってきます。

従って、骨盤の負担は極めて大きく、その役割も四足動物よりはるかに大きくなっています。骨盤が歪むと背骨が歪み、血流が悪くなる部位が生じます。骨盤は常に変形しますが、骨盤に弾力があれば骨盤の歪みが固定されずに元に戻ります。つまり、血液循環が順調に行われるためには、骨盤の弾力が不可欠です。

そして、人間の発情行為は、その骨盤の弾力を保つ役割を果たしています。発情行為は、骨盤の歪みに関係する腰椎4番（開閉運動）と5番（前後運動）の動きを伴います。つまり、正常な発情行為は骨盤の弾力を保つ行為になります。

さらに、発情行為は心身の急激な弛緩を伴います。

従って、人間は、自律神経を整え、血流をよくするために年中発情していると考えられます。ただ、高齢者（特に男性）が発情行為に固執することは、健康を損ねる原因になります。そもそも、高齢者の生殖行為は自然の理に反します。

例えば、このような行為は、副交感神経優位の状態で行われます。しかし、男性の射精は交感神経が緊張した状態で行われるので、射精時には心臓に突然負荷がかかることになります。従って、心臓の弱い人は、腹上死などの危険にさらされます。そして、高齢者は、たいてい心臓が弱っています。つまり、命がけの行為になります。

良好な血液循環を維持するには、緊張（ストレス）の後に心身両面が十分に弛緩することです。強いストレス（緊張）があっても、弛緩によってそれが消滅すれば問題ありません。むしろ、ストレス（緊張）のない生活の方が問題です。その場合、自律神経が衰えてくるので、交感神経も副交感神経も十分活性化しなくなります。

年をとると自律神経の衰えを避けることができません。しかし緊張と弛緩を繰り返す生活を行っていれば、その衰えを抑えることができます。そして、最良の弛緩は熟睡することです。このように考えると、正常な発情行為の健康効果がご理解頂けると思います。

8 病気のメカニズム

発症のメカニズム

これまで説明してきたように、病気は血流の異常（不足、停滞など）によって起こります。

1　血流異常が続くと、その周辺の組織細胞の機能低下、病原体の繁殖などが起こります。
2　そこで、体はその部位での異変を解消するために炎症を起こします。
3　通常、この炎症によって、血流異常と体の異変は解消されます。
4　しかし、血流異常が改善されなければ、炎症は収束せずに続きます。これが慢性炎症です。
5　慢性炎症が続くと組織破壊（萎縮）が進行し、内臓病などになります。
6　長期の**慢性炎症は、動脈硬化、高血圧、糖尿病、がんなどの生活習慣病などを誘発**します。
7　長期の慢性炎症は老化を速め、寿命を短くします。**老衰の原因は慢性炎症**と考えられます。

要するに、病気の原因は血流の異常（免疫力の低下）です。つまり、長期の**血流異常（免疫力低**

下）が慢性炎症を招くことで病気になります。

なお、血液の異常には、血流（pHを含む）と血球の異常がありますが、異常のほとんどは血流異常です。

そして、**免疫力低下や病気の背後にあるのが、ミトコンドリアの劣化（数の減少）です。**

具体的な発症メカニズム

▽体の冷え

体の冷えが続くと、血流停滞を生じる傾向があります。特に足や肩周辺を冷やし続けると、内臓などの臓器の冷えを生じます。従って、内臓の炎症を生じ、慢性炎症化して内臓病に転化します。

さらに冷えが続くと、がんなどの生活習慣病を招きます。

なお、内臓などの冷えは交感神経過緊張か足の冷えの結果です。

▽食べ過ぎと疲労

疲労はその部分の使いすぎです。つまり、筋肉の緊張が続いていることを意味します。従って、血流不足、血流停滞を招いています。そのため、炎症が発生していますが、疲労（使いすぎ）が続くと慢性炎症化します。

食べ過ぎは、消化器系の疲労（使いすぎ）などを招きますから、慢性炎症を誘発します。さらに、血中に余分な栄養素が多く、肝臓や腎臓、免疫系に負担を与えます。従って、長期化すれば、消化器系だけでなく様々な慢性炎症を招き、深刻な病におちいる可能性が高くなります。なお、深刻な病としては、がん、糖尿病、動脈硬化、心筋梗塞などがあります。

食べ過ぎによる胃や肝臓の炎症は、疲労より内臓抑制時の血流低下の影響が大きいと考えています。

▽精神的ストレス

長期的な精神的ストレスは、自律神経の異常を招きます。自律神経の異常で問題になるのは、自律神経の異常で抑制される臓器です。

例えば、交感神経過緊張の状態が続くと、消化器系と腎臓系などの臓器の働きが抑制されます。つまり、これらの臓器内の血流が抑制されますが、内臓は、精神状態とは無関係に働く必要があります。そのため、血流不足によって炎症が発生します。

従って、精神的ストレスが長期化すると慢性炎症になり、臓器（脳を含む）の病に転化します。

▽酸性体質

冷え、疲労、酸化ストレスなどは、血流停滞を生じますが、そのような部位では酸素不足のために、ミトコンドリアの機能が低下（ミトコンドリア数の減少）します。そのため、ミトコンドリアで消費されるべき乳酸が増えて、細胞のｐＨ（水素イオン濃度）が下がります。従って、その部位の免疫力が低下します。

一般に、酸性体質であるかどうかを調べることは困難です。ただ、**筋肉トレーニングやスポーツなどのやり過ぎ**で筋肉が硬くなっている人、**冷え**ている人、大きな**ストレス（怒りなど）**を抱えている人、**肉食中心**の人などは、**酸性体質**の可能性があります。

なお、野菜中心の食事をすれば、酸性体質になるのをある程度防げます。

9 高血圧に関する誤解

血液の状態を表す重要な指標として、血圧があります。血圧は、血液が血管の内壁に加える圧力のことです。この圧力の指標として、**最大血圧（収縮期血圧）**と**最小血圧（拡張期血圧）**があります。最大血圧は、心臓が収縮することで、血液が血管に送り出されるときの最大の血圧のことです。また、最小血圧は、血管から戻ってきた血液によって、心臓が最大に拡がったときの血圧を意味します。

なお、望ましい血圧は、最大血圧が１２０㎜Hg、最小血圧が80㎜Hgくらいです。ただ、標準的な**血圧は年齢と共に高くなる**傾向があります。そして血圧が高くなり過ぎると、問題が発生する場合があります。その判断基準が高血圧です。

高血圧の基準ができる前は、**年齢＋90が高血圧の一つの目安**でした。この目安でいくと、60歳で１５０㎜Hg以上、70歳で１６０㎜Hg以上が高血圧と考えられます。現在の基準では、**最大血圧が１４０㎜Hg以上、または最小血圧が90㎜Hg以上を高血圧**としています。従って、年齢にかかわらず血圧がこの値以上であれば、治療が必要になります。

また、高血圧は、腎臓や副腎などの異常によって生じる高血圧（二次性高血圧）と、原因がよく分からない高血圧（**本態性**《ほんたいせい》**高血圧**）があります。本態性とは、「原因不明の」という意味です。高血圧の９割以上は、本態性高血圧ですが、若年層では、二次性高血圧の割合は、４割以上になります。

高血圧の危険性と誤解

一応、ビジネスとしての高血圧の危険性を説明します。

まず、高血圧は動脈硬化を進行させます。さらに、高血圧が続くと、狭心症や心筋こうそくなどの心臓の病、あるいは脳こうそくや脳出血などの脳（血管）の病になる危険性が高くなります。また、動脈瘤《どうみゃくりゅう》などの危険性がでてきます。

その結果、高血圧と診断された人は、降圧剤で血圧を下げることを勧められます。そして、降圧剤は、老いも若きも死ぬまで飲み続けなければなりません。つまり高血圧は、絶対治らないという前提があります。

▽高血圧の考え方に対する疑問

高血圧が、動脈硬化の結果であるならば、降圧剤で血圧を下げることが必要だろうと思います。長期的には、危険な併発症を招く危険性があるからです。この場合、右記の説明はおおむね妥当です。

しかし、高血圧の原因は動脈硬化に限りません。様々な要因があります。

基本的に、**高血圧は、血流低下によって生じる体の不具合を防ぐ、体の防衛反応です。**

本来、高血圧は病気ではありません。また血圧を下げると、（血流が低下するので）免疫力が下がります。

最大血圧１４０㎜Hg以上を高血圧とする基準には非常に疑問がありますが、最小血圧90㎜Hg以上を高血圧とする基準に至っては、全く不適切です。**高齢者の最小血圧は低い方が危険**だからです。

最大血圧と最小血圧の意味

この高血圧基準の異常さを理解するために、下図を見てください。この図で、風船が弾力のある血管、ビニール袋が弾力のない血管、空気は血液です。心臓が縮んで血液が血管に流れ込む例が、この図の上の絵になります。

弾力のある風船では、風船（血管）内の空気（血液）が増えるので、風船が膨らんで圧力が高くなります。これが最大血圧です。この場合、標準血圧になります。

弾力のないビニール袋では、ほとんど膨らまないので圧力が非常に高くなります。従って、最大血圧は高血圧になります。

次に、心臓が拡がって、血管の血液が心臓に入り込む例が下側の図です。

弾力のある風船は、空気（血液）の一部が外に出ると、縮んで圧力が下がります。これが最小血圧です。しかし風船の圧力があるのであまり下がりません。

弾力のないビニール袋では、しぼむので内圧（最小血圧）は0になります。

風船とビニールの袋は極端な例ですが、血管は、この中間になります。

要するに、**弾力のない血管では、最大血圧は高くなり、最小血圧は、**血

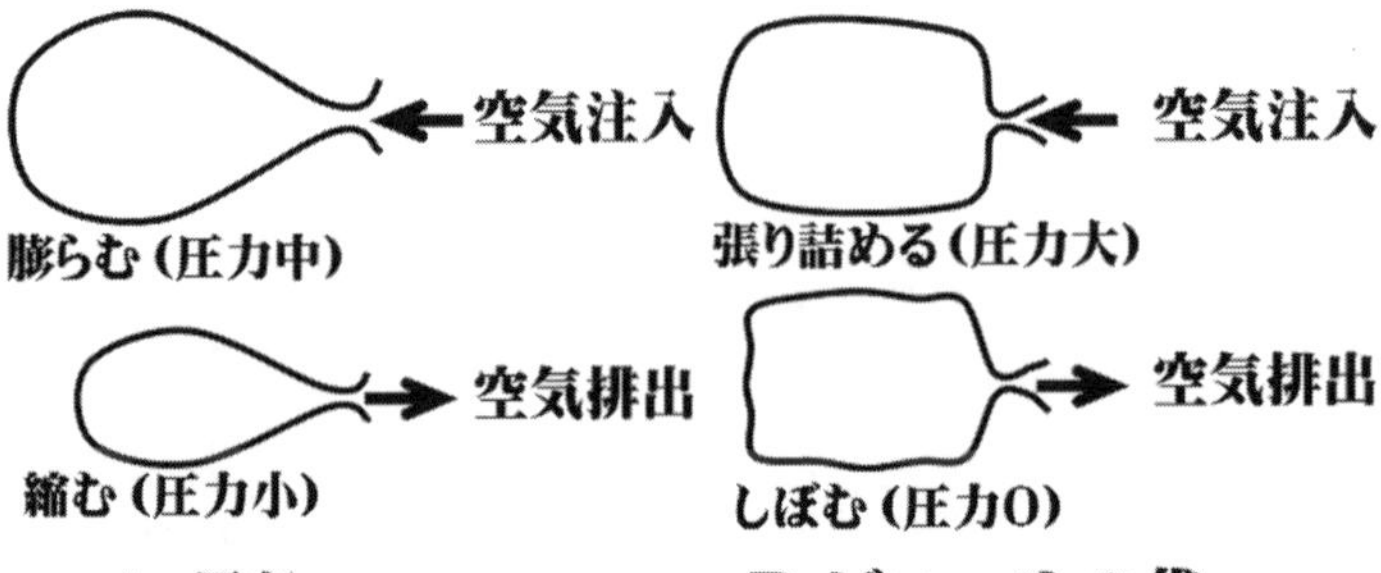

A. 風船　B.ビニールの袋

管があまり縮めないので、**非常に低くなります**。一方、弾力のある血管では、最大血圧はあまり高くならず、最小血圧は、あまり低くなりません。

次の問題は、最大血圧と最小血圧は、動脈のどの部分を反映しているのかを理解することです。**最大血圧の高さは、動脈の流れの悪さ**を意味します。動脈には、大、中、小動脈とありますが、これらの動脈の流れは、動脈の硬さとあまり関係がありません。動脈の流れに影響するのは、毛細血管と（動脈と毛細血管をつなぐ）細動脈です。従って、**最大血圧が高い理由は、細動脈と毛細血管の流れが悪いから**です。

次に、最小血圧は、動脈内の血液が減少したときの血圧ですから、動脈の弾力をもろに反映します。従って、**最小血圧の低さは、動脈硬化の程度を反映します**。ただし、熟年以降の血圧に限定されます。要するに、**熟年以降の人の血圧は、最大血圧が高い場合（180㎜Hg以上）には問題**ですが、そうでなければ最大血圧よりも、**最小血圧**、もしくは最大血圧と最小血圧の差である**脈圧が重要**になります。

熟年者では、だいたい**脈圧が55㎜Hg以上であれば動脈硬化の危険性**があります。例えば、最大と最小血圧が150と110㎜Hgの熟年者および135と65㎜Hgの熟年者では、前者は要注意程度ですが、後者は危険です。ところが、高血圧の基準では、前者が危険で後者は全く心配なしになります。要するに、**現在の高血圧基準は異常です**。高血圧の新基準を知ったとき、筆者は（彼らは）ついにルビコン川を渡ってしまったという衝撃を受けました。高血圧とは関係のない戦いが始まっているのです。

高血圧には、自然な高血圧と危険な高血圧がありますが、現在の基準では、その区別をせず一律に血圧を下げることを勧められています。

しかし、**降圧剤の使用は、（免疫力低下で）自然な高血圧の人を早死にさせる危険性があります。**

本態性高血圧では、降圧剤を使わなくても血圧を下げられる場合が少なくありません。

また、154ページにある図7のA点に両腕ともしこりがなければ、危険な高血圧ではありません。

第4章　免疫力は感情に依存する

1 体の働きに重要な脳の領域

脳は、機能的に様々な領域に分けられますが、本書では、**体の働きと関係の深い、視床下部（間脳）、大脳辺縁系、前頭前野（前頭葉）**について説明します。

私たちの脳は、進化の過程で他の動物より、著しく発達しました。他の動物との最大の違いは大脳です。大脳は大変発達しましたが、他の部分は、動物と大差があるわけではありません。

最も古い脳は間脳と脳幹です（下図参照）。それを取り巻くように大脳辺縁系が発達し、その上に大脳新皮質が大きく発達しました。従って、**間脳・脳幹をは虫類の脳**、その次に古い**大脳辺縁系を動物の脳**、最後に発達した**大脳新皮質を人間の脳**ともいいます。

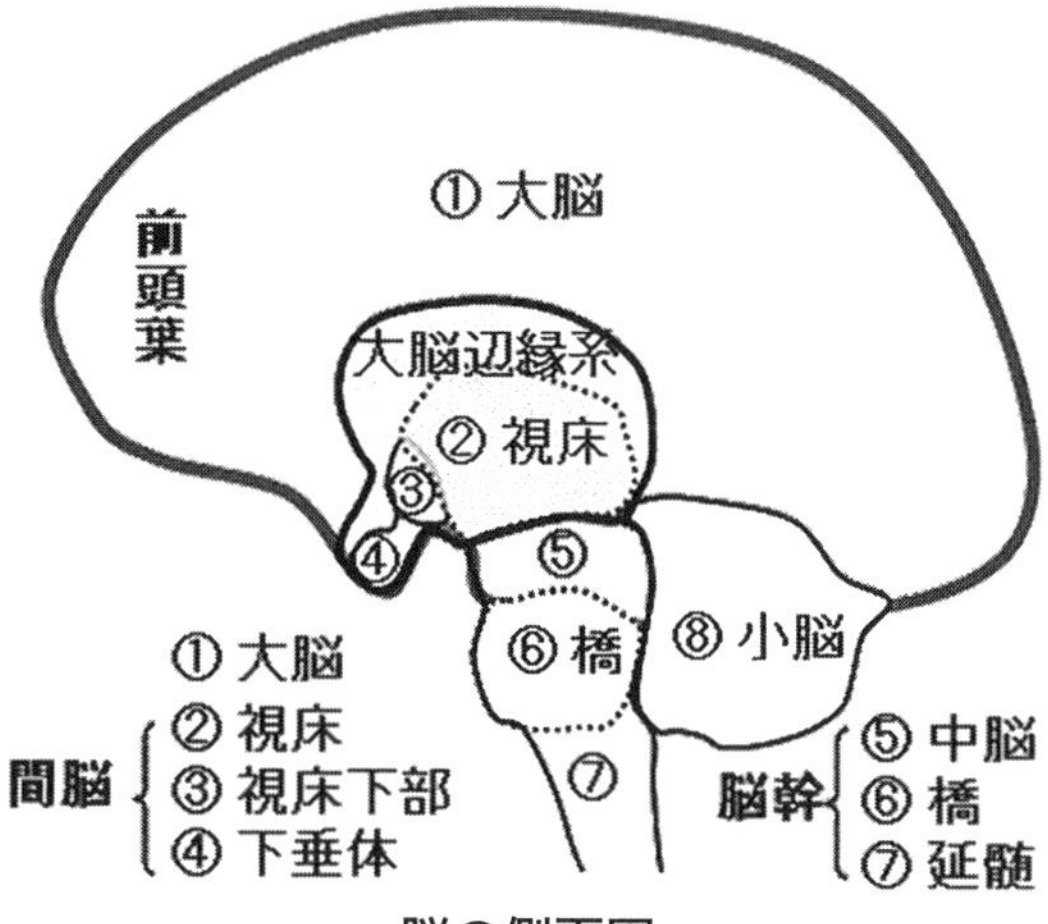

脳の側面図

▽前頭前野　脳（意識）の指令本部

大脳は、機能的に、前頭葉、頭頂葉、後頭葉、側頭葉の四つに分けられますが、前頭前野は前頭葉の一部です。前頭葉という場合、多くは、前頭前野を意味します。

前頭前野は、思考や創造性を担う脳の最高中枢と考えられ、生きていくための意欲や、体の変化を伴う感情に基づく記憶、実行機能などを司っています。

▽大脳辺縁系　本能（無意識）の本部

大脳辺縁系は、大脳の内側にあり、間脳（視床、視床下部）の外側を取り巻くような位置にあります。人間以外の動物では、大脳の大部分を占めています。つまり、**大脳辺縁系は**、動物が**生きていくために必要な機能を持った領域**であり、**喜怒哀楽などの感情中枢**になります。

大脳辺縁系は大脳の古い皮質といわれ、海馬、扁桃体、帯状回などからなります。**海馬は短期記憶**の形成に関与、**扁桃体《へんとうたい》は無意識の感情の発生**に関与、**帯状回は心拍数や血圧などの自律神経に関与し**ています。**扁桃体**が無意識の感情の中枢になりますが、一方で、恐怖体験などの強い刺激を受けると、それを海馬に伝えないように作用します。なお、視床下部を大脳辺縁系に含む分類の仕方もあります。

▽間脳・脳幹　体の調節本部

脳幹《のうかん》に間脳《かんのう》を含める分類もあります。間脳と脳幹は、呼吸や血圧など、生きるために必要な基本機能を司る最も古い脳です。

間脳の一部である**視床下部が、（自律神経を通じて）体の働きを制御する中心**になります。

▽視床下部　体の指令本部

視床下部《ししょうかぶ》は体を制御する指令本部であり、自律神経の中枢になります。

また、視床下部は食欲や性欲などの本能的な欲望の中枢です。

体の恒常性を維持するために、血圧、体温、血糖値、胃酸分泌、水分代謝などを調節します。

なお、主に視床下部の指示で、内分泌器官である**下垂体**（２７９ページの図の④）から**各種ホルモンが分泌されます**。

自律神経の調整、ホルモン分泌（内分泌系）、免疫系の調整、体温の調整、血圧の調整など

そして、大脳辺縁系を通じて大脳新皮質（前頭前野）の影響を受けています。

視床下部↔大脳辺縁系↔大脳新皮質（前頭前野）

従って、視床下部は大脳の影響を受けるので、感情（苦悩・恐怖・怒りなど）は自律神経に影響を与えます。要するに、**自律神経は精神的ストレスと密接な関係があります**。

ところで、体の揺らぎを元に戻そうとする力が自己治癒力であり、その本質は恒常性維持機能です。

視床下部は、この**恒常性維持機能の中枢であり、指令本部**になります。

また、視床下部は、脳幹を通じて自律神経や体性神経を制御しています。この自律神経が内臓などの調節の主体ですから、視床下部は恒常性維持機能の中枢になります。つまり、何らかの刺激によって環境が揺らぐと、恒常性が乱されるのでそれを元に戻そうとする力が働きます。この体の反応がス

トレス反応ですが、**ストレス反応を起こす中枢が視床下部**です。

なお、ストレスとして、精神的ストレスと肉体的ストレスがあります。

精神的なストレスとして、怒りや恐怖、不安や心配などがあります。これらは、外部から入ってくる情報が前頭前野などで解析され、その結果が大脳辺縁系で処理されてストレス反応の可否を判断します。反応する必要があれば、視床下部にその情報を送って視床下部が対応します。

一方、肉体的なストレスの代表は、冷え、出血などの血液循環の異常です。肉体的なトレーニングも肉体的なストレスになります。高山に登ったときの（低酸素による）呼吸器系の異常なども、肉体的なストレスです。これらのストレスは、恒常性維持機能に影響を与えますから、視床下部が直接対応します。自律神経や下垂体を通じた内分泌系がこれらのストレスを生じます。

要するに、**肉体的ストレスは、視床下部が直接反応した結果**ですが、**精神的ストレスは、外部情報を前頭前野や大脳辺縁系で分析して、その判断を経た後に、視床下部が反応した結果**です。

2 人には二人の私が存在する

私たちが生まれたとき、頭の中は空っぽであり、何も書いていない真っ白なノートのようになっています。そこには、本能や体内活動を制御する無意識があるだけです。

しかし、成長するにつれて言葉を覚え、言語を理解するようになると、徐々に自我が目覚めます。この自我の主体が意識で、行動や思考を制御しています。

結局、赤ちゃんを除くと、私たちには二人の私、つまり、

自我の本体である意識と体を制御している無意識

が存在します。

私たちは、このもう一人の私である無意識をあまり意識していません。しかし、私たちが寝ているときに寝返りや適切な血液循環をしているのは、もう一人の私のおかげです。もう一人の私は、お腹がすいたら知らせてくれますし、眠るべき時を知らせてくれ、起きるべき時間に目覚めさせてくれます。もう一人の私が体の働きを制御しているので、このもう一人の私を意識することはとても重要です。健康を保つカギが無意識にあるからです。本書では述べませんが、日本医学の療法の一つである**トルーレイキ（療）法は、無意識への働きかけを大変重視しています。**重い病の場合は、特に重要になります。

なお、私たちの意識と無意識は、単純化すれば、前頭前野と大脳辺縁系の働きと考えられます。

意　識：主に思考・感情を司る前頭葉（前頭前野）の働き
無意識：主に情動などを司る大脳辺縁系・視床下部の働き

これは非常に単純化した分類です。なお、情動は287ページで説明しています。

大脳新皮質、大脳辺縁系、視床下部は、相互に連携しており、

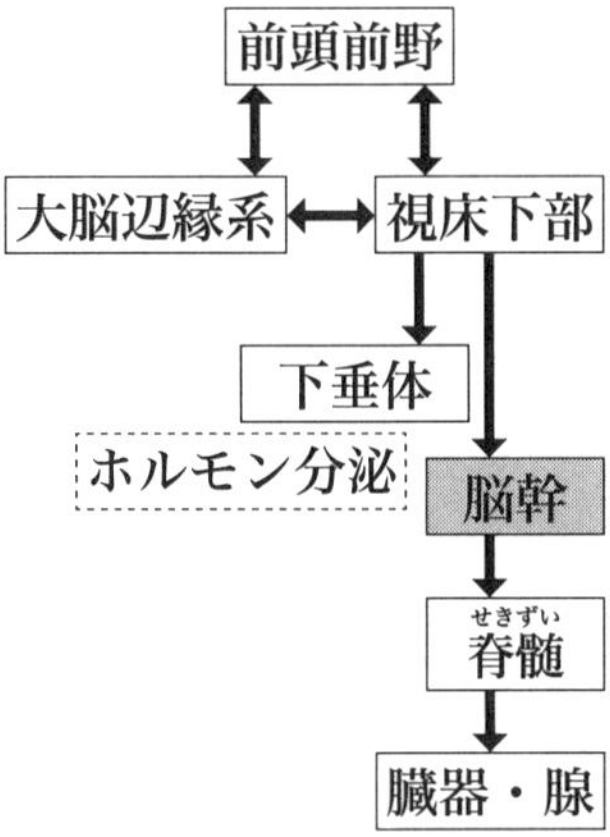

意識と無意識もつながりがあります。大人の場合、意識はほとんど無意識を認識できませんが、訓練によって無意識を認識しやすくすることはできます。

なお、本書で言及する無意識は、（体を支配する）本能としての無意識のみを想定しています。

3 ストレスと冷え

ストレスは、心身が受けた刺激によって生じる体の変化（歪み）のことです。つまり、体の適応です。体は、刺激を受けると体に変化を起こして適応しようとします。この適応反応がストレス反応です。

つまり、ストレス反応は、刺激によって生じた心身の乱れを快復する時に生じる体の反応です。

刺激を受けたときのストレス反応は、次の３段階に分かれて起こります。

1 ショック期：ショック状態（血圧・体温低下、意識低下、骨格筋の緊張など）になります。

2 反　応　期：次に、アドレナリンを分泌して、体の防衛反応が起こります。

3 抵　抗　期：最後に、副腎皮質からホルモンを分泌して刺激に適応しようとします。

ストレス反応が長く続くと、体の適応能力に限界がきて、体の恒常性を維持できなくなります。これが病気です。

なお、**心身が受ける刺激をストレッサー**といいます。強い外部刺激（ストレッサー）が長く続くと、ショック期の状態である血圧や体温の減少、心拍数の減少が続きます。これは血流の減少を意味するので、冷えを生じます。血の気がひく、（顔面）蒼白《そうはく》になるという言葉がありますが、これは精神的なショックで交感神経が不活性（擬似的副交感神経過緊張）状態になって、上部の血流が低下していることを表しています。

つまり、**ストレスを生じると冷えを招きます**。従って、強いストレスが続くと（炎症で）病気になります。ただ、交感神経を活性化する要因はストレスなので、**ストレスは健康維持に不可欠**です。つまり、ストレスには、よいストレスと悪いストレスがあり、その見極めは熟睡です。熟睡できればよいストレスです。

ストレスの原因　外部刺激（ストレッサー）の種類

物理的ストレッサー：暑さ・寒さ・湿気、騒音・混雑、高所・閉所など
化学的ストレッサー：大気汚染、薬物、化学添加物など
生物的ストレッサー：ウイルス、細菌、寄生虫など
心理的ストレッサー：人間関係、仕事の関係、金銭問題など

このようなストレッサーによって引き起こされる外面的なストレス反応

心理的ストレス反応：気力減退、苛立《いらだ》ち、集中力の低下など
肉体的ストレス反応：不眠、食欲や性欲の低下、頭痛、胃痛、下痢など
行動的ストレス反応：過度の飲食（やけ食い、やけ酒など）、うっかりミスの増加、緩慢行動など

精神的ストレスを与えるストレッサーの例

精神的なストレスを与えるストレッサーとして、

肉親の死、離婚、家庭内不和、家庭内暴力、いじめ、倒産・失業、騒音などによる安眠妨害

などがあります。

このようなストレッサー（外部刺激）によって、心身の変化（ストレス）が生じます。体に生じる変化として、まず血流の低下、その状態が続くと、次に炎症が起こります。ここまでは、ストレッサーに対する体の防衛（適応）反応です。この防衛反応で体の恒常性が快復できなければ、病気になります。

例えば、胃かいよう、胃炎、うつ病（自殺）、不安障害などです。

ストレッサーによって体に異変を生じるのは、ストレッサーが強い場合や継続する場合ですが、もう一つ、**（現代人に多い）副腎の機能が弱い場合**があります。

副腎はストレスを抑えるホルモンを分泌しますが、その副腎の機能は人によって大きく異なります。副腎の発達した人は、少々のストレッサーに対してあまりストレスを起こさないのですが、そうでない人は、強いストレスを生じて、病気になりやすくなります。詳しくは副腎の項で説明します。

4 免疫力は感情に依存する

体の働きや動作が脳に支配されている以上、感情は体の働きに影響を与えます。ここで、感情と情動という言葉の違いを知っていただく必要があります。

感情は、愛情、怒り、憎しみ、嫉妬、喜びなどの**一時的な心の状態**で、その心の状態は一定しています。**感情は、前頭前野に制御された心の状態であり、意識の表れ**であると考えています。

一方、**情動は**、愛情、怒り、憎しみ、嫉妬、喜びなどの**（急激な）感情の動き**で、**肉体的、生理的現象や行動の変化を伴います**。例えば、情動は、興奮する、胸がときめく、嗚咽《おえつ》する、涙を流す、怒りで震える、顔面蒼白《そうはく》になる、鳥肌が立つなどの肉体的な変化を伴います。従って、**情動は、意識だけでなく、視床下部および大脳辺縁系などに支配された無意識の表れ**であると解釈しています。

情動は情緒に似た言葉であると考えると、分かりやすいかもしれません。英語でいえば、**感情はフィーリング、情動はエモーション**に相当します。

理解していただきたいことは、**感情が情動の形で心身に影響を与える**ということです。もし、強い怒りや憎しみ、または悩みが長期間持続すると、体がボロボロになっていくはずです。

体の働きを制御しているのは視床下部です。その視床下部は情動の源であり、また大脳辺縁系の影響を受けています。この大脳辺縁系などの暴走を抑えているのが前頭前野になります。

前頭前野 →（抑制）大脳辺縁系・視床下部 →（指令）自律神経 →（制御）各種臓器・器官

従って、理性の主体である前頭前野の働きが衰え、**怒りや憎しみなどにとらわれると、大脳辺縁系および視床下部の原始的な感情に支配され**、体の制御が緊急事態の方向にいきます。具体的には、交感神経が過緊張になり、血液循環の悪化（免疫力の低下）を招きます。

また、水素イオン濃度（ｐＨ）は、正常値の７・４０（～７・３５）付近から外れて、７・２に近づいていきます。なお、ｐＨが酸性になると表現することがありますが、酸性側に振れるという意味であって、決して酸性（７未満）になるわけではありません。もし、血液（体液）が酸性になれば死んでしまいます。従って、**怒りなどにとらわれていると酸性体質になり、免疫力が下がります。**

血圧も高くなるはずです。要するに、恒常性維持機能が異常事態（の設定値）を選んでいます。本来、**交感神経過緊張状態は緊急時の状態であって、短期間で収まらなければなりません**。ところが非常事態を長期間続けるわけですから、体が耐えられなくなるのは明らかです。

このようにして、**感情は血液循環（免疫力）に影響を与えます。**

なお、交感神経の過緊張状態を緩和する感情（情動）があります。笑いと涙（泣くこと）です。

笑いと涙は免疫力を向上させます。

女性の強さは泣けることにあります。多くの男性は泣けないので、もろい（病気になりやすい）のです。

また、**怒りの大きさにかかわらず、怒りにとらわれない人がいます**。前頭葉の働きが活発な人です。このような人は、如何に怒りが大きくても、その怒りを仕事、趣味、創作などの活動エネルギーに昇華させて、発散する人です。激しい怒りがあっても、その**怒りを活動のエネルギーに変えます**。このような人は、前頭前野の働きが活発であり、大脳辺縁系の暴走（凶暴化）を抑え、理性的で創造的な活動ができます。**能力のある、選ばれた人**たちといえるでしょう。

これに対して、**つまらないことで怒りをため込む人たちがいます**。性格にもよりますが、このような人たちは、前頭前野の働きが衰えているので、簡単に怒りに支配されます。大脳辺縁系などの原始的な感情にとらわれているので、怒りに加えて、憎しみを内にため込みます。この場合、生き延びるすべは、その怒りや憎しみを外に発散することです。そうすることで、本人の健康は維持できます。その代わり、その周辺の人たちは、怒りや憎しみにとらわれて、不健康な状態を余儀なくされます。また、知性的、理性的な考え方ができないので、日常的な会話はできても、普通の仕事は適切にこなせないはずです。

年をとると、怒りっぽい人、涙もろい人が増えます。これも、前頭前野が萎縮した結果です。若い頃から感情を抑制する必要のない環境にいると、前頭前野が萎縮して怒りなどの感情が抑えられなくなり、情緒不安定になります。

議論ではなく、人や考えを批判・攻撃をするだけの人も同じです。

年をとると性格が変わってくるのは、前頭前野が老化（萎縮）するからです。

また、腐敗して独裁的になっている組織や国家などの指導的立場にある人は、原始的感情の抑制努力が不足しがちになり、前頭前野の萎縮が著しいことが予想されます。従って、彼らは、一般に、情緒不安定で、短気かつ凶暴になるはずです。また難しい話は、理解できなくなっている可能性があります。

5 精神的ストレスと内臓の病気

精神的ストレスとなる感情の反応として、怒り、憎しみ、心配、喜び、根を詰めるなどがあります。これらの感情は、交感神経を緊張させる感情と、副交感神経を緊張させる感情に分けられます。

交感神経を緊張させる感情　：怒り、憎しみ、恐怖、驚き、根を詰める（考えすぎ）など
副交感神経を緊張させる感情：落胆、悲しみ、心配、喜びなど

落胆や心配は交感神経不活性を招き、結果として、擬似的副交感神経過緊張状態になります。従って、このような感情が持続すると、臓器に影響を与えます。

心臓

喜び過ぎると、集中力の低下、無気力を招きます。副交感神経過緊張状態です。

心臓は、悲しみや心配が続いても同じような症状がでます。疑似的副交感神経過緊張状態です。心臓は、多くの臓器と関連しているので、様々な感情の影響を受けます。例えば、怒り、憎しみ、恐怖、驚きなどの交感神経を緊張させる感情でも、動悸《どうき》や息切れなどの症状が出ます。このときは交感神経過緊張状態です。

肺

落胆や心配事が続くと、肺が悪くなります。気力の減退、咳、息切れなどを招きます。このような

精神状態は、交感神経が不活性になるので、疑似的副交感神経過緊張状態です。

胃

精神的なストレスは、基本的に胃にきます。これは交感神経過緊張状態です。特に、怒りや恐怖は、胃炎や胃かいようの原因になります。

肝臓

怒りの臓器といわれるように、肝臓の働きは、怒りで低下します。これは交感神経過緊張状態です。一方、交感神経が不活性の状態でも肝臓の機能は低下します。これは、脂肪などの分解機能の低下です。

大腸、小腸、すい臓

根を詰める（考えすぎる）などの精神的疲労が続くと、腸やすい臓の働きが悪くなります。食欲不振、下痢や軟便、不眠などの症状を招きます。これは交感神経過緊張状態です。

腎臓

強い恐怖感や驚きがあると、腎臓の働きが悪くなります。これは交感神経過緊張状態です。頭が薄くなる、白髪が増える、失禁をするようになるなどの症状がでます。

昔から、感情と内臓の間には関係のあることが指摘されていますが、内臓同士に連携（相互作用）

があるので、特定の感情に特定の臓器だけが影響を受けるというわけではありません。
感情は情動として大脳辺縁系に影響を与え、それが視床下部および自律神経を通じて、内臓に影響を与えます。いい換えますと、意識としての感情が強くなると、無意識に影響を与えます。その無意識が大脳辺縁系や視床下部を通じて、（自律神経経由で）内臓に影響を及ぼすと考えられます。

感情によって内臓が悪くなるのは、そこで血流の悪化（免疫力の低下）があるからです。

心の病も同じです。心の病は無意識が作り出しているといえます。従って、前頭葉にある前頭前野がしっかり働けば、理性としての意識が取り戻せるはずですが、一般に、難しい作業になります。しかし、心の病を体の病と考えると、原因は血流の悪化になります。つまり、脳へ行く血流が悪くなるために、脳（特に前頭前野）の働きが悪くなり、心の病を患います。従って、脳へ行く血流をよくすれば、心の病も解消することになります。

要するに、**心の病も精神的ストレスに対する免疫力の低下が原因**です。

6 日本医学から見た主要な臓器は視床下部、副腎・腎臓、小腸

視床下部（間脳）が体を制御

大脳は比較的新しい脳ですが、太古の昔から体の機能を維持、調整してきたのは、非常に古い脳で

ある間脳、脳幹などです。特に、**視床下部は生命（力）を維持する中枢**であり、生体の恒常性を保つ指令センターになります（下図参照）。

内臓の機能低下は、（内臓を制御している）自律神経の中枢である**視床下部の機能低下にも影響される**可能性があります。

また、**ホルモン分泌の老化は、**各内分泌腺の老化であるとしても、それらの老化は、ホルモン分泌を制御している**視床下部と下垂体の機能低下による影響を受けている**可能性があります。

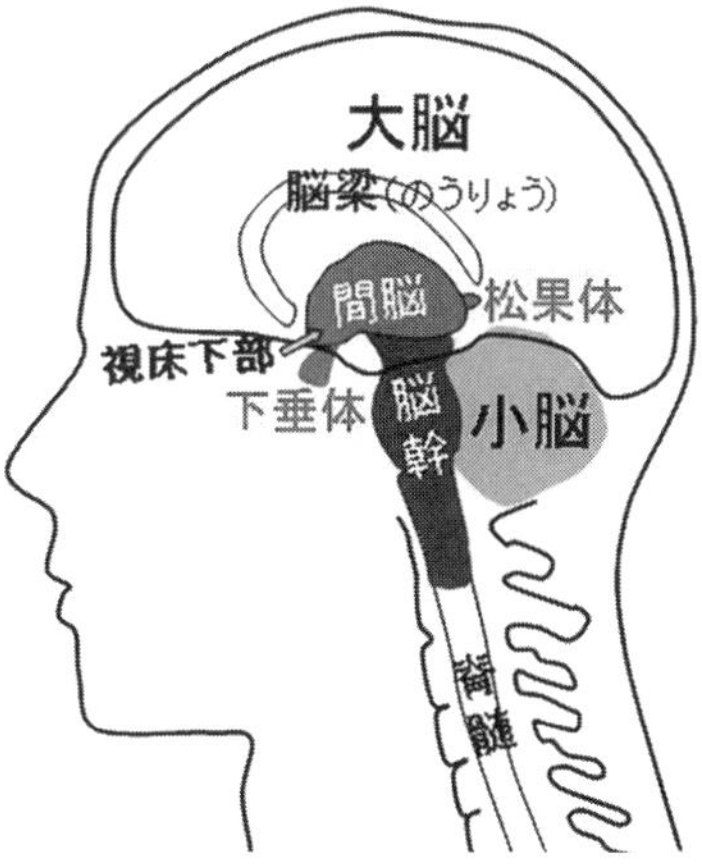

腎臓の機能低下は老化に直結

腎臓は、加齢によって衰えやすく、また冷えにも非常に弱い臓器です。**腎臓は体内環境を一定に保つ**働きをします。つまり、**腎臓は血液（体液）を調整する臓器**なので、腎臓の機能低下は体全体に影響します。要するに、腎臓の機能が低下すると、適切な環境で活動していた各種臓器の働きに影響が生じます。従って、**腎臓が老化すると、他の臓器なども老化する（体が老化する）**ということです。

逆にいえば、各臓器の異常や老化は、最終的に腎臓の異常や老化を招きます。

腎臓の機能が低下すると生じる危険性

1　血液中の尿素の濃度が上がり、痛風などになる。

2　血圧が上がり、動脈硬化などを招きやすくなる。
3　貧血（赤血球不足）などを起こしやすくなる。
4　骨がもろくなる（骨のカルシウムが溶け出す）。
5　血中カルシウム濃度が低下して、細胞の働きが低下する（細胞の働きが低下すると、各臓器や皮膚などが衰える）。

これらは、老化によって起きやすい典型的な症状です。

副腎は感情ストレスに対する免疫力の砦

副腎は、左右の腎臓の上にある小さな臓器でまんじゅうのような二重構造をしており、外側の皮を副腎皮質、内側のあんこの部分を副腎髄質《ふくじんずいしつ》といいます。どちらも恒常性を維持する（外部環境の変化から体を守る）ために必要なホルモンを分泌しています。

副腎皮質は、コルチゾールとアルドステロンと呼ばれるホルモンを産生します。副腎髄質はアドレナリンとノルアドレナリンというホルモンを産生します。

なお、左の副腎は左の腎臓と胃、右の副腎は右の腎臓と肝臓に接しています。この位置関係からも、副腎の機能は、多くの臓器に大きな影響を与えることが予想されます。

生殖器が衰えた**更年期以降の男女にとって、ホルモン分泌の多くは、副腎に依存**します。従って、60歳を超えてから急速に衰えるか、元気な状態を保つかは、副腎の働き次第といえます。

つまり、**副腎は、若さを保ち、活力を維持するために不可欠の臓器**です（若さの源はホルモン）。

人間は、外部から刺激を受けると、その刺激に体が適用するようにストレス反応をします。その中心的役割を果たす臓器が副腎です。副腎は、様々なステロイドホルモンを分泌しますが、中でも**コルチゾールは、ストレスや免疫機能を調整**する機能があります。ただ、他の分泌ホルモンとの総合的な作用がストレス軽減に役立っているようです。

従って、**副腎の働きが弱いと、過緊張もしくは無気力になりやすくなります。**

∇ストレスがないと環境変化に対する抵抗力が低下する

戦前の日本人と比べて私たちは、精神的に大変弱くなったように思います。そして、若い人たちは、さらにひ弱になっていることは間違いないでしょう。要するに、小さな刺激に対して反応する（精神的）ストレスが非常に大きくなっています。このことは、副腎の働きが低下していることを意味します。つまり、（快適な環境で育つと）副腎の発育が抑えられます。

実際、代を重ねて数十年間、室温約25度の快適な環境で育てられたマウスは、同種類の野生マウスに比べて副腎の大きさが3分の1程度の大きさしかないという報告があります。肝臓も小さくなっています。（田多井吉之介、田多井恭子『加齢の健康学』大修館書店、１９８４年、１０３〜１０５頁）

従って、80年代以降のアレルギー症などの激増、90年代以降の精神疾患の急増、いじめ、自殺などは、副腎や肝臓の機能低下と密接な関係が予想されます。要するに、日本人は、戦後、肝臓や副腎などの働きが低下したために、毒物、化学物質、精神的ストレスを与えるストレッサーなどの外的刺激に弱くなったのではないかと考えています。

赤ちゃんは、本能的に何でも口に持ってこようとします。赤ちゃんは、畳をなめることによって雑菌を取り込み、免疫力を育ててきましたが、現在、そのような環境が失われつつあります。

清潔で快適な環境で育てば（暮らせば）、ストレスに弱く免疫力の弱い人間になります。

▽快適な環境は虚弱児を育てる

人間は、環境の変化に適応する能力を持っています。しかし、私たちは、夏は冷房、冬は暖房、移動は車など、体を環境に適応させずに、**環境を体に適応**させるようになりました。そのため、**人間の固有の能力である環境適応能力が劣化しています。**これが、環境変化（精神的ストレス）に弱い人間を生み出している理由であると考えられます。

きれる現代人が多いのは、過保護に育ったために、我慢する（自制する）能力が低下しているからです。

いじめや自殺なども同じです。**副腎の発育が悪く、生じたストレスが大きくなり過ぎる**からです。

昔は、夏は暑く湿気も多いので、赤ちゃんにとって、かなりストレスを感じる環境であったはずです。それが副腎を大きく成長させ、赤ちゃんは、あまりストレスを感じることなく育ったのでしょう。

赤ちゃんや子供を快適な環境で育てようとすることは、親としては当然のことです。

しかし、**快適な環境で子供を育てると、外界の変化に弱い（副腎の機能が弱い）人間が育ちます。**

一年には四季があります。赤ちゃんが四季を感じないように育てることは、大変不自然です。季節の変化によって生じるストレスは、赤ちゃんや子供にとって経験し、克服すべきストレスです。幼い頃から体を環境に合わせる能力を育てなければ、成長して異なる環境に直面したときに、生じるストレスに負けて順応できなくなる可能性が高くなります。これが現代人のひ弱さ、忍耐力のなさ、きれやすさを生みだしているのだろうと考えています。

しかし、**同時に肉体的、精神的退化（もろさ）を招いている**ことも認識する必要があります。

要するに、**副腎は自律神経を整え、過剰なストレス反応を抑制する働きがあります。**

従って、**現代人がひ弱になり、病気になりやすいのは、副腎の機能低下が原因と考えられます。**

腸は独立した脳

体内という言葉がありますが、基本的に喉より内側、肛門より内側は体内と考えてよいでしょう。しかし、喉から肛門までは空洞になっています。口から物質を取り入れ、体外に排泄する流れの中で、この空洞（消化管）は外界とつながっています（次ページ図参照）。

体外→口→食道→胃→小腸→大腸→肛門→体外

物質交換という意味での内と外を分ける壁は小腸です。小腸には小さな穴がたくさんあり、そこから栄養素が取り込まれ、**門脈**という静脈を通って肝臓に運ばれます。従って、小腸は外敵が侵入しやすいところなので、最強の免疫システムに守られています。

また、小腸に来る前に、胃（胃液）でほとんどの細菌やウイルスは死滅させられます。胃液を生き延びた病原体には、小腸粘膜のすぐ下にパイエル板というリンパ節があり、そのパイエル板の下には腸管膜リンパ節の壁があります。

このように、小腸は外界と物質交換を行う要《かなめ》の臓器なので、特別な防御がなされています。

また、人間は、イソギンチャクやヒドラのような、腸に口がついただけの生き物から進化してきました。従って、**小腸はすべての臓器の母であり、各臓器は、腸から分化して発達**してきました。

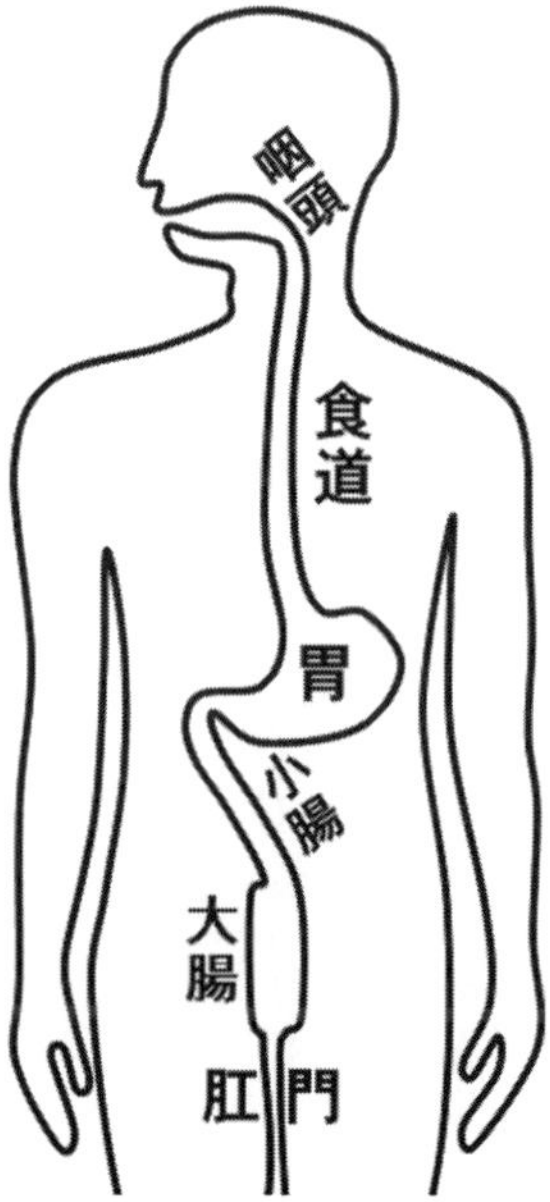

1　小腸にはおよそ1億個の神経細胞があり、独立した脳を持っています（独立した自律神経である腸管神経があります）。

2　たとえ脳が死んでも、小腸は動いています（**脳から独立**した器官）。

3　各臓器は小腸から生まれました（**小腸は臓器の母**）。

4　栄養を吸収する腸管が免疫獲得の機能を持っています。

5　小腸は人体最強の免疫器官を備えており、がんになることは希です（**腸管免疫**）。

6　大腸を含めると約１００兆個の細菌を養っています（腸内菌にとって、腸は地球です）。

7　腸は、健康維持のために腸内細菌を管理しています（腸は細菌の放牧場）。

8　小腸は、養分を吸い上げる生命力の源（**腸は植物の根っこに相当**）。

9　いい換えれば、小腸は、**エネルギーの源**であり、**丹田**《たんでん》です。

▽腸は老化に関係？

このように、小腸は脳と独立した神経系（第二の脳）をもち、間脳・脳幹や小脳と同じように体内を制御しています。従って、小腸の機能低下は、他の臓器に大きな影響を与える可能性があります。

また（小）腸は、体内細胞と同じく、体内生物を生体の機能維持に活用している可能性があります。

結局、視床下部などと同じように、小腸の機能低下は老化を促進させる可能性があります。

脾臓はがんなどの状態を左右する

脾臓《ひぞう》は、生死に関わる臓器ではありませんが、がんとの関係は無視できません。

一般に、がんが大きくなると、胸椎７番の左に異常の出ることが知られています。しかし、筆者は、がんの種類と関係なく胸椎７番に異常が現れるのであれば、それは脾臓の異常だろうと考えています。

脾臓が（がんによって生じた）免疫機能（血液）の異常による影響を受けやすいからです。実際、脾臓に異常があると、胸椎７番と８番の左に異常が出ます（どちらも脾臓の急所）。

脾臓は、胃の左側にある臓器で、その働きが正常であれば肋骨に隠れています。

脾臓の機能は、血球（白血球、赤血球、血小板）の貯蔵、古い赤血球の破壊などです。

脾臓には、免疫細胞を貯蔵して供給する役割があります。しかし、脾臓は、免疫細胞が大量動員される状況が続くと、肥大する傾向（**脾腫**）があります。肥大した脾臓は、大量の血球を捕まえて貯蔵します。そしてさらに肥大します。この過程が繰り返されると、脾臓は機能不全になります。

また、血液は、脾臓に蓄えられる量が増えるので、正常な赤血球などが少なくなり、同時に、毛細血管を通過できない硬い赤血球が増えます。

いずれにせよ、**脾臓の異常は、血液の異常（免疫力の低下）を招きます**。従って、**がんが大きくなると、脾臓に異常が生じる**ことが予想されます。その結果が、胸椎7番左の異常として現れていると考えています。

がんだけでなく、結核、肝炎など、免疫細胞の長期的な動員が必要な病気で脾腫になります。先にがんが大きくなると、がん細胞周辺のｐＨが下がり（酸性体質になり）、がんの転移を招く可能性があると述べましたが、**脾臓の働きの低下も、がん転移を招く**可能性があります。

脾臓の働きの低下が免疫力を下げる原因に、体温の低下があります。脾臓は、心臓に次いで体温の高い臓器です。従って、脾臓の機能低下はリンパの温度を下げます。その結果、細胞の温度を下げるので、ミトコンドリアの機能低下が起こり、（乳酸が増えて）ｐＨが下がります。従って、ｐＨの低下と脾臓の機能低下とは、関係があるだろうと考えています。

がんが転移していても、体を整えて免疫力を上げると、快復する場合が少なくありません。従って、がんの縮小は、脾臓の機能が快復した結果であろうと考えられます。**がんが大きくなると脾臓の機能が低下**し、**脾臓を快復すれば、がんは縮小**するようです。

つまり、**がんを抑制する免疫力向上のカギは脾臓**にあり、血液の異常（免疫力の低下）を改善すれば、がんの縮小が期待できます。

第5章

日本医学とは

西洋医学では、病気の原因は、細菌やウイルスなど、無数の病原体、内的および外的環境から生じる各種ストレス、免疫細胞の異常、がん細胞、抗原物質、薬物、紫外線、X線、放射線など、数えきれません。そのため、西洋医学に従うと、病気になるならないは運次第という側面があります。

しかし、日本医学は、西洋医学をよりどころにしていますが、体の異常を内に求めます。つまり、**日本医学では、病気の原因は血液の異常、つまり免疫力の低下と考えます。**

従って、「**病気は治すものではなく、治るもの**」という考え方が日本医学の立場です。

もともと、「（医者が）病気を治す」という考え方には矛盾があります。西洋医学においても、病気を治すのは、本人自身であって、医者ではないからです。

ところで、血流の停滞や血流不足などが起こると、病原体の繁殖や組織細胞の死滅などを招きます。このときに起こる現象が炎症です。つまり、（急性）**炎症は免疫力の主体**になります。通常、炎症で体は快復しますが、体に有害な現象が続くと炎症も続きます。これが**慢性炎症**です。

そして**慢性炎症が長期間続いた状態が**（臨床的な）**病気です。**

また、慢性炎症は、がんなどの生活習慣病を誘発し、老化を速めます。うつ病などの心の病も脳の慢性炎症が原因と考えられています。

しかし、西洋医学には慢性炎症を治す手段がなく、西洋医学は多くの病気に対して無力です。なぜなら、西洋医学は血流低下を招きやすい療法が主ですが、それは慢性炎症を激化させます。

一方、**日本医学は、慢性炎症を鎮める療法**です。

そのため、日本医学は、ほとんどの病気に対して有効です。しかも、西洋医学と異なり、体に対する害は一切ありません。

西洋医学は、臓器や腺など、病巣部に着目します。要するに、**西洋医学は点の医学**です。

一方、日本医学は、血液の正常な流れ（場）が乱れたときに、そこに場の乱れが生じたと考えます。そして、時間とともに場の乱れが拡がり、病になります。また、場の乱れと乱れの原因とは、一般に、場所が異なります。このような考え方から、日本医学を**場の医学**ともいいます。ただし、場の医学にはもう少し広い意味があります。

1 日本医学

これまでの説明でお分かり頂けると思いますが、**西洋医学は体の異常を自己以外に求める傾向があります**。しかし、自己以外の原因は、他の多くの人にも影響を与えているはずです。従って、特定の人が病気になるのは、その人の体に問題があることになります。

日本医学の考え方

- 体には恒常性維持機能がある。これによって、体を修復再生する自己治癒力が生じる。
- 人体を取り巻く環境は常に変化している。
- そのため、体の状態は常に揺らいでいる。
- 体の状態が揺らいでも、体を元に戻す力（復元力）が常に働く。**体に働く復元力（再生力）が、自己治癒力**である。
- **健康とは、体の揺らぎが自己治癒力の範囲内にあること。**
- **病気とは、体の自己治癒力（免疫力）が低下して、原状快復ができにくい状態にあること。**
- 従って、**病気の原因は、（免疫力の源である）血液の異常**（免疫力の低下）**である。**
- 血液循環の停滞は、その部位で冷えを招く。従って、**血液循環の停滞と（局所的）冷えは同じ意味**である。
- 冷え（血液循環の停滞）が続くと炎症を生じる（**冷えは炎症を伴う**）。
- 炎症が長期化すると病気になる（**炎症は病気を伴う**）。
- 結局、**炎症は病気の原因**である。
- 体の歪みや自律神経の異常は血液循環の停滞を招く。
- 従って、**体の歪みや自律神経の異常は病気の原因**である。
- 精神的ストレスは自律神経の異常を招くので病気の原因である。
- 従って、**免疫力は感情に依存する。**

このように、病気になる原因は様々ですが、最終的に、血液の異常であり、免疫力の低下です。従って、健康を快復するには、血液循環をよくして、免疫力を上げればよいことになります。

また、臓器の衰えは人によって大きく異なります。肝臓、腎臓、心臓、肺などの臓器のどれか（通常複数）が他の臓器より、10年、20年早く老化していれば、その人は10年、20年早く死ぬことになります。**日本医学では、臓器の状態を簡単に把握できるので、悪化した臓器を改善して早死にを防げます。**

日本医学による病気快復の原理

1　炎症が続くと、その部位にしこりを生じる。
2　炎症がさらに続くと、その部位の組織細胞が萎縮《いしゅく》して弛緩《しかん》する。
3　血液循環の異常部位は、そこの冷えを感じれば分かるので、その冷えを解消すれば快復する。
4　しこり、あるいは弛緩のある部位を見つけて、それらを消去すれば体が快復する。

∇日本医学の治療法

日本医学では、治療という考え方をしません。日本医学の目的は、健康を快復して、健康を保つことです。**病気というとらえ方をせず、血流異常を起こしている原因を見つけて、血流異常を解消します。**従って、病気を治すことが目的ではありません。ただ、結果として病気が治ります。

病気になるのは免疫力の低下が原因であり、**体を整えて免疫力を上げれば体は快復します。**

要するに、病気は、免疫力が下がったために、体の揺らぎが大きくなって、自己治癒力で元の状態に戻りにくい状態にあることです。従って、必要なことは、体の歪みを正して、症状から予想される血流異常の部位（しこりなど）を見つけて、それを解消することです。しこりが消えれば、炎症が消え、良好な血液循環が復活します。それは、免疫力が回復し、体の揺らぎに対する復元力が復活したことを意味します。この状態は健康な状態を意味しますから、症状は消えています。

日本医学では、病気は血液の異常（免疫力低下）と考えるので、対処法は血液の異常をなくすことです。具体的には、体に生じたしこりや弛緩《しかん》を解消します。ここには、**様々な病気という概念はありません**し、**病気を治すという発想もありません**。長期的な血流低下は症状などを示しますが、西洋医学はそれに（様々な）病名をつけているだけです。病気は治るものであり、体が病気を治します。私たちはそのお手伝いをするだけです。

基本的に、**病気は自然に治ります**。ただ、治るのに時間がかかる場合があります。この場合、早く快復できるように手助けをします。

また、**心の病や慢性病のように自力での快復が難しい病気があります**。そこで、免疫力の低下している部位の血流を改善して、健全な免疫力を回復する手助けをします。要するに、血流の悪化している部位の緊張を緩めて血管を拡げ、血流をよくするように働きかけます。

日本医学は治療に薬を必要としない

西洋医学も東洋医学も治療には薬が不可欠です。

しかし、日本医学の治療では薬を必要としません。日本医学では薬は不要ですが、治療のためではなく、病気を防ぐために食薬を勧めています。免疫力を高める食べ物はすべて食薬です。

日本医学では食薬が薬であり、食薬は病気予防、健康促進が目的です。

西洋医学は病気を診るが、日本医学は体と心を見る

西洋医学の治療は病気を治すことで、病人を治すことではありません。同じことのように思われるかもしれませんが、病気を治すことと病人を治すことは、全く違います。病気を治してもその人が病気になった体質、生活習慣を変えなければ本当に治ったとはいえません。

しかしながら、現在の診療システムでは、医者が患者に十分な説明をする時間がありません。何よりも西洋医学は、病気の原因を体に求めるのではなく、がん細胞、細菌、ウイルスなど、他者に原因を求める傾向があります。このような立場に立つ限り、病人を治すことは困難です。同じ理由で、**西洋医学は心の病には無力**といってよいでしょう。

一方、**日本医学は体（と心）を見ます**。実際には、体を見るだけです。心に問題があれば、体を見ると分かります。従って、必要に応じて具体的な話をして心を見ます。

例えば、不規則な生活習慣や不健康な食生活は、体に反映されるので分かります。

また、悩みや怒りがあれば、体にそれが反映されます。特に、強い怒りにとらわれていると、みぞおちの近くに骨のように硬い組織が突き出てきます。怒りが長期間続くと、この突き出た組織は、へそに近づいていきます。また怒りが収まってくれば、この硬い組織は体の内部に沈み込んでいきます。

うつ病や不安（パニック）障害、てんかんなどの心の病も体に反映されます。

日本医学では、治療という言葉を使わず**健康指導**という言葉を使いますが、それは、病気快復だけでなく、必要に応じて病気にならないように指導するからです。これが、病気予防を含めた、治療の

あるべき姿だろうと思います。

また、血流を改善して、慢性炎症を鎮める療法は、すべて日本医学の療法になります。ただ、明確な治療効果のあることが前提になります。

日本医学の弱点

日本医学は、西洋医学に比べると有効な病気の種類は非常に多いのですが、次の治療はできません。

- 遺伝子異常による病
- 歯の治療
- 救急治療

現状では、西洋医学は遺伝子病には無力ですが、日本医学も遺伝子異常病や歯の治療には無力です。また、日本医学は、救急医療の一部において西洋医学より有効ですが、基本的に、救急医療は西洋医学の独壇場です。なお、病気に効果的な薬などがある場合、西洋医学は非常に信頼できる医学になります。

つまり、**病気によっては、西洋医学の方が、日本医学より早く簡単に治せます。**

2 場の医学

場とは

場所に関係する測定可能な量（物理量）を持つものによって影響を受けている空間を場といいます。場をこのように定義すると、**場では場所を指定すると（測定可能な）量が定まります。**

例えば、地球上の空間では、地球の質量によって、（物質は）影響を受けています。つまり、地球上の空間には、**重力場**があります。従って、場所（地球の中心からの距離）を指定すると、その物質に働く重力（重さ）が定まります。

また、方位磁石を水平に置くと南北を指します。これは、（地球の磁極による）**磁場**があるからです。従って、場所を指定すれば、磁石に働く磁力（従って方向）が定まります。

さて、このような場の概念を人体に適応します。人体では、体液（血液、リンパなど）が循環しています。体液の流れの大きさは、（筋肉を収縮させる）神経によって影響を受けます。そして、人体の場所（部位）を指定すると、体液の流れの大きさ（血流量など）が定まります。ただし、物理的な場との違いは、場所による神経（筋肉）の影響を受けることです。

従って、**体液（血液、リンパなど）を、（仮想的な）場と見なすことができます。**

場の医学とは

健康な体は、人体の各部で体液の良好な流れがあります。しかし、神経が緊張すると、その神経が関係する筋肉が変化して体液の流れの大きさが変わります。従って、**体液を血液で代表**させると、人体の血液場は、筋肉を変化させる神経の影響を受けています。つまり、**血液場では、神経（筋肉）の状態によって、血流が変化します**。

一方、病気は、ある場所（患部）の血流異常であり、その血流異常を解消すれば病気が治ります。従って、病気と血液場とは密接な関係があり、日本医学は血液場を扱います。

つまり、**日本医学は、血液（体液）場の乱れを解消する療法なので、場の医学になります**。

ところで、本書の執筆前に、著者と同じように「場の医学」を考えている方がいらっしゃるかもしれないと思いましたので、念のためにインターネットで調べました。

その結果、医師である帯津良一氏が、「場の医学」という言葉を使っておられます。筆者には、氏が考えておられる場の医学の意味が理解できたわけではありませんが、筆者の考える場の医学とはかなり異なる意味で使用しておられ、また、もっと漠然とした概念であるように思います。

氏は、臓器の関連を重視する中国医学は場の医学であり、心の医学も場の医学とみておられます。そして、「臓器と臓器の間には、空気も何も無い空間があり、そこには、目に見えない、さまざまな物理量が存在して、一つの『場』を形成している。」と考えておられます。(http://grello.net/hols/h02re2.htm より引用)

筆者は、臓器間の空間と場に対する氏の考えには同意できませんが、その着眼には敬意を払っています。特に、医師である氏が、場の医学という言葉を使っておられることには、正直なところ大変驚きました。

血液（体液）場は電磁場である

第三部第1章の[1]で、**血液（体液）の流れは、イオンの流れを伴っている**ことを説明しました。細胞内はマイナスイオンが多く、細胞間の組織液はプラスイオンが多くなっています。従って、体液の流れは電気の流れになります。そして、イオン電流の存在は磁場を発生させます。

元々、場の概念は、19世紀に英国のファラデーによって提唱された電磁場から始まりました（現在では、場の概念は、空間から時空間に拡げられて、現代物理学の中心概念になっています）。

生命活動の一側面は、細胞内外のイオンの出入りです。細胞内外の物質交換も一種の電気現象です。また、細胞の傷は、損傷電流が流れることによって、修復されます。つまり、**血液（体液）場は電磁場**であり、イオンの流れが正常であれば健康、体に異常があれば、イオン流の乱れ（電磁場の乱れ）を生じます。従って、場の乱れを正せば、健康を快復させることになります。

場の医学の真の対象は生命場（電磁場）

生命活動は、化学的視点に立てば、生体の内外で物質交換を行うことですが、物理的視点に立てば、生体内で電気が流れることです。もちろん、筋肉が動くことや体液が流れることなども物理現象です。

つまり、**生命活動とは電気現象であり、電気うなぎはその象徴**です。例えば、筋肉活動は電気現象です。従って、心電図などで活動電流の変化を確認できます。

また、神経は電気パルスを信号にしています。

そして、細胞内には電気の分布があります。細胞膜周辺に最も多くのマイナスイオンがあります。

従って、各細胞は周囲に電場を形成し、組織液などの体液は、プラスイオンによる電場をつくります（下図参照）。イオンの流れやイオンの濃度変化は磁場を発生させるので、実際には電磁場が発生しています。つまり、**人体には、細胞と体液による電磁場が発生**しています。**この電磁場**を**生体場**と名付けます。

さらに、**体液の流動と細胞活動によって発生する電磁場を生命場**と定義します。生命場は、体液や原形質流動による電流および脳電流や筋電流などによって生じる電磁場です。

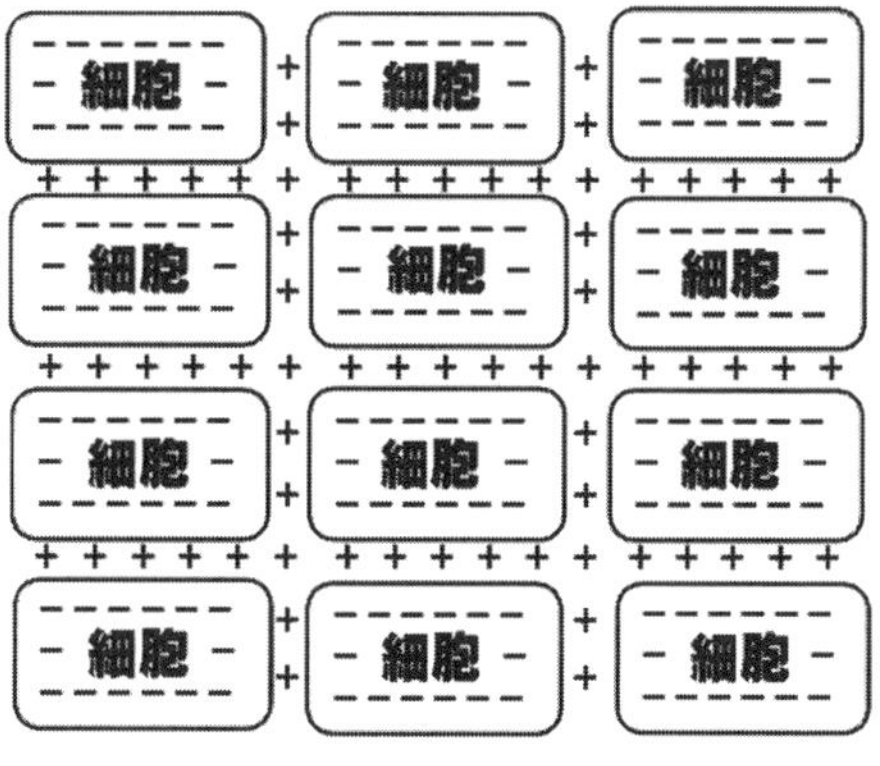

生命場とは、生命活動によって生じる電流に伴う電磁場のことです（狭義の定義）。

また、体内には、（イオンの移動である）**イオン電流**と（移動しない）**イオンの偏り**があります。

そして、電磁場はイオン電流によって発生し、静的なイオンの偏りによって発生するのが静電場になります。

従って、生体場は、電磁場である生命場とイオンの偏りによる静電場を合わせたものになります。

生体場 ＝ 生命場（電磁場）＋（イオン分極による）電場

なお、**生体が死ぬと**、イオンの流動がなくなるので**生命場は消失**しますが、**生体場は**、イオンの偏りがある限り、（静電場として）**存在します**。ちなみに、物体には、必ず**物質場**（静電場）がありま す。物体には形があり、形があれば、必ず電気（**電荷**）の偏りを生じるからです。また、重力場は無視できます。

例えば、ダイアモンドや水晶などは、結晶の表面では結合する相手原子が欠けています。つまり結合の手が満たされていないのです（このような結合をダングリングボンドといいます）。従って、電荷の偏りがあります。金属も同じです。金属表面に電荷（電子）の偏りがあります。特に、角やとがった部分では、電荷の偏りが大きいので、強い電場が発生しています。従って、著者などは、尖った物体から強いレイキ（気）を感じます。当然、磁石や乾電池からも強い気を感じます。また、両極からもやのようなもの（電場、磁場）が拡がっているのも見えます。

日本医学は、血液場を対象にしていると説明しましたが、**場の医学の真の対象は生命場**です。場の医学の対象を生命場まで拡げることにより、体の局部に微弱電流を流すなどの治療方法が場の医学に含まれることになります。つまり、**場の医学とは生命場の医学**のことです。

将来、**人工的な損傷電流によって、手足や臓器の欠損を再生できる可能性**があります。

場の医学は電磁場の医学です。従って、医学より、むしろ理工学に適した学問領域になります。20世紀には物質の分光学が発達しましたが、21世紀は生体の分光学が発達することが予想されます。

なお、実際上、生体場の一部である血液（体液）場の変化が生命場に大きな影響を与えています。つまり、**血液（体液）場を改善すれば、血液の異常が改善され、病気が改善される**ことになります。

▽生命場についての補足

ここで、生体を構成している**原子分子の振動による電磁場と電磁波**について補足しておきます。この項は、物理学などの非常に専門的な知識が前提になるので、無視していただいて差し支えありません。

生体を構成している原子分子は、すべて微小振動あるいは分子回転をしています。従って、それらの動きによる電磁場が生じており、対応する電磁波の放出（および吸収）が行われています。これは物質と同じです。しかし、生体の場合、タンパク質やＤＮＡなどの高分子で超低周波の振動モードが発生している可能性があります。

また、タンパク質などの周辺にある水分子の層は、氷ほどではないにせよ動きが制限されています。従って、これらの水分子層の水素原子移動（トンネル移動）が協調的に行われている可能性がありま す。さらに、水に溶けたタンパク質や染色体には、非常に低い電子励起状態が存在する可能性があり ます。

つまり、**生命場には、イオンの移動による電磁場だけでなく、電波領域から遠赤外線領域**に至る周波数（振動数）の励起状態や振動状態が存在し、**それに対応する電磁場の存在が予想されます。**

いい換えると、**私たちは、電波から遠赤外線に至る電磁波の影響を受けている可能性があります。**もちろん、それより大きなエネルギーを持つ電磁波は、体内の原子分子の振動状態や電子状態を変えます。さらに、多数の細胞や生体分子の共同運動（共鳴現象）が起きる可能性があります。その場合は音波領域の周波数に対応する電磁場が生じることになります。

要するに、生命場は、イオンだけでなく、原子分子などの微小振動や回転の影響を受けています。**生命場の主体はイオンの移動や変動に伴う電磁場**ですが、原子、イオン、原子団（基）を原子種と総称すれば、より一般的な生命場は、生命活動に伴う原子種の動きが生み出す電磁場になります。

結局、広義の生命場は生体内の電気的偏りに伴う電磁場であり、電気的偏りの変動による電磁場も含まれます。なお、電気的偏りは、原子分子の変動、イオンなどの移動や濃度変化、電子状態の変化などで生じます。

生命場とは、生命活動に伴う原子種の動きによって生じる電磁場のことです（広義の生命場）。

▽動物細胞の形を維持させているのはマイナスイオン？

ところで、細胞内には各種の細胞小器官やタンパク質などがありますが、硬い細胞膜を持つ植物細胞と異なり、動物細胞はある程度自在に変形できるはずです。しかし、311ページの図のように、細胞内にマイナスイオンが多いと、お互いが反発し合って拡がり、細胞膜周辺にマイナスイオンの濃度が増加します。従って、動物細胞は、イオン間のクーロン反発によって一定の形と弾力を有していると考えられます。

また、細胞がマイナスの電気を帯びていれば、各細胞はそのクーロン力で互いに反発し合うはずです。従って、細胞間の組織液は、（プラスなので）細胞を引きつける糊の役割を担っていることになります。なお、西洋医学的には、上皮細胞、血管、コラーゲンが組織の形状を維持していると考えるべきかもしれません。

手当療法（触手療法）と場の医学

手当療法（触手療法）とは、体の一部に手を当てることによって、健康を快復させる療法です。手当療法は、戦前には盛んでしたが、戦後は西洋医学の普及と共に、非科学的として廃《すた》れました。従って、**手当療法**である**レイキ療法（気の療法）**は、一般には、怪しい療法と認識されているようです。実際、レイキなどをしている人たち自身が摩訶不思議な解釈をされているので、その認識は当然です。

しかし、手当療法によって心身が改善されるのであれば、それは科学的（生物学的）現象のはずです。決して、超自然現象や宇宙からやってくるエネルギーで心身が改善するわけではありません。もっとも、宇宙エネルギーを太陽エネルギーに変えて頂ければ、科学の範疇《はんちゅう》になります。

手当療法の目的は、神経の流れをよくして血液の流れを改善することにあります。

手当療法では、ある部位（頭と患部）に手を当てますが、それには、二つの意味があります。

1　その部位のしこりを解消して**血流を改善する**（炎症の解消）。結果的に神経を整える。

2　脳（特に視床下部）に働きかけて**自律神経を整える**。これは、しこり（緊張）解消の効果を高めます。（本当は、無意識への働きかけが重要ですが、本書では説明を省きます）

要するに、**手当療法**は、血液の停滞を解消して健康を快復する療法であり、**場の医学**になります。

手当療法（レイキ療法）は、血流を改善してミトコンドリアを元気にさせる療法です。

経験上、人の体に指（手）を当てていると、しばしば、手に微弱な感電状態の感覚が生じます。また、症状のひどい方に指を当てていると、ピリっと電気の走る感覚や手のひらにしびれが拡がることがあり、さらに深刻な状態の方に対応していると、肘近くまでしびれがきます。

また、一般にレイキ（気）の上達者は、両手のひらを互いに近づけると手が吸い付くようになります。さらに、内臓に異常のある人の体を、手で10㎝くらい離して上下に動かすとき、異常のあるところで手（指）に引っかかりを感じます。要するに、その部分で手（指）が引っ張られる感じがします。これは筆者だけが受ける感覚ではなく、筆者が主催しているトルーレイキ（療）法研究会にはレイキ（気）の能力に大変優れた人たちがいますが、彼らも筆者と同じような感覚を覚えるようです。

細胞の損傷している部位では、電気の偏りが生じています。従って、仮説ですが、その領域と指の間でクーロン引力が働くのではないかと考えています。

希に、異常部分に手が吸い付くことがあります。ただ、この場合には無意識の作用も考えられます。

筆者がレイキを始めて1年くらい経過した頃に、家庭の交流電流に大変敏感になった時期がありました。そのため、コンセントを差し込むタップに手を触れると違和感を覚え、また、タップが近くにあると、お腹が痛くなることがありました。現在では、そのような感覚はなくなり、家庭用交流にも平気になっています。

いずれにせよ、**レイキ（気）には、損傷電流を強める効果がある**のではないかと考えています。

野口晴哉氏の手当療法（野口療法）

戦前の手当療法は、頭と患部に手を当てることが中心でしたが、野口晴哉氏は、背中とお腹に生じる小さなしこりなどの異常を解消することで病気を治す療法を確立しました。

図39には、本書で紹介した、心臓、胃、肝臓、腎臓、副腎の（主な）急所の位置を○で示しています。それぞれ、椎骨から指3本分、左右に離れたところです。例外はありますが、**臓器の異常は、まず、対応する椎骨から指３本左右に離れたところに現れます**。そして、臓器で細胞破壊まで進むと、背骨に近い側（脊柱起立筋上）にも異常が現れます。さらに臓器破壊が進むと、背骨の直ぐ際に異常（凹み）が現れます。

要するに、臓器の異常がひどくなると、異常箇所の拡がりは背骨に近づく傾向があります。

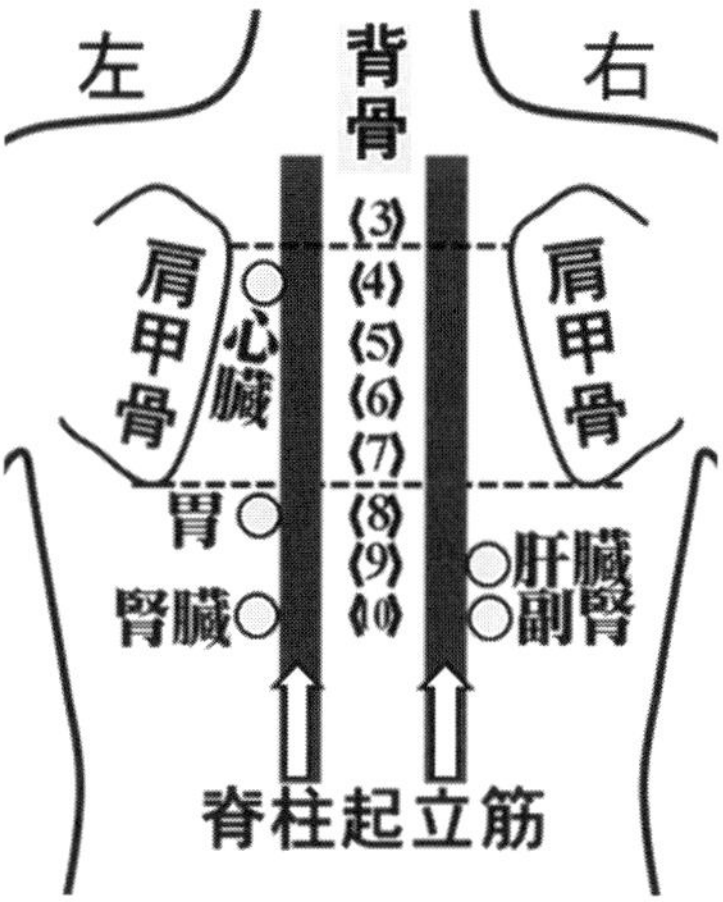

図39

また、臓器の急性異常、冷えおよび感情による臓器の異常は、背骨の直ぐ際に現れます。この背骨の際の異常（**感情線**）は左が圧倒的に多く、恐らく、怒りなど、右脳（感情脳）の影響が反映されるからだろうと考えています。

各椎骨の近くに現れる臓器の異常は、解剖学から得られる自律神経の知見とよく対応しています（野口氏の手当療法から得られる知見は、解剖学から得られる知見よりはるかに精密です）。

つまり、自律神経（主に交感神経）は背骨を通っています。そして、胸椎の各椎骨から、対応する臓器を制御する交感神経が出ています。臓器の異常は、対応する自律神経の異常を伴います（背中の異常は、交感神経の異常と考えられます）。

交感神経の場合、背骨（付近）に神経根があるので、その近くの筋肉に異常（しこりなど）ができます。お腹も同じです。脇腹に添って異常（しこりや痛みなど）が生じます。従って、そのしこりを解消すれば、対応する臓器が正常になります。これが野口氏の手当療法です。

なお、野口氏は、神経と筋肉を緩めて血液の流れをよくするために、抜くという手法を導入しています。この抜く操作は他の療法で使われていた技法です。これが、野口氏の療法が整体と見なされる理由です。しかし、整体操法は、本来、手当療法の補助操作に過ぎません。**野口療法の本質は手当療法**です。

そして、背中とお腹を触る手当療法は、患部と頭に直接触れる手当療法より効果的です。

結局、**手当療法は**、怪しげな療法ではなく、**エビデンス（科学的根拠）を持つ療法**です。

また、手当療法は無意識に働きかけるので、**野口晴哉氏は、優れた心理療法家**でもありました。

このように、生命現象が電磁気現象であるとすれば、手当療法は理にかなった療法といえます。

日本医学の基本原理は免疫力を上げることですが、その手段が血液循環の改善です。**血流の乱れ（停滞）は**、血液場（生命場）の乱れです。それは**電磁場の乱れなので、レイキ（気）に敏感な人には簡単に分かります**。従って、その部分の筋肉（神経）を緩めれば乱れが解消し、体が快復します。

要するに、**手当療法は神経（主に自律神経）を整え、血流を改善することによって体を整えます**。従って、慢性炎症や慢性病などが改善されるわけです。

今日、科学技術は、目を見張るほど進歩しました。そして、医学は、その恩恵をたくさん受けています。しかし、**西洋医学の本質は全く変わっていません。**そこが問題なのです。だからこそ病人が増えます。

3 急増する病気と場の医学

西洋医学は（急増する）心身の病やアレルギー症状などに対応できない

この数十年の間に急速に増えた症状として、アトピー性皮膚炎などのアレルギー症状、自律神経失調症、うつ病などの心の病による症状があります。これらの病気は豊かな国で多発しています。これらの症状は薬である程度抑えることができても、病気自体は西洋医学では治せません。

筆者は、**これらの病気の原因が副腎の未発達、あるいは機能低下にある**と考えています。生活環境が整うにつれて、外部環境の変化が小さくなり、体を外部環境に合わせる必要性が下がりました。従って、副腎の役割が小さくなり、副腎が小さくなっていることが予想されます。特に、幼少期から快適な環境で育つと、副腎が発達する必要性が小さくなります。

副腎は、外部環境の変化や外部刺激に対する体の過剰反応を抑える働きをします。体の過剰反応とは、自律神経の過緊張を意味します。つまり、必要以上にストレスを生じます。要するに、**これらの病気は自律神経の異常によって発症**します。自律神経の異常は、対応する器官の血流異常を生じるので、その器官の異常による症状を示します。

アトピー性皮膚炎では、副腎、腎臓、肝臓などに異常があり、体内に毒素がたまる症状を示します。

うつ病などは、脳に行く血流に異常を生じ、脳で炎症を起こしています。

西洋医学は機能的障害に対応できない

西洋医学は、X線などで分かる**構造的障害**には、有効な場合があります。例えば、脊椎狭窄症などの場合、手術によって簡単に回復する場合が少なくありません。

しかし、体の構造変化を伴わない障害である**機能的障害に対して、西洋医学は全く無力です**。なぜなら、機能的障害（の多く）は、骨格筋や神経の慢性炎症だからです。

例えば、腰痛、膝痛、首・肩・股関節・腕・脚などの痛みです。そして、足を引きずる人、杖がないと歩けない人、車いすの人が増えつつあります。これらの症状を抱える人の一部は、病院以外に頼るところがないので、改善する見込みがないにもかかわらず、病院に行って、薬をもらい、検査を受けることを続けています。しかし、**機能的障害は**、心の病同様、慢性炎症が原因なので、**一部の血流を改善すれば快復します**。ただし、血流障害の遠因である心臓と腎臓などの働きも高める必要があります。また、痛みにリウマチが関係していることがありますが、その場合でも改善します。

▽筋肉は使い過ぎても使わなさ過ぎても硬くなる

筋肉が硬くなる理由として、酸性化、つまり乳酸の増加が考えられます。これは、血流が悪化したとき、つまりミトコンドリアが衰えて、乳酸が消費されなくなると生じます。そのような状態は、筋肉の使い過ぎと、使わないために酸素消費が少なく、ミトコンドリアの活動が低下したときになります。なお、**機能的障害は、筋肉の硬化（血流低下）が長期間続いた結果**です。

第6章

生命活動とは外界と物質交換をすること

生命体は、外部と物質交換することで生きています。動物では、外部から酸素（二酸化炭素）と栄養素を取り込み、それを生命活動のエネルギーと生体維持に使い、老廃物と二酸化炭素（酸素）を排出します。

つまり、**生命活動には、エネルギー、物質、情報の流れとそれらの制御が必要**になります。その生命活動を支える場として、基本的に流体が必要です。**人体を流れる液体は体液（血液）**です。体内の各細胞は、体液を通じて様々な物質や情報のやりとりをしています。*

また、人体が、外界から物質を取り込む主な器官は、肺と小腸です。

そして体内では、主に毛細血管を通した組織液と各（組織）細胞が、物質交換をしています。

一方で、人体は、**外界との物質交換によって様々な障害を蓄積**していきます。その双璧が、酸化と糖化反応であったわけです。

酸化と糖化反応は、老化の主犯であり、がんや糖尿病などの生活習慣病を誘発します。

＊細胞内でも原形質流動という形で、生体分子の移動やエネルギーの受け渡しが行われています。

1 第一の物質交換である呼吸は体内の酸化を招く

呼吸は、酸素を吸収して二酸化炭素を排出することですが、本来、呼吸は、エネルギーをつくることが目的です。その意味では、発酵や腐敗も微生物が行っている呼吸になります。

細胞内で酸素を必要とするのは、細胞の小器官である**ミトコンドリア**です。ここで、酸素と栄養素から**ATP**というエネルギー燃料がつくられますが、このとき、**活性酸素**という毒を発生させることがあります。

そして、**ミトコンドリアの機能が低下すると、活性酸素を発生する確率が高くなります。**活性酸素が毒である理由は、酸化という化学反応を起こすからです。酸化された生体分子は、本来の機能を発揮できなくなり、酸化分子を抱える組織は劣化していきます。また、活性酸素は、栄養素を、より有害な**酸化物質**に変えます。なお、酸化物質とは、相手を酸化させる能力のある物質のことです。活性酸素の大部分は、ミトコンドリアで発生します。また活性酸素の7割は、肝臓で発生しています。

酸素と結合して酸化物になる反応（や水素を失う反応など）**を酸化**といいます。**酸化とはサビることであり、細胞をボロボロにすることです。酸化は、組織（細胞）を老化させ、体を老化させます。**つまり、**老化は体が酸化していくこと**であり、**酸化は多くの病気の主犯**でもあります。

また、酸素を反応させてCO^{2}に変えることは酸化反応です。つまり、**呼吸自体が酸化（反応）です。**

活性酸素と抗酸化物質

生体分子を酸化する酸化物質は、活性酸素（種）だけでなく、様々な種類があります。電子を失う化学反応が酸化ですから、**酸化物質は、電子を欲しがる分子種**になります。

一般に、全電子が対になっている分子種は安定ですが、そのような分子種でも、結合に関与しない電子対（孤立電子対）を持つ分子種は、他の分子の電子を奪って結合（酸化）したがります。例えば、**興奮状態にある酸素分子、過酸化水素**、オゾン、**一酸化窒素**、次亜塩素酸などです。

また、奇数電子を持つ分子種（**フリーラジカル**）は、他の分子種から電子を奪って（酸化して）安定化します。例えば、スーパーオキシド、ハイドロキシルラジカル、ハイドロパーオキシルラジカル、過酸化脂質ラジカルなどです。過酸化脂質ラジカルは、脂質が酸化されたものなので、様々な種類があります。

このように、**様々な酸化物質がある以上、様々な抗酸化物質が体内に存在する必要があります。**

▽酵素系の抗酸化物質

SOD（スーパーオキシドディスムターゼ）は、スーパーオキシドを過酸化水素と酸素に分解します。SODは、細胞質やミトコンドリア内にありますが、活性酸素が増えるとSODも増えます。

カタラーゼは、SODがつくった過酸化水素を、酸素

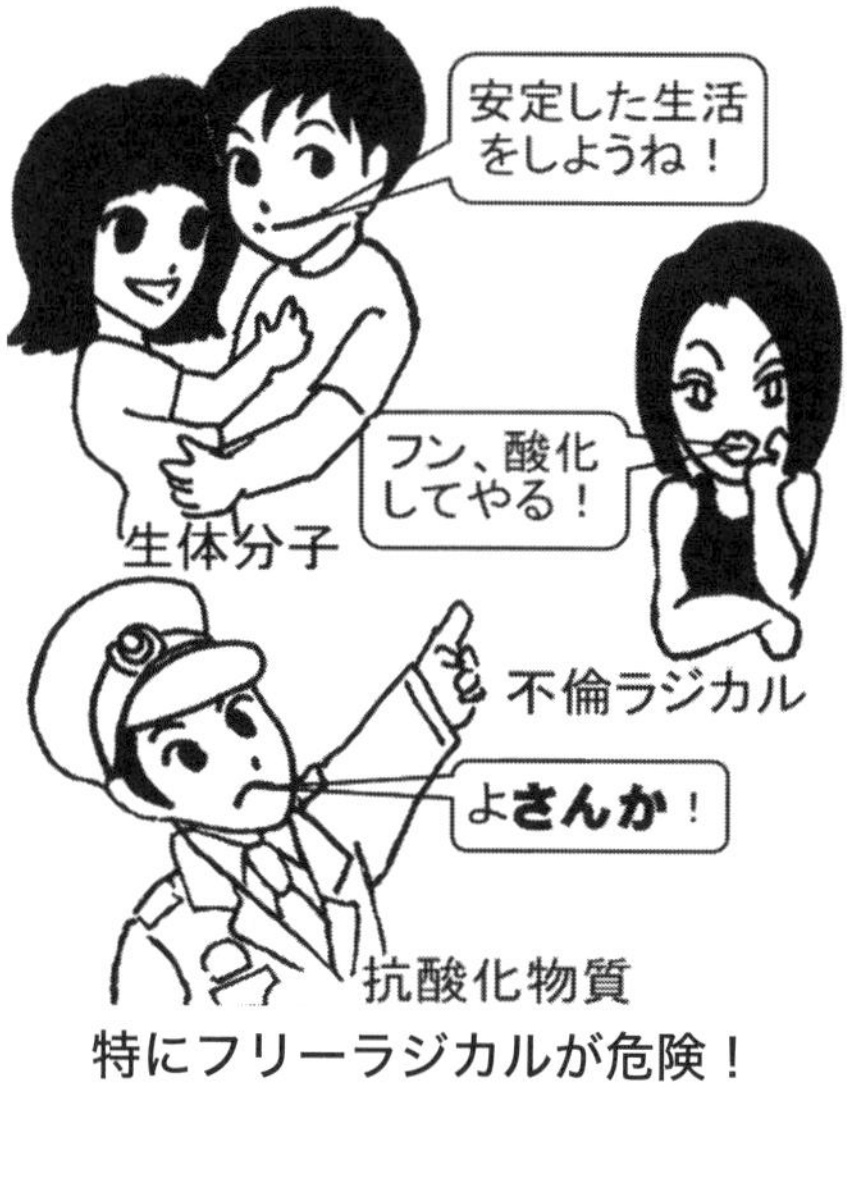
安定した生活をしようね！
フン、酸化してやる！
生体分子
不倫ラジカル
よさんか！
抗酸化物質
特にフリーラジカルが危険！

と水に分解する酵素です。

グルタチオンパーオキシダーゼは、過酸化脂質を元に戻し、ハイドロキシルラジカルを消去させます。

▽抗酸化物質

酸化物質に電子を与えて無害にさせるのが抗酸化物質です。従って、抗酸化物質は還元剤です。例えば、ビタミンC（水溶性）、ビタミンE（脂溶性）、β－カロテン（脂溶性）、コエンザイムQ10、尿酸などがあります。他のビタミンやミネラルも抗酸化に関与しています。

▽老化と抗酸化物質

年をとると、抗酸化能力が衰え、酸化されやすくなります。激しい運動は、活性酸素を増やしますが、若い間は、SODなどの産生量が増えて酸化ストレスに対応できます。しかし、熟年者の激しい運動は、酸化ストレスを発生させ、老化を速め、生活習慣病を招きやすくします。

▽衰えた抗酸化能力は、外部から補える

ハエやマウスなどの動物実験では、抗酸化物質を与えることで寿命が延びることが確認されています。

高等動物では、細胞質、細胞の内と外、臓器の種類によって、必要な抗酸化物質が違います。また、様々な酸化物質があるため、**補うべき抗酸化物質も多種類必要**になります。その解決策の一つとして、多様な抗酸化能力を持つ植物栄養素群があります。

2 呼吸の質は健康を左右する

呼吸は、生命活動の土台

1分間の平均的な呼吸回数は、13回から18回です。仮に1分間に15回呼吸するとすれば、1年で約800万回、一生の間に6億回から7億回呼吸をすることになります。そのため、肺は、最も重要な臓器でありながら、老化による機能低下の激しい臓器です。個人差はありますが、70歳以上では、最大肺活量は若い頃の6割以下になるのが普通です。

また、呼吸は、心臓の鼓動と同じく、死ぬまで（数分以上）止めることができません。

呼吸が生命活動の根幹である以上、健康や寿命は、呼吸の仕方に影響されるはずです。

そして心臓の鼓動と異なり、**呼吸は、意志によって継続的に変えることができます**。ここに、呼吸法の真の重要性があります。例えば、健康法として知られる、**レイキ法、気功、ヨーガの根幹は呼吸法にあります**。だからこそ、これらの方法は健康に有効なのです。

喫煙などの影響を含め、**呼吸の質は、酸化、つまり老化に大きな影響**を与えます。

腹式呼吸の重要性

胸式呼吸は、主に胸郭を拡げてする呼吸、**腹式呼吸は、主に横隔膜を上下させて行う呼吸**です。昔の日本人は、腹式呼吸が普通でしたが、洋服になった現代では、胸式呼吸が当たり前になりました。胸式呼吸は、肺の下側をあまり使わず、年齢と共に肺の機能が衰えやすい呼吸法です。

一方、腹式呼吸は肺の下部をよく使うので、胸式呼吸より肺胞利用率が2〜3割大きくなります。[*]もっとも、胸式呼吸も腹式呼吸もお互いが混ざった呼吸です。従って、胸式呼吸は胸式呼吸の割合が多い呼吸、腹式呼吸は腹式呼吸の割合が大きい呼吸です。

▽腹式呼吸は内臓を活性化する

腹式呼吸は、**横隔膜**《おうかくまく》を上下させるので、呼吸のたびに内臓が圧迫されたり拡がったりします。従って、腹式呼吸をすると、横隔膜の上下運動で内臓の働きが活発になります（図40参照）。胸式呼吸でも横隔膜は上下しますが、腹式呼吸のように内臓に与える影響は、大きくありません。

＊肺胞は、毛細血管が網目のように走っている小さな袋です。肺胞は、肺の容量の85％を占め、その肺胞の数は3億以上になります。血液は、肺胞で二酸化炭素をはき出し、酸素を取り込みます。

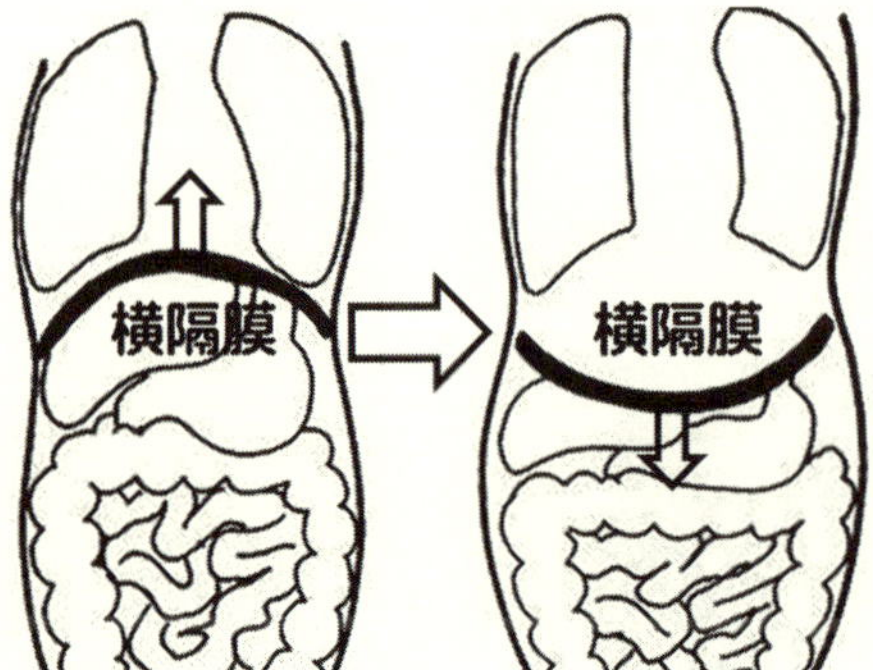

図40

▽腹式呼吸は内臓を活性化させる（内臓トレーニング）

腹式呼吸は、横隔膜の上下で内臓を刺激するので、内臓のトレーニングになります。そのため、

1　血行・新陳代謝がよくなる
2　消化、吸収および排泄を促進させる
3　ダイエット効果がある
4　内臓脂肪を減少させる（高血圧・動脈硬化・糖尿病などの予防）
5　自律神経を整える

などの効果があります。

▽腹式呼吸は心を沈静化する（脳トレーニング）

腹式呼吸は内臓の運動、つまり内臓の活性化を伴います。しかし、内臓が活性化すると、自動的に副交感神経優位になります。

従って、腹式呼吸は心を落ち着かせるので、雑念を払い、意識を集中し、心を鍛える訓練になります。腹式呼吸は、胸式呼吸に比べると、心のトレーニング（メンタルトレーニング）効果があります。

1　心の持久力や忍耐力をつける
2　自分と周りが調和している感覚、包容力が生じる
3　心と体を一体として整える

4　集中力や創造力が増す
5　胆力がつき、決断力や実行力が増す
6　要するに、**腹式呼吸は、脳力を高め、酸化ストレスを抑制する**
7　従って、**腹式呼吸は、老化を遅らせる**

などの効果があります。つまり、**腹式呼吸は、（胸式呼吸より）酸化を抑制します。**

右記の効果は、**1日10分から30分くらいの瞑想**を行うと、より顕著になります。

呼吸は、延髄支配

自律神経は、内臓などの活動を調整し、消化吸収、血液循環、代謝などの機能を調整します。

一方、呼吸活動では、横隔膜と肋骨筋が主要な役割を果たしています。しかし、横隔膜は、視床下部ではなく、延髄《えんずい》で制御されています。つまり、呼吸は、延髄で制御されており、呼吸の調節はその上の橋《きょう》という部分で行っています。

そして、大脳は強制的に呼吸の調節に関与できます。従って、呼吸は、通常、無意識に支配されていますが、意識が関与して支配できます。

また、横隔膜の上下は、内臓を活性化するので、副交感神経を活性化します。

つまり、**呼吸は、視床下部支配の自律神経に関与することが可能**です。

腹式呼吸（横隔膜呼吸）の仕方

腹式呼吸は横隔膜を下げて肺を膨らませる呼吸ですから、そのまま自然に行うことが理想です。しかし、慣れない間は、意識して行う必要があります。

まず、意識をお腹の中心（丹田）に持ってきます。息は鼻から吸い、鼻から吐きます。そして、吐く息を長くします。静かに（横隔膜を上下しながら）呼吸してください。

腹式呼吸が自然にできるようになると呼吸回数が減少します（1分間の呼吸数は2回から8回程）。

▽姿勢

腹式呼吸の練習をする場合、心身が緩《ゆる》んだ状態で行ってください。背筋は伸ばします。座って行う場合には、正座をお勧めします。

椅子に座る場合には、一番楽に座れる位置で結構ですが、猫背にならないようにしてください。猫背でない人は、背もたれにもたれないように、少し前に座ります。また、足は肩幅程度に開きます。楽な姿勢が一番大事ですから、猫背の人は、深く腰をかけて背もたれを使ってください。腰猫背の人は、背もたれと腰の間に何かを入れて、腰をたててください。

▽腹式呼吸についての注意

腹式呼吸は、胸式呼吸より、健康維持および老化防止に有益な呼吸法ですが、やり方を間違えると逆効果になります。要するに、腹式呼吸は、みぞおちに力が入らないようにすることが不可欠です。そのためには、みぞおちに意識をもっていかないで、**丹田に意識を持っていきます**。なお、**丹田は、**

へそ下３㎝くらいの位置にあるお腹の内部です。解剖学的な**丹田の位置は小腸の真ん中**になります。

また、思いっきり吸わないようにしてください**（能力の６～７割の量で呼吸をします）**。無理（不自然）な腹式呼吸は体に有害です。その場合、胸が痛くなるなど、様々な弊害が生じます。無理な腹式呼吸とは、過剰に意識した呼吸などです。そのような呼吸を続けると、みぞおちが硬くなり内臓が悪くなります。特に、心臓にきます。

空手などの試合では、開始前に腹式呼吸をして、心を落ち着かせることがありますが、理にかなったやり方です。

③ 第二の物質交換である食物の摂取と排泄は体内の糖化反応を招く

活性酸素は、酸素と栄養素が化学反応をする過程で主に発生します。従って、食物を摂取する過程でも酸化は起こります。

しかし、この過程では酸化（反応）以外に、糖化反応という有害な反応を起こします。この糖化反応によって、最終的に糖とタンパク質などが結合した最終糖化物ＡＧＥｓができます。**老化物質であるＡＧＥｓが、体内に蓄積して、老化が進み、様々な障害が発生**します。

糖化反応の復習

糖化反応は、タンパク質や脂質がブドウ糖や果糖と結合する反応（メイラード反応）です。要するに、**糖化反応はおこげを生じる反応**です。

血糖値が高くなると、細胞にブドウ糖が過剰に入り込み、タンパク質などと反応します。そして（前期）糖化物ができますが、血糖値が下がれば、元のタンパク質などに戻ります。血糖値が高いままであれば、後期糖化反応が起き、まず中間糖化物ができます。

さらに進んで、最終的に後期糖化物ＡＧＥｓになります。ＡＧＥｓになると元に戻ることができません。ＡＧＥｓは、タンパク質などが劣化したものですから、ＡＧＥｓの蓄積は細胞を老化させます。

ＡＧＥｓの特徴

糖化反応には、前期の糖化反応と後期の糖化反応（反応中間体、最終糖化物）があります。

前期の糖化反応でできる糖化物（アマドリ化合物）は、血糖値が下がればタンパク質に戻ります。例えば、**ヘモグロビン**（Ｈｂ）**は、前期の糖化反応でヘモグロビンＡ１ｃ（ＨｂＡ１ｃ）になります**。ヘモグロビンの前期糖化物はＡ１ですが、その中で割合の多いＡ１ｃのみが検査対象になっています。

後期の糖化反応では、まず中間生成物ができて、最後に最終糖化物ＡＧＥｓになります。また、糖化反応は、酵素（触媒）の助けなしの反応ですから、非常にゆっくり進みます。

一方、多くのタンパク質の寿命は、数十秒から数カ月くらいなので、糖化しても前期の反応で終わります。従って、体内でできるＡＧＥｓ量より、食事で摂るＡＧＥｓ量の方が大きいようです。ただ、外部から来るＡＧＥｓがどこに止まり（主に腸？）、どのような影響を与えるのはよく分かりません。

ＡＧＥｓは黄褐色で蛍光を発するものが多く、糖を接着剤にしてお互いに**くっつく場合**があります。

また、ＡＧＥｓの蛍光測定で、体に蓄積したＡＧＥｓ量とその時間変化を調べることができます。ただ、蛍光を発しないＡＧＥｓもあるので、正確な量は測れませんが、ＡＧＥｓを抑制する物質などを調べることには活用できます。なお、蛍光は、光を当てると出てくる光のことです（光を当てているときだけ発光します）。

また、**AGEsは**本来のタンパク質ではないので、免疫細胞である**マクロファージの攻撃を受けます。**

4 食事の質は健康を左右する

老化物質AGEsと食べ物

▽AGEsをつくりやすい食べ物

AGEsは、高い血糖値が続くと、血液からあふれ出た糖がタンパク質にくっついてできる物質です。ただ、血糖値の上昇が一時的であれば、AGEsになる前の段階で、元のタンパク質に戻ります。

従って、**タンパク質のAGEs化を防ぐには、血糖値の高い状態を持続させない**ことです。

糖化反応を促進する食べ物は炭水化物です。炭水化物は、糖がたくさん結合した高分子なので、体内で糖になり血糖値を上昇させます。糖尿病の人は血糖値が高いので、AGEsを増やし、老化を速める傾向があります。

次に糖ですが、**AGEsをつくる糖は、ブドウ糖と果糖の2種類**です。しかし、**果糖は、理論的にブドウ糖より約10倍もAGEsをつくりやすい**糖です。従って、糖化反応を防ぐには、果糖を大量に含む食品は避けるべきです。

その意味で注意すべきは、米国製の菓子類や飲料水です。大量の果糖が含まれています。**米国は、**

AGEsと果糖が豊富な食品にあふれており、日本もその方向に向かっています。米国製飲料や菓子類の強い甘味に慣れると、大量の**果糖、人工甘味料の中毒者**になってしまいます。

▽糖についての補足

糖質は、**炭水化物**から食物繊維を除いたもののことです。最近は、炭水化物より糖質や食物繊維という言葉が使われることが多くなりました。食物繊維は体外に排出されますから、体内では、**糖質＝炭水化物**と考えて差し支えありません。

糖質は、体の主要なエネルギー源ですが（タンパク質や脂肪よりも素早くエネルギーに変えられます）、余った糖質の一部はグリコーゲン（ブドウ糖の重合体）として、残りは脂肪として体内に蓄えられます。ブドウ糖をグリコーゲンとして蓄えるのは、体がブドウ糖を危険視しているからだろうと考えています。**ブドウ糖**（グルコース）は、エネルギー源として重要ですが、血糖値を上げます。

果糖（フルクトース）は、血糖値を直接的には上げません。果糖は、ブドウ糖に比べて、脂肪肝や高脂血症を招きやすく、さらにAGEsをつくりやすい性質があります。また、果糖は、酸化力があり、毒性を有します。

砂糖の主成分である**ショ糖**（スクロース）は、体内でブドウ糖と果糖に分解されます。

ショ糖＝ブドウ糖＋果糖

でんぷん（アミロース）は、ブドウ糖が結合した高分子です。消化分解されてブドウ糖になります。

でんぷん＝……＋ブドウ糖＋……＋ブドウ糖＋……

セルロースは、食物繊維の主成分でブドウ糖の高分子ですが、消化されないので体外に排出されます。

ショ糖は、（体内でブドウ糖と果糖に分解されますが）ブドウ糖より甘く、果糖ほど甘くありません。

ブドウ糖

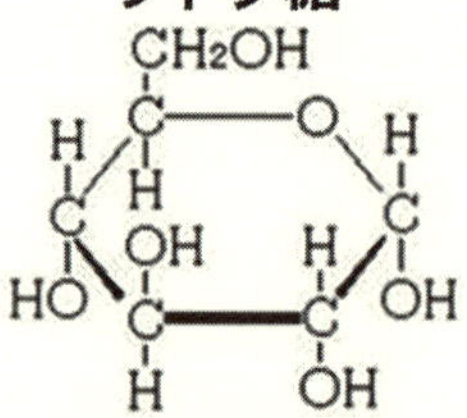

果　糖

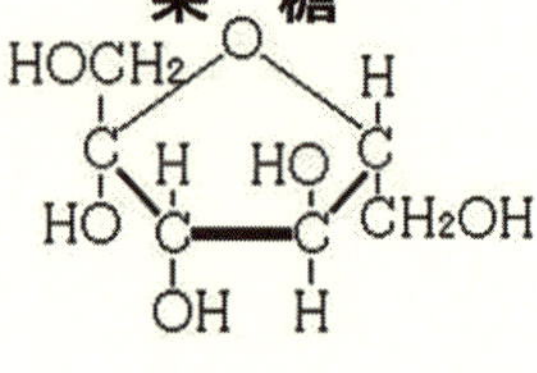

▽ＡＧＥｓを多く含む食べ物

体内に蓄積するＡＧＥｓは、体内で作られる場合と食べ物から取り込む場合があります。そして、体内に蓄積するＡＧＥｓは、主に食べ物に含まれるＡＧＥｓであることが報告されています。また、食べ物に含まれるＡＧＥｓの7％から10％が体内に蓄積されると報告されていますが、文献によって値が非常に異なります。さらに、蛍光測定などにかからないＡＧＥｓもありますので、はっきりしたことは分かっていません。

また免疫細胞によって、多くのＡＧＥｓは排除されるはずです。ただ、ＡＧＥｓの増加が急であれば、処理できずに堆積していくことが予想されます。

生の野菜や果物には、事実上ＡＧＥｓはありません。ＡＧＥｓを多く含む食品は、タンパク質や油を含む食品です。さらに、ＡＧＥｓは、食品を熱で調理すると増えます。ＡＧＥｓは、食品をゆでれば数倍以上、焼くと5倍から10倍に増えます。牛乳には、ほとんどＡＧＥｓはありませんが、バターになるとＡＧＥｓが数万倍に増えます。

一般に、**油やタンパク質を多く含む食品、高温で調理した食品が、多くのＡＧＥｓを含みます。**

結局、**老化は、食事の量と質に依存します。**

老化物質ＡＧＥｓの蓄積を遅らせる方法

糖化反応は、老化を速め、様々な病気を誘発する要因の一つです。そこで、糖化反応の進行を遅らせる方法について説明します。

１　食べる量を減らす

食べる量が多いと、血糖値が上がり、ＡＧＥｓをつくる確率が大きくなります。また、食べる量が多いと、食べ物から取り込むＡＧＥｓの量が増えます。

従って、**食べ過ぎは、老化を早め、生活習慣病になる危険性を高めます。**

２　ＡＧＥｓの少ない食事をする

おこげ（ＡＧＥｓ）は、高温で調理するほど、また長時間調理するほど増えます。従って、焼くより軽く煮る食べ物がよく、油もの、直火焼きなどは、避けた方がよいでしょう。肉類でも、しゃぶしゃぶのように

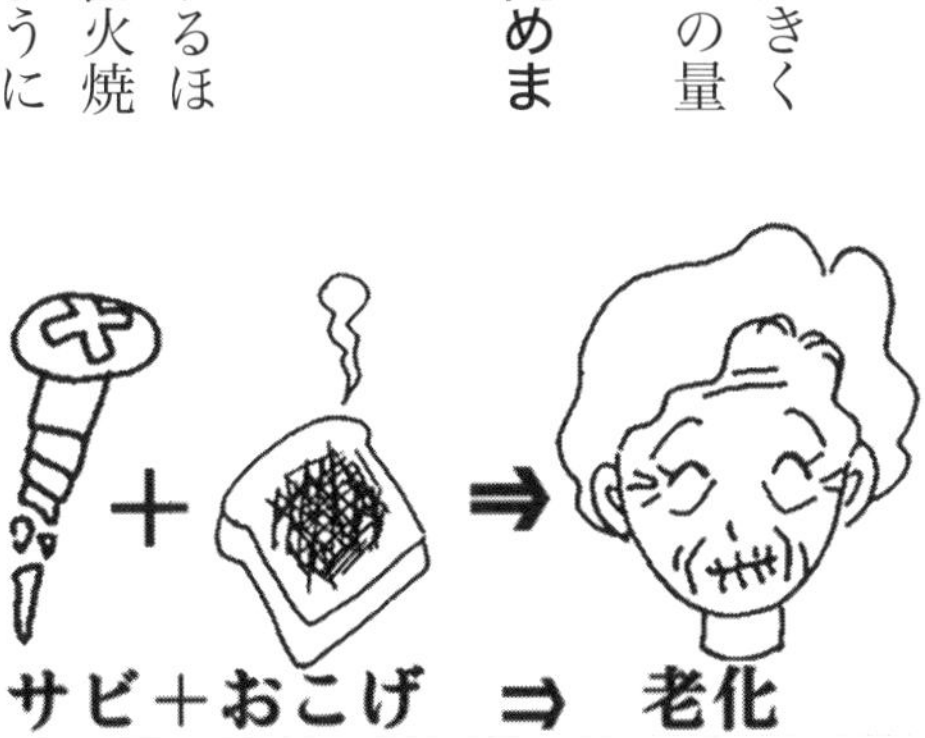

さっと湯の中に入れるだけにすればＡＧＥｓはあまり増えません。

食べ物ではありませんが、**タバコはＡＧＥｓの宝庫**です。同時に**酸化の温床**でもあります。また、喫煙者だけでなく、煙を吸う人も被害を受けます。**喫煙は確実に老化を速め万病を招きやすくします。**つまり、**タバコは墓場行き特急の切符**です。

ＡＧＥｓを増やさない食事方法

▽食事はゆっくりする

糖化を抑える料理の基本は、火を通さないことです。高温調理である、**焼くことや油で揚げることは、ＡＧＥｓを増やします。**時間をかけて煮るのは好ましくありません。しゃぶしゃぶのように、サッと湯に通すのが理想です。日本料理は、食べ物に含まれるＡＧＥｓを少なくする点で優れています。

話をしながら食事をすれば、ゆっくり食べるので血糖値の上昇を抑えられます。また、楽しい食事は酸化ストレスを抑えます。いずれもＡＧＥｓの発生を抑制します。

▽血糖値を上げないように消化の悪いものから食べる

血糖値を上げない食べ方は、最初に消化の悪いものを食べ、最後に糖分主体のものを食べることです。このような順番で食事をするのが精進料理です。

最初に、食物繊維を多く含む野菜、きのこ、海藻類を食べることで、糖質の吸収を抑えます。次に、魚介類、肉類などのタンパク質、最後に、ご飯やパンなどの炭水化物を食べます。そして、甘いものは、デザートとして食後に食べます。間食は、避けるべきです。この順番で食事をすると、糖分の消化吸収が遅くなり、血糖値の上昇が抑制されます。

∇腹一杯食べない（腹7分目以下にする）

人間や捕食される危険性のある動物は、腹一杯食べるようなことは決してしません。それが本能です。しかし、安心して腹一杯食べることができる社会では、食事量を抑えるには努力が必要になります。つまり、私たちの多くは、本能ではなく、欲望に基づいて食事をする習性が身についてしまいました。

食事でお腹が満たされると、血糖値が上がって満腹中枢が刺激されます。この状態は、血液から糖があふれ出てＡＧＥｓがつくられる可能性があることを意味します。従って、糖化反応の視点からいえば、**腹一杯の食事は老化・生活習慣病を招きます**。そもそも、人間に、1日２０００㎉もの食事は不要です。１４００㎉程度で十分のはずです。さらに、熟年になれば新陳代謝が低下するので、１０００㎉前後でも十分だろうと思います。必要最小限の食事量に抑えれば、ＡＧＥｓの発生と蓄積を抑制でき、老化の進行を抑制できます。

∇過度のストレスを避ける

過度のストレス、つまり酸化ストレスがあると、ホルモンバランスが崩れ、血糖値を上げるホルモンが分泌されます。つまり酸化ストレスは、ＡＧＥｓを増やす原因になります。もちろん、酸化も増えます。

酸化ストレスは、酸化、糖化反応を増やし、血液（体液）のpHを下げます。

食事で蓄積するAGEsについて

ここまで、糖化反応およびその最終糖化物AGEsの有害性について説明してきました。このように、糖化反応は、タンパク質を老化させ、細胞を老化させる一因であることに疑問の余地はないでしょう。つまり、体内タンパク質などのAGEsは、元の分子の機能劣化ですから、細胞などの老化を招きます。

ところが、**食事で摂るAGEsは、体にどのように有害なのか**が、明確にされていません。

まず、食べ物に含まれるタンパク質のAGEsは、胃で分解されるはずです。たとえ分解されなくとも、小腸の穴は大きくないので、簡単に小腸で吸収されないはずです。従って、体内に取り込まれるAGEsは、脂質由来のAGEsが主ではないかという疑問があります。

また、取り込まれたAGEsは、肝臓で分解され、血液中では、免疫細胞によって排除されます。要するに、AGEsとはいえ、食物に含まれるAGEsは、ただの食物成分に過ぎないはずです。

一方、消化吸収されないAGEsもあるはずです。高温で発生したAGEsは、一部炭化や団子状になっています。このようなAGEsは、体外に排泄されずに、腸内にこびりついている可能性があります。実際、純粋な炭を食べると、蓄積されたAGEs量の減少が確認されています。このことは、腸管などに外来AGEsが蓄積されている可能性を示唆しています。つまり、食物に含まれるAGEsの蓄積が、蛍光測定で確認されても、どのような弊害があるのかは不明確です。

結局、外来AGEsの蓄積が有害であるとしても、体内で生じるAGEsと同じではないはずです。

最後に

筆者には、元々、本書のような健康や長寿を保つ方法に特化した本を上梓《じょうし》する予定はありませんでした。以前から本書の必要性を強く感じてはいましたが、執筆することにためらいがありました。健康に関する本を執筆する以上、著者は、健康に関して並々ならぬ注意を払い、努力して健康な体を維持しているべきであり、そうでなければ読者の方に失礼ではないかと考えていたからです。

しかし、筆者は若い頃から、徹夜などを繰り返し、冬でも素足の生活をするなど、本書の内容とは真逆の、理想的な不健康生活を送っておりました。そのような自分の体に不誠実な生活を続けると、必ず、歳月という冷徹な審判からしっぺ返しをくらいます。結果として、筆者の内臓は、ボロボロになっていきました。

そのような状況が筆者を代替療法の世界へ導いたわけですが、今でも必要に応じて徹夜はしますし、健康指導やセミナーなどを終えて帰宅すると、夜の10時を過ぎることもしばしばあります。それから夕食ですから、本書のすすめとは相容れない生活を送っています。要するに、筆者には長生きしたいという強い欲求があまりありません。それなのに、長寿法などに触れることに抵抗があったわけです。ただ、自分の健康に対する意識が低い分、他の人の健康を快復するための努力と執念は、人並みならぬものがあると自負しています。

いずれにせよ、防げる悲劇は防ぐ必要があるという当然の思いがためらいを振り切りました。

もちろん、筆者にもできれば長生きしたいという願望はあります。しかし、5年長く生きようと、10年長く生きようと、そのような時間はすぐに過ぎてしまいます。悠久の中の一瞬を僅かに延ばすことに強くこだわるより、積極的に活動できる年月をできるだけ有意義に使いたいという思いの方が強いのです。

本書の実践編には、野口晴哉氏の教えが多く反映されていますが、その野口氏は、「全生」という言葉を残しています。全生は長く生きるという意味ではなく、全力で生きるという意味に近いだろうと思います。

野口氏は64歳と10カ月で亡くなっています。わずか65歳で死んだことに疑問やこだわりを持つ人はいます。しかし、野口氏ほどではなくとも、多少能力のある療法家であれば、自分の体のどこに異常があるのか分かります。そして、氏には、自分自身で治す能力は、当然ながら十二分にあったはずです。ただ、氏はそうしなかっただけであり、己の一生を懸命に生き、それ以上生きながらえようとする執着がなかっただけだろうと思います。そして筆者には、この野口氏の生き方に共感している部分が少なくありません。

また、筆者には夢があります。

日本医学（最終的には場の医学）を外国で普及させて、それらの国で、現在、医師が行っている医療の多くを日本医学の専門家たちが担うことです。要するに、健康社会を実現することです。

そうなれば、安い医療費で多くの人々が苦痛や不安から解放され、またその医療を担う人々は、生活の糧《かて》と充実感が得られるようになります。

ところで、高齢者が年を重ねることは、本人にとって常に初めての体験であり、未知への探検になります。そのため、若い頃の冒険心、挑戦者としての気概を再び呼び起こす人がいるかもしれません。

もちろん、そのような突飛な見方をしないで、年をとることは、単に定まったレールの上を終着駅に向かって歩んでいるに過ぎないと冷静に考える人も少なくないでしょう。そのとらえ方によって、高齢者にも様々な生き方があるはずです。

筆者は、前者の考え方をする人が増えることを願っています。また、新たな気概や意欲が、社会への恩返しや後の世代が今よりよい社会に住めるようにする努力にも少なからず向けられることを願っています。

それが、本人のみならず、次代の人々に明かりを灯すことになるからです。

２０１５年10月

生一　智之（きいち　ともゆき）

トルーレイキ（療）法研究会代表
現代医学で治せない難病治療の奉仕活動に心血を注ぐ一方、西洋医学の代替療法として日本医学（場の医学）を海外に広めることをもくろんでいる。そして、海外において健康社会が実現することを夢想している。なお、本人は、日本医学（場の医学）を代替医療とは考えず、西洋医学が代替医療であると考えている。

【ホームページ】
トルーレイキ（療）法研究会　http://field-medicine.org/

健康と長寿の秘伝書
なぜ医者の治療を受けると早死にするのか
— 健康社会への道 —

2015年11月13日　初版発行

著　者　生 一 智 之
発行者　中 田 典 昭
発行所　東京図書出版
発売元　株式会社 リフレ出版
〒113-0021　東京都文京区本駒込 3-10-4
電話 (03)3823-9171　FAX 0120-41-8080
印　刷　株式会社 ブレイン

ISBN978-4-86223-902-0 C0047
Printed in Japan 2015
落丁・乱丁はお取替えいたします。

ご意見、ご感想をお寄せ下さい。
［宛先］〒113-0021　東京都文京区本駒込 3-10-4
東京図書出版